LES ALTITUDES

DE

L'AMÉRIQUE TROPICALE

COMPARÉES

AU NIVEAU DES MERS

AU POINT DE VUE

DE LA CONSTITUTION MÉDICALE

PAR D. JOURDANET

DOCTEUR EN MÉDECINE DES FACULTÉS DE PARIS ET DE MEXICO.

> Peut-être serons-nous obligés d'apporter quelques changements à la doctrine que nous avons présentée dans ce mémoire. Ces modifications des premières idées ne coûtent rien à ceux qui ne cherchent la vérité que pour elle-même, et sans autre désir que celui de la trouver.
>
> (LAVOISIER, *Mémoire de l'Académie des sciences*, 1789, p. 583.)

PARIS

J.-B. BAILLIÈRE ET FILS

LIBRAIRES DE L'ACADÉMIE IMPÉRIALE DE MÉDECINE
Rue Hautefeuille, 19

LONDRES	NEW-YORK
Hippolyte Baillière, 219, Regent street	Baillière brothers, 440, Broadway

MADRID, C. BAILLY-BAILLIÈRE, PLAZA DEL PRINCIPE ALFONSO, 16

1861

LES ALTITUDES

DE

L'AMÉRIQUE TROPICALE

MEJICO

LIBRERIA GENERAL DE EUG. MAILLEFERT Y C

POISSY. — TYPOGRAPHIE ARBILL

LES ALTITUDES

L'AMÉRIQUE TROPICALE

COMPARÉES

AU NIVEAU DES MERS

AU POINT DE VUE

DE LA CONSTITUTION MÉDICALE

PAR D. JOURDANET

DOCTEUR EN MÉDECINE DES FACULTES DE PARIS ET DE MEXICO.

DÉPÔT LÉGAL
Seine & Oise
N 495
1861

> Peut-être serons-nous obligés d'apporter quelques changements à la doctrine que nous avons présentée dans ce mémoire. Ces modifications des premières idées ne coûtent rien à ceux qui ne cherchent la vérité que pour elle-même, et sans autre désir que celui de la trouver.
>
> LAVOISIER, *Mémoire de l'Académie des sciences*, 1789, p. 588.)

PARIS

J.-B. BAILLIÈRE ET FILS

LIBRAIRES DE L'ACADEMIE IMPERIALE DE MÉDECINE
Rue Hautefeuille, 19

LONDRES
Hippolyte Baillière, 219, Regent street

NEW-YORK
Baillière brothers. 440, Broadway

MADRID, C. BAILLY-BAILLIÈRE, PLAZA DEL PRINCIPE ALFONSO, 16

1861

PRÉFACE

Personne ne comprendra mieux que moi l'imperfection de cet opuscule. Il est l'ébauche inache-
vée d'un livre plus sérieux que je méditai dans les
derniers mois de mon séjour au Mexique, et dont
mon départ précipité n'a pas permis de réunir tous
les éléments. L'expérimentation physique et l'autorité des autopsies lui font presque partout défaut.

De retour en France après une pratique de dix-neuf
ans, portant tour à tour mon attention sur ce que
j'ai longtemps observé et sur ce que j'ignore encore,
je me suis vu dans l'alternative d'écrire une œuvre
imparfaite ou de garder le silence sur des faits intéressants et peu connus. J'ai dû me souvenir alors
de cette nombreuse clientèle qui fut pour moi, pen-

dant tant d'années, si bienveillante et si affectueuse ;
je me suis rappelé ces hommes d'un autre monde,
qui m'accueillirent auprès d'eux comme un frère,
et ces compatriotes estimables dont l'amitié sincère
me refit, à deux mille lieues de distance, comme la
patrie de ma naissance et de mes premiers ans.

Et je n'ai plus hésité.

Il m'a semblé que ma reconnaissance leur devait
un dernier effort pour témoigner mes bons désirs
d'être encore utile.

C'est de ce sentiment qu'est né cet opuscule.

Malgré ses imperfections, mes confrères y ver-
ront, je l'espère, plus d'un motif de le lire avec
bienveillance, peut-être avec intérêt. Il aborde des
questions non encore étudiées, et j'ai la confiance
qu'on me saura gré d'avoir dévoilé aux praticiens
d'Europe les effets de l'air raréfié des Altitudes
sur la vie de l'homme.

LES ALTITUDES

DE

L'AMÉRIQUE TROPICALE

PREMIÈRE PARTIE

CHAPITRE I.

INTRODUCTION, VOYAGE, GÉOGRAPHIE.

Je veux étudier la vie de l'homme au milieu de l'atmosphère des lieux élevés. Plusieurs points du globe peuvent fournir des éléments à cet intéressant travail ; mais aucun pays, au delà de 2,000 mètres d'élévation, n'offre l'étendue uniforme qui se déroule sur la Cordillère du Mexique.

Depuis les hauts sommets qui couvrent Jalapa jusqu'à la ville de Durango, le sol se soutient, pendant 200 lieues, à une hauteur qui dépasse 2,000 mètres, et doublant cette distance par son prolongement jusqu'au Nouveau-

Mexique, il offre, du sud au nord, le spectacle superbe de vallées fertiles, encadrées par des monts d'aspects variés et partout majestueux.

Quelques uns parmi les pics de ces montagnes gigantesques présentent à nos regards le saisissant tableau des neiges éternelles, défiant les ardeurs d'un soleil tropical. A leurs pieds, les plantes et les hommes luttent contre les feux de la zone torride, et la végétation des pays tempérés marque à notre admiration la distance moyenne entre ces points d'un froid intense et d'une chaleur extrême. Pays merveilleux qu'enrichissent également la nature vivante et la matière inanimée, offrant à la consommation et au bien être de ses habitants les végétaux du monde entier avec les métaux que convoitent à l'envi l'industrie et l'opulence des hommes!

Remarquable d'ailleurs par sa situation dans le globe, nous voyons cette région favorisée lever royalement son front superbe pour dominer deux océans dont les eaux baignent ses rivages opposés, prête à recevoir d'une main et à lancer de l'autre vers le monde du Pacifique et vers la vieille Asie, les richesses de la civilisation et de l'industrie, qui lui viendront des merveilles européennes.

Tout le monde connaît cette situation; mais personne n'y veut donner une attention sérieuse. Quant à moi,

je n'ai pu voir la vie de l'homme au milieu de cette
nature exceptionnelle, sans me demander si l'atmosphère
qui modifie si profondément la nature et l'aspect des végétaux, au point d'imiter notre France aux portes de l'É-
quateur, n'aurait pas aussi son action marquée sur
l'existence et la santé des hommes qui la respirent. J'ai
lieu de me réjouir d'avoir ainsi porté mon attention sur
cette étude, pleine d'un intérêt que personne ne mécon-
naîtra, je l'espère. Mais, sans anticiper sur les résultats
de ce travail, voyons avec attention le pays qui en est
l'objet.

Si vous ouvrez une mappemonde, vos regards, traver-
sant l'Atlantique et voguant à travers les Antilles, se
trouveront arrêtés au sud de l'île de Cuba à 21° 30' de latitude nord, par une pointe de terre appelée cap Catoche.
C'est par cet avancement qu'expire, à l'est, la République
Mexicaine, vers le 89° de longitude occidentale du méridien de Paris. A partir de ce lieu, se dirigeant vers l'ouest
et légèrement au sud, ce premier sol du Mexique forme
une péninsule plate qui n'offre d'autre élévation que
quelques collines dépassant de fort peu le niveau des
mers. C'est l'État du Yucatan. Dans sa terminaison occidentale, le terrain s'élève au sud pour former le plateau

de l'État de Chiapas et s'abaisse vers le nord pour commencer ce sol bas et marécageux, qui s'appelle Tabasco et
se continue, en changeant de nom, jusqu'à l'isthme de
Tehuantepec. A l'exception de Chiapas, dont nous ne
parlerons plus, ce pays, le plus chaud de la Nouvelle-Espagne, nous servira de type pour les études que nous
avons à faire des maladies qui se développent au niveau
de la mer. Nous aurons donc à y revenir.

Reprenant maintenant notre description à l'isthme de
Tehuantepec et ne franchissant point encore la Cordil-
lère, nous voyons une bande de terre s'étendre à ses pieds
vers le nord, pour former la partie basse des États de Vera-
Cruz et de Tamaulipas, et jeter la barrière occidentale du
golfe du Mexique déjà enfermé au sud par les plages de
Tabasco et de Yucatan. C'est là que se trouve la ville de
Vera-Cruz à 19° 11' de latitude.

A propos de ce port, célèbre dans l'histoire des conquérants espagnols, plus célèbre de nos jours par la ter-
reur que son climat inspire aux Européens, on me par-
donnera un retour sur mes souvenirs de vingt années.
Je veux dire les impressions qui accompagnèrent mon
premier voyage et mon arrivée dans cette ville lointaine.

Ce récit est tout entier dans mon sujet, en ce qu'il démontre l'état d'esprit dans lequel les émigrants s'aventu-

rent vers ces parages qu'une réputation sinistre fait vivement redouter.

Je résolus de partir pour le Mexique au mois de janvier 1842. J'arrivai au Hâvre dans ce but. Les personnes
que je vis dans cette ville s'empressèrent d'approuver l'é-
poque dont j'avais fait choix pour mon voyage. « C'est la
meilleure saison pour aller à Vera-Cruz, » me disait-on
de toutes parts. Cependant le ciel était couvert, la pluie
tombait froide et glacée, les vents soufflaient avec furie,
et mes regards ne pouvaient se porter sans émotion sur
les vagues écumantes qui venaient se briser avec fracas,
sur la plage. J'avais peine à comprendre que ce fût une
saison du meilleur choix pour entreprendre une traversée maritime. Mes doutes ne tardèrent pas à se dissiper
par l'explication du capitaine qui devait commander notre navire. « Nous arriverons à Vera-Cruz avant l'époque
de la fièvre jaune, me dit-il un jour. » En entendant pour
la première fois ce mot de fièvre jaune qui ne devait plus
cesser de résonner à mes oreilles pendant tout le voyage,
je compris enfin que les habitants du port, uniquement
préoccupés de l'idée des périls d'une mort lointaine,
étaient peu soucieux des dangers que fait courir une mer
courroucée.

En attendant le départ, je visitai quelques personnes au Hâvre. — Où allez-vous? me demandait-on partout. — Je vais à Vera-Cruz. — Ah! Dieu! c'est bien malsain! vous n'avez pas peur de la fièvre jaune? — C'était le refrain de tout le monde.

Ce fut sous l'impression de ces craintes générales que nous partîmes du Hâvre le 15 février. Il se peut que, comme on nous l'assurait au port, ce fût là la bonne saison pour arriver à Vera-Cruz; mais, à coup sûr, ce n'était pas la meilleure pour naviguer dans la Manche. Quinze jours de tempête et de vent debout, tel fut notre lot! Au début de la seconde quinzaine de notre navigation, nous n'étions qu'à cent lieues du Hâvre. Depuis ce moment, du reste, le voyage fut heureux. On rit, on dansa, on fit gaîment le baptême du tropique ; mais, tous les jours au dessert, on parla fièvre jaune.

Enfin, le 10 avril, au point du jour, les passagers, prévenus par notre capitaine, étaient accourus sur le pont pour voir au loin devant nous, se confondant avec l'horizon, des ondulations mal définies qui se dessinaient vaguement comme des nuages bruns couchés sur les flots. C'était la terre. Insensiblement ses formes devinrent plus précises et le doute ne fut plus permis. Nous arrivions au Mexique. Grâce à l'habileté de notre capitaine, le cap était sur Vera-Cruz, et cette ville nous apparut tout à coup comme

sortant des vagues. Je me hâte de l'avouer : l'aspect de ce
port à réputation sinistre attriste l'âme du voyageur qui
repose pour la première fois sa vue sur ses terrasses arides qu'aucune végétation ne vient couronner. Les maisons, vues de la mer, seraient cependant agréables à l'œil,
si l'attention ne se portait en même temps sur l'aridité
des sables brûlants qui entourent la ville. On dirait
qu'un souffle de mort a tout desséché sur cette plage;
malgré soi, on entend résonner au fond de son cœur les
mots sinistres de fièvre jaune, si souvent répétés avant le
départ et l'éternel sujet des conversations du bord.

Un canot s'avance vers notre navire; c'est le pilote.
Chacun de nous accourt vers les bastingages, cherchant à
percer du regard la distance qui nous sépare, pour lire
sur les traits de ce premier homme d'une plage de mort
les traces du climat meurtrier qu'il habite.

Je l'avouerai sans détour : les joues amaigries de notre
pilote, son teint olivâtre, sa conjonctive jaunie n'étaient
pas bien propres à détruire la réputation funeste qui, partout en Europe, présente Vera-Cruz comme un des ports
les plus meurtriers du monde, et d'autant moins qu'un
de nos passagers lui crie d'aussi loin qu'il peut s'en faire
entendre : « Y a-t-il beaucoup de fièvre jaune à Vera-
Cruz? » C'est avec ces impressions qu'on arrive à terre;
c'est sous l'empire de ces idées sinistres que l'on porte

ses regards avec anxiété sur les hommes accourus en grand nombre sur le môle pour voir les nouveaux débarqués.

Ici la scène change. On voit bien, à la vérité, un teint basané par le soleil tropical; mais l'œil est gai, la joue ronde, le jarret tendu; les allures sont franches, bienveillantes, hospitalières. La joie, le bonheur respirent à l'aise sur des visages doux et souriants.

Aujourd'hui, dix-neuf ans après ces émotions qui se conservent fraîches dans mon âme comme si leur date était de quelques jours seulement, je vois encore ma surprise au souvenir de ce bien être, de ce contentement, de cette hospitalité joviale et franche dont je fus le témoin en débarquant à Vera-Cruz. Ce fut un contraste saisissant avec les conversations sinistres qui m'assaillirent au Hâvre et qui ne tarirent pas pendant cinquante cinq jours de traversée maritime.

Mes yeux cherchèrent vainement cet aspect de souffrance que je croyais trouver sur tous les visages. J'eus le bonheur d'y voir, au contraire, les preuves d'une santé parfaite. Et cependant, si vous sortez des murs d'enceinte, votre âme s'attriste à l'aspect d'un paysage aride ou malfaisant. D'un côté, des sables sans vie; d'autre part, des marais s'étendant au loin, recouverts par des arbres tropicaux, rabougris, chétifs, comme empoisonnés par l'air qu'ils respirent et par l'eau croupissante dont ils sont abreuvés.

Mais les vents protègent la ville contre ces émanations délétères. Venant le plus souvent du nord-est ou du nord, ils entraînent loin des habitations les produits immondes des marécages.

De sorte que, les naturels et les Européens acclimatés s'y trouvent à merveille, et la reputation d'insalubrité de Vera-Cruz doit se renfermer dans les limites de l'acclimatement par la fièvre jaune. Nous aurons plus loin à traiter ce sujet. En ce moment nous parlons en voyageur seulement de ce port redouté où je ne fis en 1842 qu'une visite de quinze jours.

Des circonstances fortuites me firent alors prendre la résolution de me fixer dans le Yucatan. Après quatre jours d'une traversée heureuse, nous arrivâmes à Campèche, dont l'aspect vraiment poètique ne s'effacera jamais de mes souvenirs.

C'est que cette ville, vue de la mer, ne nous offrit pas un spectacle ordinaire.

Les flots dorés par le soleil couchant, caressaient mollement les remparts de granit qui forment son enceinte. Du sein de cette mer tranquille, des maisons basses et modestes naissent vers les faubourgs parmi les cocotiers et les fleurs. Le centre de la ville cache la monotonité de ses toits en terrasse sous le riant aspect de nombreux belvéders et des tours élevées de ses églises. Et puis, le regard s'attache avec bonheur sur les gracieuses et pittoresques éminences qui, toujours vertes comme un printemps d'Europe, forment à la ville une riante couronne d'un éternel feuillage encadré dans l'azur du ciel.

Charmant pays! Je me sentis heureux de l'avoir choisi pour mon séjour et je compte parmi les plus beaux jours de ma vie mes cinq années qui s'y s'ont écoulées parmi des hommes affectueux qui aiment les étrangers et pratiquent avec grâce les devoirs de l'hospitalité.

Ces lieux qui ont été le théâtre de mes études sur l'influence des pays tropicaux du niveau des mers reparaîtront plus tard dans mon écrit, comme je l'ai déjà dit. Aujourd'hui j'ai hâte d'entraîner avec moi le lecteur vers les prodigieuses élévations de la Cordillère.

Partis du port de Vera-Cruz, si nous prenons notre direction vers l'occident, comme pour arriver au Pacifique, nos pas seront arrêtés par la chaîne des Andes et nous perdrons, à l'ouest et au nord, le niveau des mers que nous ne retrouverons plus que sur les plages. Mais ces gigantesques éminences après s'être soulevées ensemble, d'une base commune, ont obéi à des impulsions diverses

pour varier les niveaux à l'infini. Des temps d'arrêt forment des vallées innombrables, entourées, tantôt de mamelons arides, tantôt de monticules également boisés, ici
de montagnes aux formes capricieuses, là de pics escarpés qui lancèrent en d'autres temps leurs feux volcaniques dont quelques uns fument encore dans les airs.

C'est à cette prodigieuse multiplicité de caprices géologiques que le Mexique emprunte ses cultures variées, à
des hauteurs qui varient elles mêmes à l'infini depuis le niveau des mers jusqu'aux neiges éternelles.

La tête poètisée par les récits de ces merveilles naturelles, j'ai franchi pour la première fois la Cordillère au
mois de novembre 1848.

Nous partîmes de Vera-Cruz vers trois heures de la nuit.
Le ciel était pur, l'air calme, la température suffocante.
Nous traversâmes, sans rien en voir, les marais immondes
qui croupissent près de la ville, respirant à pleins poumons les miasmes que l'obscurité des nuits élabore.

Heureusement pour nous, nos mules marchaient vite ;
elles nous enlevèrent en peu d'instants à cette influence
morbide à laquelle le voyageur ne résisterait pas longtemps.

Des Européens peu favorisés de la fortune et que l'exi-

guité de leurs ressources oblige à voyager au pas des mu-
letiers et des chariots de transport, sont trop souvent
victimes de ces émanations malfaisantes.

Pour nous à qui le sort fournissait des moyens plus
salubres de voyager, nous étions au soleil levant, bien
loin d'une côte infestée, et nos regards, avides d'une nature si souvent rêvée, cherchaient à lire, dans les paysages qui nous entouraient, nos progrès dans l'ascension
vers le grand plateau.

Mais rien autour de nous ne répondait à nos rêves.
Ici des rocs dentelés, perçant un sol noirâtre au milieu
de quelques arbrisseaux épineux et secs ; là des mamelons arides ; par ci, par là, de grands arbres clairsemés et
veufs de leur feuillage étouffé sous les étreintes de lianes
parasites ; plus loin des forêts épaisses, inexplorées; et
partout un spectacle curieux : des branches éparses étalant
au soleil des fleurs diverses aussi originales par leurs formes que brillantes par leur éclat ; ce sont les capricieuses
orchidées qui s'alimentent au suc d'une sève étrangère.

Au milieu de cette nature bizarre l'homme n'a presque
rien produit aux abords du chemin. Par distances éloignées quelques cases misérables soutiennent sur des ro-
seaux une toiture aux feuilles de palmier. Un hamac les
traverse, berçant presque sans fin leurs paresseux habitants.

Et vous montez toujours, suffoqué par la poussière ou brisé par le sol rocailleux du chemin.

Enfin, vous voyez quelques hommes, quelques champs cultivés à *Puente Nacional*, à *Plan del Rio ;* mais quelle culture et quelles gens !

Montez encore. Aux approches du soir, le sol moins embrasé vous enivrera du parfum des fleurs ; des oiseaux gazouilleront des chants nouveaux, plus doux que les cris perçants des toucans et le rauque babil des perroquets ; levez la tête alors, et vous verrez autour de vous un feuillage touffu, compagnon de vos ébats d'enfance : le chêne prospère sur les terrains que vous parcourez.

Depuis lors la côte est oubliée. Quelques palmiers vous rappelleront encore le tropique, mais la végétation prend rapidement les allures européennes et quand vous arriverez à Jalapa, vous serez déjà préparé aux visages frais et rosés que cette ville originale offrira à vos regards satisfaits.

Je connaissais beaucoup Jalapa avant de l'avoir vue. Les voyageurs qui l'ont visitée se plaisent à l'orner, dans leurs récits, des plus riantes images. La vérité ne s'en trouve pas offensée. C'est un bouquet de fleurs sur un lit de verdure. Toutes les saisons, tous les climats s'y sont donné rendez-vous et chacun d'eux faisant choix de ses productions les plus belles a concouru par ses dons

aux splendeurs de ce site. La nature en a doublé le prix
en les encadrant dans le paysage le plus accidenté qui se
puisse voir au monde et dont le caprice de formes et
d'allures échappe à toute description comme à toute analyse.

C'est vers ces premiers effets remarquables de l'élévation que nous reporterons plus tard nos regards aujourd'hui charmés, pour en tirer d'utiles enseignements.
En ce moment notre plan nous presse, et dans cette première étude d'aspect des lieux et des choses, c'est à peine
si nous avons le temps de saluer en passant cette ville
coquette où les maisons en amphithéâtre semblent se
grandir l'une après l'autre pour ne rien perdre du droit
d'être admirées au passage. Soyons juste pourtant, au
risque de paraître ingrat, et disons sans détour que les
constructions n'ont rien d'attrayant pour l'œil ébloui
déjà par la beauté des champs. L'architecture en est
aride, les peintures sont sombres, les balcons peu gracieux Jalapa a trop compté sur les fleuves pour captiver le
touriste; nous lui pardonnons, pour notre part; car nous
savons qu'après avoir franchi le seuil de ces habitations
sombres et sévères, on retrouve dans le sourire gracieux
de l'hospitalité et des affections sincères les fleurs plus
précieuses du cœur.

Au sortir de Jalapa l'ascension devient rapide. En quelques instants on perd de vue les derniers palmiers, les monstrueuses fougères, et par une brusquerie de transition à la quelle l'esprit n'était pas préparé, on passe tout à coup au tableau triste et sombre des paysages de pins. Un vent frais nous saisit, le froid nous gagne; l'Anahuac est franchi (1).

La nuit se passe à Pérote, petite ville qui domine le débouché du grand plateau. Elle est froide en toutes saisons, glaciale pour les voyageurs qui viennent de Vera-Cruz, quand le soleil n'est plus sur l'horizon. Prenez vos précautions; car vous greloterez le lendemain à quatre heures du matin en montant en diligence.

Au soleil levant vous êtes en plein plateau de l'Anahuac et vous voyez se dérouler devant vous une plaine immense, accidentée de rares mamelons, à bouche béante, environnés au loin de la lave que les siècles ont refroidie.

L'œil est borné de tous côtés par des montagnes d'une hauteur relative peu considérable; mais comptant déjà à leur base les 7,500 pieds sur lesquels vous roulez en route unie.

Le ciel est pur, l'air froid, le soleil radieux, l'horizon grandiose; et malgré vous la tristesse vous gagne... C'est

(1) Anahuac est le nom aztèque de la partie la plus centrale du plateau.

que vos regards roulant de toutes parts dans l'espace, lassés du spectacle un moment admiré des rocs noirs ou bleuâtres des monts de la vallée, cherchent instinctive- ment la nature animée et révèlent son absence à votre curiosité stupéfaite.

C'est, en effet, triste à voir, surtout si vous voyagez dans les mois privés de pluie. Les champs sont arides, desséchés par une atmosphère sans vapeur. Leur aspect jaunâtre et l'éclat brillant du natron qui vient de dis- tance en distance s'effleurir sur le sol, fatiguent vos regards amis d'une nature plus riante et plus fertile. En vain le cactus élève-t-il sur cette terre abandonnée les silhouettes bizarres et accentuées de ses genres divers ; en vain étend-il dans les airs ses bras et ses raquettes nues. Il a sans doute l'attrait de la curiosité et vous souriez un instant à cette végétation que ne connut ja- mais votre enfance ; mais le front se ride bientôt et la sévérité de ce tableau vous ramène à des pensées som- bres.

La nature s'y anime rarement. Les animaux domesti- ques y broutent à contre cœur un pâturage sans subs- tance et l'homme qui l'habite, amaigri, hâlé, jaunâtre, a l'air de vivre mal à l'aise et peu réjoui au milieu de l'âpre nature dont il est environné.

Levez les yeux ; abandonnez ce sol sans vie. Voyez le

ciel; voyez scintiller dans l'espace cet éther délié qu'un soleil radieux fait vibrer à vos regards éblouis. Quel éclat ! on dirait mille soleils prodiguant au désert la splendeur merveilleuse d'une lumière sans ardeur.

Votre vue n'a plus de limites et les monts éloignés se groupent, s'assemblent et se rapprochent pour vous former un panorama sans distance appréciable. L'Orizaba à 30 lieues à votre gauche, le Popocatepetl encore plus loin devant vous, ces deux pics majestueux éternellement couverts de leur manteau de neige paraissent deux géants qui viennent à vos pieds vous présenter leurs hommages en saluant votre bienvenue.

Livrez-vous à ce ciel splendide ; vous arriverez à Puebla enchanté, oubliant les cahotements d'une diligence incroyable, la poussière qui vous suffoque et les voleurs dont la route est parsemée.

En entrant à Puebla, revenez à la terre; abandonnez vos contemplations éthérées ; vous verrez avec bonheur ces maisons bariolées de couleurs diverses, ces rues alignées au cordeau, la propreté partout. J'ai vécu deux ans dans cette ville à laquelle on a fait la réputation d'être peu hospitalière aux étrangers. Disons vite que c'est là une interprétation fausse de la réalité des sentiments. Les convictions religieuses exagérées ou mal assises y inspirent aux habitants de la méfiance pour ceux qui viennent d'ailleurs; mais quand ceux-ci sont connus et estimés, on les aime et l'on pratique à leur égard l'hospitalité la plus affectueuse. J'en suis un vivant et reconnaissant exemple.

Ce que le climat de Puebla a d'influence sur la santé de l'homme, nous aurons à le dire dans une partie plus éloignée de notre œuvre. Aujourd'hui, nous traversons en voyageur cette ville intéressante. Nous nous y arrê- terons assez cependant pour admirer son beau ciel, la fertilité des campagnes qui l'entourent, et surtout cette température si douce, si constamment agréable qu'elle est le plus grand élément de bien-être et de satisfaction pour ceux qui l'habitent. A six kilomètres de cette ville, au milieu d'une plaine fertile, les Aztèques avaient choisi le lieu de leurs contemplations religieuses. Cho- lula était leur ville sainte et l'on voit encore le *tumulus* au haut duquel s'élevait le plus grand temple de leurs divinités. Cette douce atmosphère a comme un parfum céleste, et les âges qui ont changé les races n'ont pas dé- raciné leurs aspirations divines. Puebla est encore au- jourd'hui la ville du Mexique où le sentiment catholique se traduit le plus en éclats de courage contre le parti li- béral qui menace les prérogatives du clergé.

Nous sortirons, quoique à regret, de cette capitale d'un des États les plus intéressants de la confédération. Cette dernière journée de voyage nous amène à Mexico. Vos regards trouveront partout à se reposer sur une nature grandiose ou fertile. A vos côtés, les champs cultivés de la belle vallée de San-Martin-Tezmeluca; devant vous, les volcans renommés qui vous cachent la grande capitale; tout autour, des mamelons à formes capricieuses; sur vos têtes, un ciel incomparable; au terme du voyage enfin, la vallée de Mexico.

Nous voilà donc sur ce plateau fameux, dans cette capitale, une des reines du monde de Colomb et l'objet de mes désirs de tant d'années; centre d'une vallée qui ne fut sans doute qu'un vaste cratère dont le temps a soulevé le fond en y accumulant insensiblement la terre végétale, par les desséchements successifs des eaux que les montagnes y font affluer. Tout autour, les monts s'élevant graduellement, depuis les côteaux verdoyants jusqu'aux pics les plus arides et les plus escarpés, forment un vaste amphithéâtre circulaire d'où les âges applaudiront un jour, je l'espère, au spectacle de la prospérité que le progrès réserve sans doute à l'avenir de ce site privilégié. Remarquons, vers le sud-est, ce volcan renommé, le Popocatepetl, dont le front pur s'élève à 5,400 mètres au-dessus des deux océans qu'il domine. A ses côtés, l'Is-

taccihuatl, autre cîme gigantesque dont la neige, couvrant des surfaces capricieuses, présentait aux anciens
Aztèques les formes d'une femme étendue (1). Plus loin,
et toujours, des monts superbes, se contournant gracieu-
sement pour former ce cirque majestueux qu'on ne peut
décrire et que les poètes seuls pourront un jour chanter
dignement.

Aux pieds de ce soulèvement circulaire, les siècles n'ont
pas pu sécher encore les lacs qui, sans doute, furent longtemps les dominateurs de la vallée. Au nord, à huit lieues
de Mexico, se trouve la lagune de Zumpango de une lieue
et demie carrée de surface, s'élevant de 7 mètres au dessus
du niveau de la capitale. A un niveau inférieur de 5 mètres, le lac de San Cristobal occupe quatre lieues carrées de
terrain et domine encore de 2 mètres et demi les rues de
Mexico, dont il est distant de quatre lieues seulement. Au
sud-est, Chalco avec le bras allongé de Xochimilco présente
une étendue de six lieues et demies carrées. Enfin le lac de
Tezcuco, aux portes mêmes de la ville, forme une surface
aqueuse qui n'est pas moindre de dix lieues. Son fond se
trouve à environ 1 mètre au-dessous du niveau de la capitale, mais les crues périodiques de la saison des pluies
lui font de beaucoup dépasser, à sa surface, le niveau des

(1) Istaccihuatl, en langue aztèque, signifie : femme blanche.

rues de Mexico. En somme, une étendue de vingt-deux lieues carrées est occupée par les eaux qui menacent à chaque instant la ville, dont elles dépassent l'élévation au dessus des mers.

Il a donc fallu des travaux d'une haute importance pour préserver de l'inondation la belle capitale de l'Anahuac, d'autant plus que les lacs du nord, pouvant déverser l'excédant de leurs eaux vers ceux qui leur sont inférieurs, augmentent sans cesse les dangers. Les Indiens, avant Cortès, s'en étaient gravement préoccupés, comme l'attestent les efforts qu'ils firent pour conjurer les malheurs dont ils étaient menacés. Depuis la conquête, tous les gouvernements ont montré leur sollicitude dans le même but.

Il n'entre point dans le plan de cet ouvrage de décrire les travaux d'art exécutés à différentes époques; mais je dois dire qu'ils ont principalement porté sur les soins à prendre pour déverser hors de la vallée, par le canal fameux de Huehuetoca, les principaux cours d'eau qui viendraient trop grossir les lagunes. Un canal inachevé, établissant la communication entre les lacs de Tezcuco, de San Cristobal et de Zumpango, aurait pour but de déverser le contenu de ces lagunes hors de la vallée vers la rivière de Tula, bras du Panuco qui se jette dans le golfe du Mexique.

Un compatriote estimable et laborieux, M. Poumarède, a proposé tout récemment d'établir un vaste syphon, dont il a calculé très-savamment tous les avantages, pour dessécher la vallée entière.

Quoiqu'il en soit, les eaux dominent la vallée de Mexico. Abstraction faite des dangers qui en résultent au point de vue d'une catastrophe possible, il importe à notre sujet de faire remarquer que l'inondation se voit partout, autour de la capitale, pendant plusieurs mois de l'année, et qu'en toutes saisons, il suffit de creuser la terre à une profondeur de 80 centimètres pour trouver l'eau avec abondance dans toute la ville.

Cette eau est saumâtre et tient en dissolution une grande quantité de sels parmi lesquels dominent le sesqui-carbonate de soude et le chlorure de sodium.

Ces sels forment un natron abondant qui s'effleurit sur le sol, non-seulement dans la vallée de Mexico, mais encore sur de vastes étendues dans différents états de la République.

Telle est cette vallée qui présente une surface de 240 lieues carrées et renferme 650 mille habitants. La capitale, se trouve à 2,277 mètres. Le baromètre, par conséquent, s'y maintient à 585 millimètres, ce qui revient à dire que l'atmosphère y perd environ le quart de son poids.

Si maintenant, de ce point central, nous dirigeons nos pas en rayonant vers toutes les directions, nous retrouverons à l'est l'État de Puebla, au sud Guerrero, Queretaro au nord, et tout autour de la vallée l'État de Mexico. Ce dernier, riche en productions multiples, présente d'abord à notre admiration la belle vallée de Toluca, sa capitale, placée à plus de huit mille pieds au dessus du niveau des mers, à la base d'un volcan d'un admirable aspect. Descendant ensuite vers ses vallées profondes, nous voyons successivement Cuautla, Cuernavaca, villes importantes par la culture de canne à sucre dont elles sont entourées. Remontant encore, nous rencontrons les richesses minérales de Tasco, de Pachuca, de Real del Monte, etc., dont les produits dans les temps passés et les rendements grandioses d'aujourd'hui sont dignes de la réputation que le monde a faite à cette partie du globe, que les Espagnols ont rendue célèbre.

En sorte que, présentant des hauteurs diverses, habitées depuis 3,000 jusqu'à plus de 8,000 pieds, cet État qui compte 3,014 lieues carrées et 1,012,500 habitants, nous fournira les influences diverses de ses altitudes variées sur la vie des hommes qui l'habitent.

L'Etat de Puebla nous fournit les mêmes éléments mixtes d'observations, avec 1,733 lieues carrées et 655,600 habitants. Au nord de Mexico, l'Etat de Queretaro plus

uniformément élevé au-dessus du niveau des mers, jusqu'à se rapprocher partout de la hauteur de la vallée de
Mexico; plus au nord et vers l'ouest, Guanajuato, et Zacatecas et Durango ; nous écartant à l'est de ces provinces, l'Etat de san Luis Potosi et celui d'Aguas Calientes, tous fort élevés sur ce plateau merveilleux de
l'Anahuac et contenant ensemble une population de
2,000,000 d'âmes sur 17,333 lieues carrées.

« On ne saurait se faire une idée précise, dit le baron
de Humboldt, de la richesse territoriale d'un État sans
connaître la charpente des montagnes, la hauteur à la
quelle s'élèvent les grands plateaux de l'intérieur, et la
température qui est propre à ces régions dans lesquelles
les climats se succèdent comme par étages les uns au
dessus des autres. » (*Essai sur le roy. de la N. Espagne,*
page 249).

De même que ces connaissances sur les Altitudes d'un
pays sont nécessaires pour bien comprendre les questions
économiques qui s'y rattachent, elles sont indispensables
aussi pour avoir une juste idée de la santé et de la
maladie en rapport avec les influences climatériques.
Comme la végétation, la vie animale y suit les caprices
des niveaux, et les souffrances humaines, soustraites
aux influences vulgaires des latitudes, demandent une
étude spéciale qui emprunte son originalité aux oscilla-

tions du baromètre bien plus qu'à la distance de l'équateur.

Aussi est-il du plus haut intérêt pour le médecin de calculer avec soin les hauteurs des lieux. Au Mexique, les divisions administratives et les parallèles de la ligne équinoxiale sont d'une importance minime, au point de vue de la pathologie et de l'hygiène. Nous en étudierons plus loin les raisons ; mais dès à présent, établissons trois zones horizontales en imitant les habitudes et l'expérience populaires du Mexique, qui les ont déjà signalées à notre attention sous la triple dénomination de « terres chaudes, terres tempérées et terres froides, » dont la première correspond à la distance qui s'étend du niveau des mers à la hauteur de 1,000 mètres.

La seconde renferme les mille mètres qui suivent.

La troisième comprend les pays qui dépassent deux kilomètres de hauteur.

Ajoutez deux kilomètres encore et vous arriverez à la région des neiges éternelles.

Ces différentes zones horizontales offrent des aspects qui varient à l'infini ; car, d'après le baron de Humboldt (*Loc. cit.*) :

« A peine existe-t-il un point sur le globe, dont les montagnes présentent une construction aussi extraordinaire que celles de la Nouvelle-Espagne. En Europe, la

Suisse, la Savoie et le Tyrol sont regardés comme des
pays très élevés; mais cette opinion n'est fondée que sur
l'aspect qu'offre l'agroupement d'un grand nombre de
cimes perpétuellement couvertes de neige, et disposées
dans des chaînes souvent parallèles à la chaîne centrale. Les cimes des Alpes s'élèvent à 3,900, même à 4,700
mètres de hauteur, tandis que les plaines voisines dans
le canton de Berne n'en ont que 400 à 600. Cette première élévation très médiocre peut être considérée comme
celle de la plupart des plateaux d'une étendue considérable en Souabe, en Bavière et dans la Nouvelle-Silésie,
près des sources de la Wartha et de la Piliza. En Espagne,
le sol des deux Castilles a un peu plus de 580 mètres (300
toises) d'élévation. En France, le plateau le plus haut est
celui de l'Auvergne, sur lequel reposent le Mont-d'Or,
le Cantal et le Puy-de-Dome; l'élévation de ce plateau,
d'après les observations de M. de Buch, est de 720 mètres (370 toises). Ces exemples prouvent qu'en général,
en Europe, les terrains élevés qui présentent l'aspect de
plaines, n'ont guère plus de 400 à 800 mètres de hauteur au-dessus du niveau de l'océan (1).

(1) D'après les mesures les plus récentes (Humboldt, *Relation histo-
rique,* tom. III, pag. 208), le plateau de l'intérieur de l'Espagne a 330 à
360 toises; celui de la Suisse, entre les Alpes et le Jura, 270 toises;
celui de la Bavière 260 toises; celui de la Souabe 150 toises de hauteur.   E-n.

» La chaîne de montagnes qui forme le vaste plateau du
Mexique est la même que celle qui, sous le nom des
Andes, traverse toute l'Amérique méridionale ; cependant
la construction ou charpente de cette chaîne, diffère beaucoup au sud et au nord de l'équateur. Dans l'hémisphère
austral, la Cordillère est partout déchirée et interrompue par des crevasses qui ressemblent à des filons ouverts
et non remplis de substances hétérogènes. S'il y existe
des plaines élevées de 2,700 à 3,000 mètres (1,400
à 1,500 toises), comme dans le royaume de Quito, et plus
au nord dans la Province de Los Pastos, elles ne sont
pas comparables en étendue à celles de la Nouvelle-Espagne ; ce sont plutôt des vallées longitudinales limitées
par deux branches de la grande Cordillère des Andes. Au
Mexique, au contraire, c'est le dos même des montagnes
qui forme le plateau ; c'est la direction du plateau qui
désigne, pour ainsi dire, celle de toute la chaîne. Au
Pérou, les cimes les plus élevées constituent la crête des
Andes ; au Mexique, ces mêmes cimes, moins colossales,
il est vrai, mais toutefois hautes de 4,900 à 5,400 mètres
(2,500 à 2,770 toises), sont ou dispersées sur le plateau,
ou rangées d'après des lignes qui n'ont aucun rapport de
parallélisme avec l'axe principal de la Cordillère. Le Pérou et le royaume de la Nouvelle-Grenade offrent des
vallées transversales dont la profondeur perpendiculaire

est quelquefois de 1,400 mètres (700 toises). C'est l'existence de ces vallées qui empêche les habitants de voyager autrement qu'à cheval, à pied ou portés sur le dos
d'Indiens appelés *cargadores*. Dans le royaume de la
Nouvelle-Espagne, au contraire, les voitures roulent depuis la capitale de Mexico jusqu'à Santa-Fé, dans la province du Nouveau Mexique, sur une longueur de plus de
2,200 kilomètres ou 500 lieues communes. Sur toute cette
route, l'art n'a pas eu à surmonter des difficultés considérables.

En général, le plateau mexicain est si peu interrompu
par les vallées, sa pente est si uniforme et si douce, que
jusqu'à la ville de Durango, située dans la Nouvelle-Bis-
caye, à 140 lieues de distance de Mexico, le sol reste
constamment élevé de 1,700 à 2,700 mètres (850 à 1,350
toises) au-dessus du niveau de l'Océan voisin : c'est la
hauteur des passages du Mont-Cenis, du Saint-Gothard
et du Grand Saint-Bernard. Pour présenter dans tout son
jour un phénomène géologique si curieux et si nouveau,
j'ai fait cinq nivellements barométriques. Le premier
traverse le royaume de la Nouvelle-Espagne, depuis les
côtes de la Mer du Sud jusqu'à celles du golfe Mexicain,
d'Acapulco à Mexico, et de cette capitale à la Vera-Cruz.
Le second nivellement s'étend de Mexico par Tula, Queretaro et Salamanca à Guanaxuato ; le troisième com-

prend l'intendance de Valladolid, depuis Guanaxuato à
Patzcuaro et au volcan de Jorullo ; le quatrième conduit
de Valladolid à Toluca, et de là à Mexico ; le cinquième
embrasse les environs de Moran et d'Actopan. Le nombre
des points dont j'ai déterminé la hauteur, soit au moyen
du baromètre, soit trigonométriquement, s'élève à 208 ;
ils sont tous distribués sur un terrain contenu entre les
16°50' et 21°0' de latitude boréale, et les 102°8' et
98°28' de longitude (occidentale de Paris). Au delà de ces
limites, je ne connais qu'un seul endroit dont l'élévation
soit exactement déterminée. Cet endroit est la ville de
Durango, dont la hauteur au-dessus du niveau de l'O-
céan, déduite de la hauteur moyenne du baromètre, est
de 2,000 mètres (1,027 toises). Le plateau du Mexique
conserve, par conséquent, sa hauteur extraordinaire
même en s'étendant vers le nord, bien au delà du tropique du Cancer.

Quant à la surface des lieux élevés absolument soustraits aux influences tropicales, le même auteur en précise l'étendue par ces paroles : « Dans les provinces
Mexicaines situées sous la zone torride, un espace de
23,000 lieues carrées jouit d'un climat plutôt froid que
tempéré. »

Il est à remarquer que, dans cette appréciation, de
Humboldt fait abstraction de la partie du plateau qui se

trouve au nord du tropique et qui comprend l'espace le plus septentrional des Etats de San Luis et de Zacatecas, et les Etats entiers de Durango et de Chihuahua. Cette exclusion, bonne quand il s'agit d'une grande précision de calculs géographiques, n'est pas nécessaire pour notre étude. La partie la plus au nord de Durango, ne dépasse pas 26°, et comme d'ailleurs la hauteur s'y maintient à 2,000 mètres, nous y trouvons, d'une part, la latitude convenable et, d'un autre côté, une altitude suffisante pour ne pas séparer ces pays des régions tropicales qui font spécialement l'objet de notre étude. Nos considérations peuvent même raisonnablement s'étendre jusqu'à l'État presque tout entier de Chihuahua.

De sorte que, si nous portons maintenant notre attention sur les populations nombreuses qui vivent dans les contrées que nous venons de décrire, nous croyons pouvoir affirmer que, sur les 8,283,000 âmes que l'on compte dans cette république, environ 6,000,000 d'hommes se trouvent soustraits, par l'altitude, aux effets absolus des climats torrides. Sur ce nombre, il est vrai de dire que 5,000,000 résident dans la zone froide.

Nous savons que ces affirmations n'ont pas une exactitude mathématique ; mais, après un sérieux examen de la manière dont la population se trouve repartie dans le Mexique, nous sommes fondé à penser que nos appréciations ne s'écartent pas beaucoup de la vérité.

Revenons sur nos pas et voyons d'un coup-d'œil la contrée que nous venons de décrire.

S'étendant du nord au sud, entre les 16 et 33° de latitude nord, il touche, à l'est et à la partie la plus occidentale, les 89 et 120° de longitude du méridien de Paris. Dans cette étendue considérable, ce pays, le plus accidenté du monde, présente à l'observation les surfaces variées de ses niveaux inconstants : là des champs cultivés et des vallées fertiles; ici des terrains arides et des rocs escarpés. Mais, en général, la main de l'homme, impuissante à maîtriser la nature des lieux, a laissé la végétation sauvage et les rochers stériles s'emparer d'un sol qui reste sans fruits. Les pas du voyageur, parcourant de vastes solitudes, se lassent de fouler des chemins pierreux où les efforts de la civilisation n'ont encore frayé que des voies imparfaites. Dans ce voyage fatigant, l'œil admire partout les splendeurs du ciel et la bizarrerie d'aspect d'un paysage souvent grandiose ; mais l'âme s'abandonne à la tristesse au milieu d'un pays inculte qui, comme le désert, ne rappelle la vie et les soins

de l'homme que par des oasis clair-semés et presque privés d'habitants.

Bien plus, lorsque nous arrivons aux lieux choisis depuis longtemps pour l'agglomération des hommes, les
villages du transit nous révèlent par leurs ruines la décadence ou le malheur. Hélas ! ce pays, que ses richesses
naturelles et sa position dans le globe appelaient à d'autres destinées, tombe et s'affaisse sous les coups portés
par le mauvais vouloir des hommes et par l'agitation du
temps. Puisse le patriotisme calmer les esprits, unir les
cœurs et former une nation digne d'elle-même, digne du
christianisme dont elle invoque les principes et dont elle ·
prétend pratiquer les lois.

Quoi qu'il en soit, le plateau du centre du Mexique nous
présente une population importante disséminée sur de
vastes étendues dont l'aspect grandiose et les richesses géologiques méritent d'exciter l'intérêt le plus vif. Là bouillonnent, comme parmi nous, les passions des hommes ; là
se heurtent aussi les prétentions opposées de la politique
et de la philosophie ; l'industrie creuse les montagnes ;
le génie civil a calculé les lignes que doit suivre un
vaste chemin ferré ; la vapeur y mugit déjà aux abords
de la capitale et sur les plages de Vera-Cruz.

Ce ne sera donc plus par une ascension aérostatique, ou sur des voyageurs intrépides, qu'aucun séjour ne venait éclairer, que nous ferons nos observations des Altitudes. La base nous en sera fournie par une réunion d'hommes, dont une partie se confond avec nous dans la souche latine, qui s'agitent au milieu des progrès matériels et philosophiques de notre siècle, et qui passent leur vie entière au milieu des circonstances météorologiques parmi lesquelles nous avons à nous rendre compte de leur existence.

CHAPITRE II.

Il est de connaissance vulgaire qu'une litre d'air, pris aux couches inférieures de l'atmosphère, à la température de *zéro*, pèse un gramme et 30 centigrammes. Nous savons avec une égale certitude que le poids d'une colonne atmosphérique équivaut au poids d'une colonne de mercure ayant même base et une hauteur de 76 centimètres, et comme celui-ci est facilement appréciable en toutes circonstances, il nous donne aisément le poids d'une colonne d'air dont la base est connue. C'est ainsi que nous sommes arrivés à constater que l'atmosphère pèse 1033 grammes sur une surface d'un centimètre carré.

Partant de ce premier calcul, il est toujours facile d'évaluer avec précision le poids atmosphérique qu'un objet supporte, quand la surface en est connue; puisque nous y trouverons autant de fois 1033 grammes que de centimètres carrés de superficie. Aussi savons-nous, à n'en pouvoir douter. que le corps de l'homme d'une taille moyenne soutient un poids de 16,000 kilogrammes.

L'esprit se préoccupe, au premier abord, d'une pression aussi considérable et il a peine à comprendre que nous n'en soyons pas écrasés ; mais bientôt la réflexion nous fait voir que, ce fluide pénétrant par tous nos organes, son élasticité lui permet de se faire partout équilibre, et, en réalité, c'est sur lui-même qu'il pèse bien plus que sur la matière dont nos corps sont composés. Cette même élasticité dont nous parlons lui donne une mobilité extrême qui nous permet de le diviser, de le déplacer dans tous les sens pour l'exécution de nos mouvements.

Quoiqu'il en soit, ce poids est incontestable, et le raisonnement, non moins que l'expérience, nous fait comprendre qu'il doit être d'autant moindre, que l'on se trouve placé, pour le percevoir, à un point plus élevé au dessus du niveau des mers.

A la hauteur de Mexico, en effet, la colonne de mercure destinée à faire équilibre au poids de l'air ne s'élève qu'à 585 millimètres. Nous en devons conclure que l'atmosphère y perd environ un quart de son poids ; et si nous voulons bien nous rappeler qu'au niveau de la mer le corps de l'homme supporte une pression de 16,000 ki-

logrammes, nous ne verrons pas sans quelque étonnement que ce poids énorme se trouve diminué d'environ 8,000 livres pour l'habitant de la capitale du
Mexique.

Nous ne saurions nous empêcher de croire que, si la
première pression a pour l'homme une utilité réelle, une
diminution si considérable doit lui faire un tort bien
grave. Pour nous en convaincre, passons en revue les
effets du poids de l'air en rapport avec tous les phénomènes qui se rattachent à la vie.

On sait que plus on s'élève dans les airs, plus le froid
s'y fait vivement sentir : contradiction apparente avec ce
fait de connaissance vulgaire que plus on s'approche
d'un foyer de chaleur, plus on en ressent les effets directs. En réalité l'influence calorifique des rayons solaires ne diminue pas à mesure qu'on s'éloigne de la
terre. Des expériences irrécusables ont prouvé aux physiciens que ces rayons n'arrivent jamais sur la surface
du globe avec leur force réelle, et qu'ils perdent dans
leur contact avec l'atmosphère des quantités considérables de leur intensité primitive. C'est au point
que, par un temps pur et pour des climats européens,
cette chaleur perdue ne s'élève guère à moins d'un tiers,

et que, par des temps brumeux, la perte peut dépasser les trois quarts.

Il est donc incontestable, pour cette raison, que l'élé- vation dans l'air nous met à même de percevoir une in- fluence solaire qui augmente avec l'ascension ; et, dès lors qu'au lieu de ce résultat les Altitudes nous font éprouver un phénomène opposé, il en faut rechercher la cause dans des considérations physiques et météorologi- ques particulières.

La terre et les couches inférieures de l'atmosphère re- tiennent longtemps la chaleur acquise et font jouir les animaux et les plantes de ce bénéfice. On en ressent d'autant moins les bons effets, qu'on s'éloigne davantage de ce foyer conservateur.

Il est d'ailleurs de connaissance aujourd'hui universelle que le refroidissement de la terre et des couches atmos- phériques par le rayonnement vers les espaces planétaires est augmenté par la pureté de l'air. Or, à partir d'une certaine hauteur qui dépasse l'amas habituel des nuages et des vapeurs condensées, le ciel est clair et nul obstacle ne s'oppose au rayonnement de la chaleur atmosphéri- que. Les couches supérieures de l'air doivent donc se re- froidir davantage pour cette raison ; surtout à partir de 4,000 pieds, hauteur de la région habituelle des nuages, comme nous l'indique le ciel pluvieux de Jalapa.

Cela est si vrai que les gelées, dont les propriétaires
ruraux sont souvent victimes, n'ont pas d'autre cause.
Elles sont très-fréquentes sur l'Anahuac, surtout en mars
et en avril, époque de l'année où le ciel est toujours
d'une pureté remarquable et le soleil d'une intensité extrème. Le sol, violemment échauffé pendant le jour,
rayonne pendant la nuit vers les espaces planétaires avec
une force et une rapidité d'autant plus grandes, que l'air
sec et pur ne lui offre aucun obstacle. Les plantes en reçoivent une atteinte mortelle, quoique le thermomètre
placé à deux mètres du sol marque 4 et 5 degrés aux
mèmes heures et s'élève dans le jour, à l'ombre, à 16 degrés centésimaux, à 48 et même 50 degrés au soleil. J'ai
été témoin d'un phénomène de cette nature à une époque
de l'année qui n'offre pas, d'habitude, les conditions propres à son développement. Dans la nuit du 21 au 22 juin
1858, après un vent froid du nord-est qui chassa les nuages communs dans cette saison, l'air devint calme tout
à coup vers deux heures du matin. Le rayonnement qui
suivit cette tourmente fut si intense que les plantes pé-
rirent dans la vallée de Mexico. Ce fut au point que le
maïs fut complètement perdu et coupé sur pied dans les
jours qui suivirent cette catastrophe météorologique.

Voilà donc, à n'en pas douter, une cause puissante de
refroidissement pour les couches supérieures de l'air.

Ce rayonnement facile, à travers une atmosphère si transparente, établit une grande différence de température entre le jour et la nuit. Mais comme tout est singulier sous ce ciel dont l'éclat n'a pas son pareil, l'esprit se perd à considérer tour à tour les degrés thermométriques et les sensations que le corps vivant éprouve aux heures où le soleil n'est plus sur l'horizon. Vous avez des frissons, pendant que vos instruments vous garantissent une température des plus agréables.

Votre surprise n'est pas moins grande, le jour, lorsque vous passez rapidement du soleil de la rue à l'ombre du domicile. La transition est des plus étranges. Les rayons directs vous ont littéralement grillé et l'ombre maintenant vous glace. Ne regardez pas votre thermomètre, il vous assurerait peut-être 18 degrés, et vos sensations lui donnent un formel démenti. C'est que l'air qui vous entoure ne s'échauffe jamais dans les mêmes proportions que les corps solides dont sont formés vos instruments thermométriques. Malgré cet inconvénient, ceux-ci vous signalent une très-grande différence de température entre le soleil et l'ombre. Ainsi, au mois de janvier, mon thermomètre placé, à midi, dans mon appartement, à un mètre d'une fenêtre ouverte, variait dans des jours ordinaires entre 14 et 15 degrés. — En le transportant au soleil à deux mètres de distance, nous le voyons presque toujours s'élever jusqu'à marquer 46 et 50 degrés.

Voilà donc une différence de 32 à 35 degrés au mois de
janvier, non pas entre la température du soleil et celle
d'une pièce mal exposée et naturellement froide ; mais,
à midi, entre deux distances qui ne dépassaient pas deux
mètres. Il ne sera pas indifférent de faire observer que les
substances dont les thermomètres sont composés, brillantes et polies par nature, réfléchissent vivement les
rayons qui les frappent et s'en échauffent d'autant moins.
Nous sommes, par conséquent, fondé à penser que, dans
les expériences dont nous avons parlé, le thermomètre aurait indiqué une température plus élevée encore, si nous
eussions songé à le recouvrir d'une couche légère de noir
de fumée. Nous ne serions nullement surpris d'apprendre
qu'avec cette modification, on arrive à constater à Mexico,
au mois de janvier, une différence de 40 à 45 degrés entre le soleil et l'ombre à peu de distance.

Nous savons, en effet, par expérience vulgaire, que les
corps bruts, qui rayonnent peu et ne sont point susceptibles d'évaporation, s'y échauffent extrêmement. Quant
à ceux que leur couleur ou leur poli rendent propres au
rayonnement, ils dilatent beaucoup les couches d'air
qui leur sont juxta-posées. Aussi, sur les plaines
immenses et arides de Pérote que le natron recou-
vre dans de grandes étendues, le phénomène du mi-

rage est-il très-commun. Nous les avons souvent traver-
sées, et jamais nous n'avons manqué de ce spectacle
saisissant.

Ce sont donc les corps bruts à état fixe qui nous permettent d'apprécier la force des rayons solaires sur les
Altitudes, et nullement l'air atmosphérique qui échappe
à leur intensité. Par quels moyens parvient-il à s'y soustraire? C'est ce qu'il nous importe d'examiner maintenant.

Une des principales causes de l'abaissement de température de l'atmosphère dans les lieux élevés, c'est l'augmentation du pouvoir diathermane de l'air. Devenu
moins dense et privé de vapeur d'eau, il se laisse facilement traverser par le calorique, sans en absorber les
rayons. Aussi le sol, échauffé vivement par le rayonnement direct du soleil, se refroidit-il à l'ombre avec rapidité, sans que l'air en soit bien sensiblement influencé
autrement que par le contact immédiat. Et ce contact
lui-même est loin de produire les effets thermométriques
observés au niveau des mers. Cela tient à la dilatation
des gaz de l'atmosphère, comme nous allons l'exposer.

Nous avons apprécié déjà la densité et le poids de l'air
pour l'altitude de Mexico. Nous avons besoin de nous en
souvenir; car l'air non limité se dilate sous l'impression
de la chaleur, et cette dilatation varie en raison inverse
du poids comprimant. La pression barométrique étant

diminuée d'un quart pour Mexico, la facilité de l'air
pour se dilater sous l'influence de la chaleur sera d'un
quart plus grande. Mais, d'un autre côté, obéissant à la
la loi des capacités calorifiques, qui impose aux gaz la
nécessité d'augmenter leur chaleur spécifique à mesure
qu'ils se dilatent davantage, l'air ne peut acquérir un
plus grand volume qu'à la condition d'absorber une certaine quantité de calorique, qui n'est nullement sensible
à nos thermomètres. D'où il résulte qu'un air à 15 degrés,
par exemple, s'il se dilate, pourra absorber beaucoup de
chaleur, sans pour cela marquer plus de 15 degrés sur
nos instruments. Nous dirons plus : si, par suite de circonstances exceptionnelles, l'air se dilate tout à coup, il
en pourra résulter un froid très-vif au détriment des corps
bruts ou animés qui le touchent.

C'est pour cela que, sur les plaines de l'Anahuac, le
froid est très-sensible le matin, lorsque le soleil paraît
sur l'horizon ; sous la première impression de ses rayons,
l'atmosphère se dilate outre mesure et demande de la
chaleur aux corps qui y sont plongés, pour alimenter le
calorique latent de sa dilatation.

Il est donc vrai de dire que si, d'un côté, les rayons
solaires sont plus chauds qu'au niveau de la mer, ce n'est
pas une raison pour que l'air nous en donne la preuve.
D'autre part, il est évident que les corps doués de sensi-

bilité animale, recevront des impressions bien différentes, selon qu'ils se trouveront au soleil ou à l'ombre.
Dans cette dernière condition, en effet, l'air, qui n'est
point retenu par un poids qui modère sa dilatation comme
au niveau des mers, emploie à son augmentation de volume presque tout le calorique qu'il reçoit. Il serait aisé
de calculer, à la pression de 58 centimètres quelle est
la dose de chaleur qu'il lui faut pour s'élever d'un degré.
Mais cette précision de calcul n'est pas le but que nous
nous proposons; il nous suffit de faire comprendre le
phénomène.

Il nous importe aussi d'y porter l'attention pour indiquer que cette difficulté d'élever la température de l'air
est une source de refroidissement pour l'homme qui, laissant échapper du calorique par son contact avec l'atmosphère d'après les lois d'équilibre de température, éprouve
d'autant plus de difficulté à réchauffer l'air au milieu duquel il vit que le poids de celui-ci se trouve plus diminué.

Il est une autre cause de refroidissement qui mérite un
examen sérieux.

Les liquides susceptibles de passer à l'état de vapeur en
sont empêchés jusqu'à un certain point par la pression que
l'atmosphère exerce à leur surface. A la vérité, une évaporation insensible, sous toutes les pressions et à toutes
les températures, leur permet en quelque sorte d'éluder

cette loi ; mais pour que ces liquides parviennent à vaincre l'obstacle qui s'oppose à leur changement d'état et
puissent se vaporiser par une ébullition précipitée, il est
indispensable que la température donne à leur vapeur
une force d'expansion capable de faire équilibre au poids
de l'atmosphère. Ce phénomène, comme on le sait, s'établit à 100 degrés centésimaux au niveau des mers. Mais
dans la table de Mr Regnault, nous voyons figurer la
température de 93 degrés en regard de la tension de vapeur qui correspond à une colonne de mercure de 58 centimètres. Nous en concluons que l'ébullition de l'eau s'é-
tablit, à Mexico, à 93 degrés du thermomètre centigrade.

L'évaporation insensible y sera donc accélérée dans les
mêmes proportions, et c'est là un fait qui se rattache
d'une manière trop intime à des phénomènes de refroidissement, pour que nous ne nous hâtions pas d'attirer
sur son importance l'attention de nos lecteurs.

Ce n'est pas seulement la pression qui influe sur le
changement d'état des liquides. L'état hygrométrique de
l'air y prend aussi sa part d'influence.

Nous savons, en effet, que la quantité de vapeur d'eau
miscible à l'atmosphère, a ses limites rigoureuses. L'air
en est donc d'autant plus avide, qu'il se trouve plus
éloigné de la saturation extrême.

Aussi devons-nous une attention sérieuse à l'état

hygrométrique de l'air des Altitudes. Ce que nous avons
dit de la topographie de Mexico et des nombreuses surfaces aqueuses qui l'environnent, pourrait nous faire
croire que l'atmosphère y contient beaucoup de vapeur
d'eau. Il n'en est rien cependant. Si l'on considère l'air à
l'époque où les pluies ont disparu, la sécheresse est au
contraire très-grande. Il est, du reste, une circonstance
qui peut faire varier à l'infini le résultat des observations que l'on ferait à cet égard.

A Mexico le terrain est humide, sinon à sa surface,
du moins à peu de profondeur. L'évaporation doit donc
être fort active sur le sol.

Aussi si vous placez un hygromètre dans une habitation mal aérée du rez-de-chaussée, l'instrument vous
indiquera un degré élevé de saturation. Mais si vous le
transportez à l'air libre, même sans l'éloigner du sol,
l'hygromètre vous y indiquera une sécheresse marquée;
et si vous le placez dans un appartement du premier
étage, vous le verrez s'acheminer rapidement vers le sec
extrême. La vapeur d'eau, en effet, peu retenue par le
poids de l'air et par sa propre atmosphère, s'élève rapidement. Obéissant alors à l'attraction qui s'exerce sur elle
par les montagnes boisées qui forment la vallée, elle suit
un courant continu vers ces élévations où elle va se
condenser sans cesse. Aussi pleut-il presque constam-

ment sur les monts élevés qui séparent Mexico de Cuernavaca, et très fréquemment sur les hauteurs qui avoisinent le mineral de Pachuca et de Real del Monte.

De ce que nous venons de dire il résulte que les rez-de-chaussée de Mexico sont humides et que les étages supérieurs sont très secs. On dirait, sous ce rapport, deux climats à de grandes distances. L'hygromètre en fait foi. L'instrument de Saussure, s'abaisse fréquemment jusqu'à 40 degrés, à 10 mètres du sol ; tandis qu'il ne dépasse guère 55 ou 60 degrés dans le rez-de-chaussée, et nous parlons ici de ses migrations extrêmes. Ce qui revient à dire, d'après la table de correction de M. Gay-Lussac, que l'hygrométrie du niveau du sol et celle des étages des maisons sont dans la proportion aproximative de 1/3 : 1/5 de saturation, en dehors de la saison des pluies.

Quand il pleut, le degré hygrométrique augmente; mais il ne dépasse guère 72 degrés, ce qui, d'après la même table de correction, correspond à la demi-saturation.

Si maintenant, pour nous former une idée absolue de l'hygrométrie des Altitudes, indépendamment des nombreuses surfaces d'eau qui avoisinent la capitale, nous la considérons dans la ville de Puebla, environnée partout d'un sol désséché, le résultat sera bien différent. Nous trouverons d'abord plus d'uniformité entre les rez-de-chaussée et les étages supérieurs des maisons. Les pluies y sont d'ailleurs moins fréquentes, moins durables; elles influent conséquemment d'une manière moins constante sur les variations hygrométriques; aussi la moyenne de l'année doit-elle y être plus élevée vers la sécheresse, et la migration extrême de l'hygromètre plus prononcée dans le même sens.

Nous ne possédons pas d'observation exacte à cet égard; mais ce que nous avons vu nous autorise à penser que l'hygromètre y marque souvent 37 degrés, c'est-à-dire que l'air s'y trouve au sixième de sa saturation en dehors de la saison des pluies.

Du reste, à Puebla comme à Mexico, il est étrange de voir la rapidité avec laquelle disparaît la saturation produite par les pluies. Au mois de juillet et d'août, les matinées sont souvent très-sèches, tandis que les après-midi saturent fortement l'atmosphère.

Quoiqu'il en soit, on peut affirmer en général que l'air des Altitudes est très-sec, d'où il suit qu'il est fort avide de vapeur d'eau. Nous y comptons donc deux causes puissantes d'évaporation : la diminution de pression et la sécheresse de l'atmosphère. Pour ces causes donc, qui se trouvent réunies sur l'Anahuac, nous devons croire que la formation des vapeurs y sera un phénomène d'autant plus constant que les circonstances le favorisent davantage.

Mais, ainsi que nous avons constaté que l'air, en se dila-
tant, absorbe du calorique, nous devons porter maintenant notre attention sur la chaleur spécifique de la vapeur d'eau. Or, sur ce point, l'expérimentation a parlé
avec une précision sans réplique et elle nous a appris que,
pour faire passer à l'état de vapeur un kilogramme d'eau
déjà élevé à 100 degrés, il faut la même quantité de calorique qu'il en faudrait pour élever à 540 degrés ce même
kilogramme d'eau, ou ce qui est la même chose, pour
élever d'un degré 540 kilogrammes de ce même liquide.

Cette chaleur énorme, nécessaire à la formation des
vapeurs, est partout un modificateur puissant de la température. Mais l'influence de ce phénomène physique se
trouve toujours en rapport avec son intensité même. Or,
à Mexico, l'évaporation, rendue plus facile par l'altitude,
consomme incessamment des quantités incalculables de
calorique. On conçoit dès lors combien cette soustraction
doit influer sur les phénomènes de la vie et la production
des maladies.

Une question intéressante se présente naturellement
ici. Mexico est environné de lagunes de toutes parts. Plusieurs savants portant leur attention sur la nécessité de
la vapeur d'eau dans l'air, ont dit que l'acte de dessécher
ces lagunes serait une folie, parce qu'on enlèverait ainsi
la quantité de vapeur dont l'atmosphère a besoin pour

être respirable. Nous avons cru longtemps à l'exactitude de cette interprétation ; mais le temps et la réflexion nous ont inspiré d'autres pensées. D'abord nous avons pu nous convaincre, par expérience, que la ville de Puebla, remarquable par la sécheresse de son atmosphère, n'est pas cependant plus malsaine que la capitale. Plus tard nous avons remarqué que le courant des vapeurs vers les sommités boisées qui forment la vallée de Mexico laisse son air fort sec en dehors de la saison des pluies, autant que le pourrait faire le desséchement des lagunes ; de sorte que, tout en reconnaissant l'importance de la vapeur d'eau dans l'air, pour le plein exercice de certaines fonctions qui vont bientôt nous occuper, nous ne croyons nullement à la nécessité de conserver les lagunes dans le but d'en obtenir des avantages respiratoires, et nous en redoutons la présence comme élément de refroidissement. Leur évaporation constante, en effet, sur une étendue de 22 lieues carrées, en temps ordinaire, et de plus de 30 lieues carrées aux époques d'inondation, absorbe journellement une quantité prodigieuse de chaleur, dont la perte est au préjudice de la ville et doit surtout lui nuire quand le soleil n'est plus sur l'horizon. Les inégalités et les changements brusques de température y sont plus fréquents qu'à Puebla et nous ne doutons pas qu'ils ne méritent souvent d'être attribués à cette cause.

Le desséchement de ces lagunes serait donc, à notre avis, un bienfait pour Mexico. Remplacées par des canaux nombreux et des moyens d'irrigation, elles laisseraient après elles de nouvelles surfaces d'eau d'une étendue minime, qui donneraient une évaporation suffisante aux besoins de l'atmosphère ; d'autant plus que la végétation puissante qu'on pourrait préparer dans la vallée retiendrait l'humidité toujours prête à fuir vers les bois des montagnes.

Le baron de Humboldt apprécie comme il suit certains points de la météorologie des Altitudes :

« L'intérieur de la Nouvelle-Espagne, surtout une grande partie du haut plateau d'Anahuac est dénué de végétation : son aspect aride rappelle en quelques endroits les plaines des deux Castilles. Plusieurs causes concourent à produire cet effet extraordinaire. La Cordillère mexicaine est trop haute pour que cette hauteur n'augmente pas déjà sensiblement l'évaporation qui a lieu sur tous les grands plateaux. D'un autre côté, le pays n'est pas assez élevé pour qu'un grand nombre de cimes puisse entrer dans la limite des neiges perpétuelles. Cette limite se trouve sous l'équateur à une hauteur de 4,800 mètres (2,460 toises), sous les 45° de latitude, à

2,700 mètres (1,400 toises) au-dessus de la surface de l'O-
céan. Au Mexique, par les 19 et 20° de latitude, les neiges éternelles commencent, d'après mes mesures, à 4,600
mètres (2,350 toises) d'élévation. Aussi, des six montagnes
colossales que la nature a rangées sur la même ligne entre les parallèles de 19° et 19° et demi, quatre seulement,
le Pic d'Orizaba, le Popocatepetl, l'Iztaccihualt et le Ne-
vado de Toluca, sont perpétuellement couvertes de neige,
tandis que les deux autres, le Cofre de Pérote et le volcan de Colima, en sont dépourvues pendant la plus grande
partie de l'année. Au nord et au sud de ce parallèle des
grandes hauteurs au delà de cette zone singulière, dans
laquelle est venu se ranger le nouveau volcan de Jorullo,
il n'y a plus de montagne qui présente le phénomène des
neiges perpétuelles.

Les neiges à l'époque de leur minimum, au mois de
septembre, ne descendent pas, sous le parallèle de Mexico,
au delà de 4,500 mètres. Mais au mois de janvier, leur limite se trouve à 3,700 mètres : c'est l'époque de leur
maximum. L'oscillation de la limite des neiges éternelles
est, par conséquent, sous les 19° de latitude d'une saison
à l'autre, de 800 mètres, tandis que sous l'équateur elle
n'est que de 60 à 70 mètres. On ne doit pas confondre les
neiges éternelles avec celles qui tombent accidentellement en hiver dans des régions beaucoup plus basses. Ce

dernier phénomène, comme tout dans la nature, est as-
sujetti à des lois immuables et dignes de la recherche des
physiciens. Sous l'équateur, dans la province de Quito,
on n'observe de la neige éphémère qu'à des hauteurs de
3,800 à 3,900 mètres. Au Mexique, au contraire, sous les
18° et 22° de latitude, on la voit jusqu'à 3,000 mètres d'é-
lévation. On a même vu neiger dans les rues de la capitale du Mexique à 2,277 mètres, et encore 400 mètres plus
bas, dans la ville de Valladolid.

» En général, dans les régions équinoxiales de la Nouvelle-Espagne, le sol, le climat, la physionomie des végétaux portent le caractère des zones tempérées. La hauteur
des plateaux, la force du rayonnement de la chaleur vers
un ciel extrêmement pur, la proximité du Canada, la
grande largeur qu'acquiert le Nouveau Continent au delà
de 28° de latitude, la masse de neiges dont il s'y couvre,
causent dans l'atmosphère mexicaine des refroidissements
auxquels on ne devrait guère s'attendre dans des régions
si rapprochées de l'équateur.

» Si le plateau de la Nouvelle-Espagne est singulièrement froid en hiver, d'un autre côté, sa température
d'été est beaucoup plus élevée que l'annoncent les observations thermométriques faites par Bouguer et La Con-
damine dans les Andes du Pérou. La grande masse de la
Cordillère du Mexique, l'immense étendue de ses plaines,

produisent une reverbération des rayons solaires qu'à égale hauteur on n'observe pas dans des pays montagneux à surface plus inégale. Cette chaleur et d'autres causes locales influent sur l'aridité qui désole ces belles côntrées. » (*Loco cit.*, page 279).

Voici maintenant la manière dont le même auteur apprécie la température en rapport avec les productions du sol.

« Nous venons d'ébaucher le tableau des Andes et leurs rapports avec celles de la Nouvelle-Espagne. Nous avons fait voir que presque les côtes seules de ce vaste pays jouissent d'un climat chaud et propre à fournir les productions qui font l'objet du commerce des Antilles. L'Intendance de la Vera-Cruz (à l'exception du plateau qui s'étend de Pérote au Pic d'Orizaba), la péninsule de Yucatan, les côtes d'Oaxaca, les provinces maritimes du Nouveau-Santander et de Texas, tout le Nouveau Royaume de Léon, la province de Cohahuila, le pays inculte appelé *Bolson de Mapimi*, les côtes de la Californie, la partie occidentale de la Sonora, de Cinaloa et de la Nouvelle-Gallice, les régions méridionales des Intendances de Valladolid, de Mexico et de la Puebla, sont des terrains bas et entrecoupés de collines peu considérables. La température moyenne de ces plaines est analogue à celle qu'on trouve partout sous les tropiques, lorsque, par les

17° et 23° de latitude, l'élévation du sol au-dessus du
niveau de l'Océan, ne surpasse pas trois à quatre cents
mètres : elle est de 25° à 26° du thermomètre centigrade (1), c'est à dire de 8° à 9° plus grande que la chaleur
moyenne de Naples.

» Ces régions fertiles que les indigènes nomment *tierras
calientes*, produisent du sucre, de l'indigo, du coton et
des bananes en abondance. Lorsque des Européens non
acclimatés les fréquentent pendant longtemps, lorsqu'ils
s'y réunissent dans les villes populeuses, ces mêmes contrées deviennent le siége de la fièvre jaune comme au
Mexique sous le nom de vomissement noir ou de *romito
prieto*. Le port d'Acapulco, les vallées du Papagayo et du
Peregrino, appartiennent aux endroits de la terre où l'air
est constamment le plus chaud et le plus malsain. Sur
les côtes orientales de la Nouvelle-Espagne, les grandes
chaleurs sont interrompues pendant les mois d'hiver. Les
vents du nord y amènent des couches d'air froid de la
baie de Hudson vers le parallèle de la Havane et de la
Vera-Cruz. Ces vents impétueux soufflent depuis le mois
d'octobre jusqu'au mois de mars; ils s'annoncent en
troublant la periodicité des petites marées atmosphé-

(1) Dans le cours de cet ouvrage. j'ai constamment employé la divi-
sion centésimale du thermomètre à mercure, et il faut sous-entendre
degrés centésimaux lorsque le contraire n'est pas énoncé expressément.

riques (1) ou variations horaires du baromètre. Souvent
ils refroidissent l'air à tel point, que le thermomètre centigrade descend (2) près de la Havane jusqu'à 4 degrés, et à la Vera Cruz jusqu'à 16 degrés.

» Sur la pente de la Cordillère à la hauteur de 1,200 à
1,500 mètres, il règne perpétuellement une douce température de printemps qui ne varie que de 4 à 5 degrés.
De fortes chaleurs et un froid excsssif y sont également
inconnus. C'est la région que les indigènes appellent
tierras templadas, dans laquelle la chaleur moyenne de
toute l'année est de 18 à 20 degrés. C'est le beau climat
de Xalapa, de Tasco et de Chilpanzingo, trois villes célèbres par l'extrème salubrité de leur climat, et par l'abondance des arbres fruitiers qu'on cultive dans les environs.
Malheureusement cette hauteur mitoyenne de 1,300 mètres est presque la même à laquelle les nuages se sou-

(1) J'ai développé ce phénomène dans un ouvrage portant le titre
d'*Essai sur la Géographie des plantes* et *Tableau physique des Régions
Équinoxiales*, 1807, pag. 92-94.

(2) M. Ferrer, dans les trois années 1810, 1811 et 1812, n'a vu mon-
ter le thermomètre centigrade à la Havane, pas au delà de 30 degrés et
descendre pas au delà de 16°,4 : mais en janvier 1801, j'ai trouvé à Rio
Blanco, au sud de la Havane, dans une plaine élevée de peu de toises
au-dessus du niveau de la mer, le thermomètre, au lever du soleil, à
7°,5 cent. L'astronome D. Antonio Roveredo a même vu de la glace
formée dans une *batia* (vase rempli d'eau) dans l'intérieur de l'île de
Cuba (lat. 22°,56') à une hauteur absolue de 40 toises. Cette glace était
sans doute l'effet du rayonnement à la surface du fluide, et l'atmosphère n'avait peut-être pas baissé pendant la nuit à plus de + 3°.

tiennent au-dessus des plaines voisines de la mer, circonstance qui fait que ces régions tempérées, situées à mi-côte (par exemple aux environs de la ville de Xalapa), sont souvent enveloppées dans des brumes épaisses.

» Il nous reste à parler de la troisième zone désignée par la dénomination de *tierras frias*. Elle comprend les plateaux qui sont élevés de plus de 2,200 mètres au-dessus du niveau de l'Océan, et dont la température moyenne est au-dessous de 17 degrés. A la capitale du Mexique, on a vu quelquefois descendre le thermomètre centigrade jusqu'à quelques degrés au-dessous du point de la glace; mais ce phénomène est très-rare. Les hivers, le plus souvent, y sont aussi doux qu'à Naples. Dans la saison la plus froide, la chaleur moyenne du jour est encore de 13 à 14 degrés; en été le thermomètre à l'ombre ne monte pas au-dessus de 26 degrés. En général, la température moyenne de tout le grand plateau du Mexique est de 17 degrés; elle est un peu moindre que celle de Naples et de la Sicile. Cependant ce même plateau, d'après la classification des indigènes, appartient, comme nous l'avons rapporté plus haut, aux *tierras frias*; car les expressions de froid et de chaud n'ont pas de valeur absolue. A Guayaquil, sous un ciel brûlant, les gens de couleur se plaignent d'un froid excessif, lorsque le thermomètre

centigrade baisse subitement à 24 degrés, tandis qu'il se
soutient le reste du jour à 30 degrés.

» Les plateaux qui sont plus élevés que la vallée de
Mexico, ceux par exemple dont la hauteur absolue dépasse
2,500 mètres, ont, sous les tropiques, un climat rude et
désagréable, même au sentiment de l'habitant du nord.
Telles sont les plaines de Toluca et les hauteurs de
Guchilaque, où pendant une grande partie du jour, l'air
ne s'échauffe pas au-delà de 6 ou 8 degrés. L'olivier n'y
porte pas de fruits, tandis qu'on le cultive avec succès
à quelques centaines de mètres plus bas, dans la vallée
de Mexico.

» Toutes ces régions appelées froides jouissent d'une
température moyenne de 11 à 13 degrés égale à celle de la
France et de la Lombardie. Cependant, la végétation y est
beaucoup moins vigoureuse, et les plantes de l'Europe
n'y croissent pas avec la même rapidité que dans leur sol
natal. Les hivers, à 2,500 mètres de hauteur, ne sont pas
extrêmement rudes; mais aussi, pendant l'été, le soleil
n'échauffe pas assez l'air raréfié de ces plateaux, pour
accélérer le développement des fleurs et pour porter les
fruits à une maturité parfaite. C'est cette égalité constante, c'est cette absence d'une forte chaleur éphémère
qui imprime au climat des hautes régions équinoxiales
un caractère particulier. La culture de plusieurs végétaux

réussit moins bien sur le dos des Cordillères mexicaines
entre les tropiques que dans des plaines situées sous une
latitude beaucoup plus boréale. La chaleur moyenne
annuelle de ces plaines peut être moindre que celle des
plateaux compris entre les 19° et 22° de latitude;
mais la maturité des fruits et le développement d'une
végétation plus ou moins vigoureuse ne dépendent
pas autant de la température moyenne annuelle que de la
répartition de la chaleur entre les différentes saisons. »
(*Essai hist. sur la N.-Espagne,* page 269).

Qu'il nous soit permis, après ces citations du célèbre
voyageur, de mieux préciser nos idées sur la température
du plateau mexicain. L'hiver est partout doux et sec. La
chaleur s'y abaisse la nuit, quoique bien rarement,
jusqu'à produire de la glace. Mais on en est surpris à son
lever, tant l'atmosphère est agréable. Ces gelées nocturnes de l'hiver, comme celles qui reparaissent au printemps, sont l'effet d'un air pur et du rayonnement vers
les espaces planétaires, bien plus que le résultat direct
de la thermométrie. Dès 10 heures du matin, le thermomètre est à 15 et 16 degrés centigrades, et l'on ne peut
placer à moins de 14 degrés la moyenne de la saison
d'hiver.

L'été est tempéré par les pluies régulières du tropique.
Le thermomètre n'y descend pas au dessous de 15 degrés;

il ne dépasse guère 22, quoiqu'il se soit montré à 26 par rares exceptions. La moyenne de cette saison se trouve entre 19 et 20 degrés, et la température annuelle oscille entre 17 et 18 degrés du thermomètre centigrade.

Ces chiffres thermométriques nous présentent le tableau d'un printemps continuel. Ce climat délicieux en possède, en effet, toutes les douceurs apparentes, sinon les bienfaisantes influences. Le jour y est d'ailleurs d'un éclat sans pareil.

Je ne saurais contenir mon émotion en portant mes souvenirs vers le ciel lumineux du plateau mexicain. J'ai déjà dit l'éclatante lumière qui frappe les regards du voyageur sur la plaine aride de Pérote; je ramène avec bonheur mes idées sur ce sujet où j'ai puisé pendant tant d'années mes plus douces jouissances. J'aimais l'éclat de ces jours incomparables, et, dans le peu d'instants qu'une vie trop agitée abandonnait à mes contemplations oisives, mes regards erraient instinctivement vers ce ciel qui m'a toujours charmé. J'aimais à le contempler à toute heure.

Le matin, lorsque la nuit le voilait encore d'un reste de son ombre, sa couleur franchement azurée nous donnait un moment le souvenir toujours aimé de notre ciel d'Europe. Mais l'aurore, courte et rapide, laissait promptement cette illusion s'évanouir de notre esprit en cédant

au soleil son apparition éphémère. A l'aspect de cet astre,
le bleu du ciel semble pâlir; l'horizon s'agrandit et s'é-
loigne; tous les objets s'éclairent d'une vive lumière et,
comme le regard ne les fait reposer sur aucun fond appréciable dans l'espace, l'imagination s'en empare et les
met à nos pieds. Plus de distance alors à notre vue. Les
collines verdoyantes qui nous entourent, les monts boisés qui les couronnent, les volcans gigantesques dont la
tête blanchie par la neige domine cette scène imposante;
tout est près de nous, groupant, pour nos regards
émus, les détails saisissants et les aspects variés.

Hâtons-nous de jouir de ce ravissant spectacle. Déjà le
soleil au tiers de sa course répand partout l'éclat croissant de ses rayons, et jalouse un moment de l'admiration que nous avons concentrée sur le panorama qu'elle
éclaire, la lumière fait un nouvel effort pour captiver à
son profit nos regards éblouis; tout alors pâlit devant
elle. Il est midi : les objets s'effacent sous un scintille-
ment continu d'un éclat indicible. L'intensité extrème
des rayons lumineux se réfléchit partout avec une éclatante blancheur qui voile les couleurs et les déguise sous
le charme de l'éblouissement. S'asseoir alors nonchalam-
ment aux pieds d'un cyprès séculaire, pour jouir sans
bruit de cette fraîcheur que l'ombre des Altitudes nous
assure en tous lieux ! Voir cet éclat du jour sans en être

embrasé! Contempler les splendeurs de la lumière qui nous magnétise sans le foyer qui brûle! Est-ce donc un spectacle vulgaire que la nature prodigue en tout pays! Et n'est-ce pas plutôt un privilège du ciel des Altitudes!

Mais le soleil a poursuivi sa course et ses rayons verticaux, en s'approchant de l'horizon, répandent partout une teinte orangée. Les couleurs riantes et vraies des premières heures du jour, le blanc éclatant de la splendide méridienne, la nature saillante du matin et l'éclat de midi qui la voilait à nos regards, tout se fond aux approches du soir, pour présenter à nos yeux le spectacle plein de vie des paysages dorés par le soleil couchant. La contemplation fatiguée de l'éblouissement du jour se repose ravie sur ces riantes perspectives; mais la nuit lui voile brusquement ce panorama sans crépuscule, comme il avait été sans aurore.

Tel est le jour, telle est la lumière de l'Anahuac!

Et ce n'est pas un climat capricieux, nous refusant demain les faveurs qu'il répand aujourd'hui avec cette merveilleuse munificence. Chaque jour le soleil nous assure les trésors du jour qui l'a précédé, et la nuit elle-même n'effaçant qu'à regret la lumière de ce beau ciel prodigue périodiquement aux habitants de l'Anahuac les lueurs incomparables de ses splendides clairs de lune. Et toujours! et l'année tout entière!

Seulement, aux mois de l'été, l'atmosphère craignant de troubler sa pureté par la condensation durable de ses vapeurs, réunit chaque jour subitement vers trois heures des nuages épais qui se fondent en pluies torrentielles au milieu des éclats bruyants du tonnerre. En peu d'instants, et les vents, et les eaux, et la foudre, tout s'est évanoui; rien n'est changé, après cette tourmente, si ce n'est que vous respirez un air plus frais, plus salutaire, et que vos yeux reposent sur un ciel mieux azuré.

Au milieu de ce printemps éternel, sous ce ciel d'une splendeur incomparable, oserons-nous exciter à la méfiance les hommes qui ont le bonheur d'en jouir. Ce retour de nos souvenirs sur une expérience pénible nous en impose le devoir. Méfions-nous, en effet. Autour de nous les plantes languissent et demandent pour produire des soins inaccoutumés ; les fruits que les lieux tempérés d'Europe nous ont rendus familiers donnent un démenti formel à nos degrés thermométriques, en nous refusant leur saveur et leur pleine maturité. Nos moissons ont froid et gèlent, la nuit; elles brûlent et sèchent, le jour. Méfions-nous; et faisant un retour sur nous-même, voyons, sans illusions, ce qu'il est de l'homme sous ce ciel si bien fait pour le charmer.

CHAPITRE III.

PHYSIOLOGIE.

La pression barométrique de Mexico est de 0,585 millimètres. Il s'ensuit qu'un litre d'air pesant, au niveau
des mers 13 décigrammes, ne pèse plus dans cette
capitale que 1 gramme à peu près. L'oxygène figure
dans l'un et dans l'autre cas pour la proportion de
23,01 0/0. Ce qui nous donne pour le poids d'un litre
d'oxygène au niveau des mers 299 milligrammes,
tandis que ce chiffre se trouve réduit à 230 milligrammes pour la hauteur de Mexico.

Constatons donc une différence de 69 milligrammes
par litre, au préjudice de cette localité.

En admettant maintenant comme exact le calcul qui a
évalué à 16 le nombre d'inspirations que fait un homme
dans une minute, nous remarquons que la consommation d'air est de 8 litres dans cet intervalle de temps et,

par conséquent, de 480 litres dans une heure. Mais nous avons déjà constaté pour Mexico une perte d'oxigène de 69 milligrammes par litre. Il est donc incontestable que, dans cette capitale, on perd le bénéfice de 33 grammes d'oxygène par heure ou de 794 grammes par jour.

Ce calcul est indubitablement exact en théorie, et il l'est probablement en réalité pour ce qui regarde la respiration nocturne. Il ne s'écarte même pas beaucoup de la vérité pour quelques journées humides et nébuleuses de la saison des pluies. Mais pour l'ordinaire, les couches inférieures de l'air considérablement dilatées au contact d'un sol échauffé par les ardeurs solaires ne présentent qu'un oxygène dont la raréfaction est extrême. Des expériences directes pourraient seules nous dire ce qu'on respire alors. Dès à présent nous savons, par suite d'analyses consciencieusement faites par des hommes pratiques, que l'endosmose respiratoire est diminuée au milieu d'une atmosphère dont la densité est amoindrie par la chaleur, au niveau des mers. Nous sommes donc autorisé à croire que cette grande raréfaction de l'air de l'Anahuac, sous l'influence du soleil, s'ajoutant à celle qui est la conséquence directe de l'élévation, impose une difficulté sérieuse à l'accomplissement de la fonction respiratoire. Ces deux causes réunies

doivent même diminuer l'endosmose dans des proportions qui dépassent de beaucoup ce que pourrait nous
faire croire l'appréciation mathématique que nous donnons plus haut.

S'il en fallait une autre preuve, nous la trouverions, à
la saison des fortes chaleurs, dans les phénomènes saisissants que nous voyons se présenter chez les résidents
de ces climats exceptionnels. Dans les mois de mars,
avril et mai, le soleil est très-vif pendant le jour ; l'air
est extrêmement sec. La paresse musculaire est très-
grande à cette époque de l'année. La figure pâlit ; le
pouls est déprimé ; on a des suffocations, des vertiges ; et
nous verrons plus loin que là se place aussi la saison
redoutable des maladies les plus graves et le plus
promptement mortelles.

Il est vrai que M. Regnault, dans ses belles expériences
sur les atmosphères artificielles, a trouvé que les animaux exhalaient les mêmes quantités d'acide carbonique quelles que fussent les proportions d'oxygène
inspiré. Il en résulterait que l'homme devrait vivre à
l'aise dans les atmosphères les plus appauvries. Où
serait alors la limite extrême de cet appauvrissement
compatible avec la vie ? Les expériences ne l'ont pas dit,
et M. Gavarret lui-même, si habile appréciateur de
toutes ces questions de chimie vivante a gardé le silence

sur ce point intéressant. Il se contente de donner l'appui
le plus formel et le plus explicite aux travaux des expérimentateurs, en disant : ... « Les expériences de Lavoisier l'avaient déjà démontré, et celles de M. Regnault
ont mis ce fait hors de toute contestation, quelque forte
que soit sa proportion dans les atmosphères artificielles
créées autour des animaux, la consommation d'oxygène
reste la même. » (Page 262.)

Mais il ne faut pas donner aux expériences et aux
affirmations de ces professeurs célèbres une valeur absolue dans le sens qui nous occupe. M. Gavarret prononce
les paroles que nous venons de citer dans un paragraphe
de son ouvrage, dont le but principal est de prouver que
la fixation de l'oxygène dans le sang n'est pas uniquement le fait d'une dissolution, mais plutôt la conséquence
d'une action chimique d'affinité entre ce gaz et les globules. « Il serait faux de dire, écrit-il (*loco citato*), que
l'absorption de l'oxygène par le sang veineux est un fait
purement physique ; tout démontre, au contraire, que
les forces chimiques jouent un rôle important dans cette
fixation de l'oxygène. Si, en effet, son absorption était
une simple dissolution physique, la pression extérieure
restant la même, la quantité d'oxygène absorbé devrait
croître en raison directe de la proportion de ce gaz dans
l'air respiré par l'animal. »

Si, au lieu de se préoccuper exclusivement de cette idée, ce professeur distingué eut envisagé la question dans le sens des rapports nécessaires entre la quantité de gaz inspiré et l'hygiène de la respiration, nul doute qu'il n'eut apperçu des limites extrèmes au-dessus et au-dessous desquelles la vie serait évidemment compromise. Et sans même sortir des considérations dans lesquelles il s'est renfermé, nous pouvons dire que le passage de l'oxygène dans le sang, est évidemment un fait complexe dans lequel la solubilité de ce gaz joue son rôle irrécusable. Or, d'après l'avis de M. Gavarret lui-même, cette solubilité se trouve diminuée lorsque la quantité d'oxygène inspiré est amoindrie. Il est donc incontestable que, quelque efficace et nécessaire que soit d'ailleurs l'affinité des globules pour l'oxygène dans l'acte de l'endosmose respiratoire, le fait seul de la raréfaction de ce gaz en diminue l'absorption sur les Altitudes et apporte ainsi un trouble réel aux phénomènes de la respiration.

Les expériences, d'ailleurs, comme nous l'avons déjà dit, ont été concluantes relativement à la respiration d'un air raréfié par la chaleur, au niveau des mers, et il n'est malheureusement pas rare de voir les phénomènes d'une véritable asphyxie et la mort, par excès de sang veineux, chez des personnes soumises à une atmosphère trop réchauffée par les ardeurs solaires.

Nous pouvons, en outre, citer à l'appui de nos idées, un esprit judicieux, un expérimentateur habile dont personne ne saurait nier la haute compétence dans les matières que nous traitons.

M. Filhol, dans son remarquable travail sur les eaux minérales des Pyrénées, a fait l'analyse de l'air recueilli dans l'atmosphère des piscines, des étuves et des salles de douches. Il a constaté la diminution de l'oxygène sous l'influence de l'hydrogène sulfuré qui s'exhale de l'eau minérale, et il s'en préoccupe sérieusement au point de vue de l'hématose, qu'il juge en devoir être ralentie. Or, il est bien intéressant pour notre sujet d'examiner quel est le degré de diminution de l'oxygène qui excite l'attention du professeur distingué de Toulouse.

« Concernant l'oxygène, dit-il, le calcul démontre que sa proportion qui est, dans 100 parties d'air, de 20,80 pour 79,20 d'azote, a sensiblement diminué, puisqu'elle est descendue dans les salles de douches à 19,20.

« Or, comme 320 litres d'air normal contiennent 66,55 d'oxygène ; que 320 litres de l'air de la piscine n'en doivent contenir que 62,40, l'oxygène passé dans la poitrine de l'homme en une heure de séjour dans cette piscine, sera moindre de 4 litres 26 centilitres.

« La différence serait encore plus grande dans l'étuve, et encore plus grande dans le cabinet de douches. La

température élevée contribue aussi à la diminution de la
quantité normale de l'oxygène dans une atmosphère,
toutes autres choses égales, à cause de la dilatation de
l'air. Ainsi, par exemple, 320 litres d'air à 26 degrés au-
dessus de zéro ne représentent que 308 litres 7 cent. d'air
à 16 degrés. Or, ces 308 litres d'air ne contiennent que
60,19 centilitres d'oxygène. Ce seraient 7,37 d'oxygène
qui passeraient de moins en une heure dans la poitrine
de notre adulte. »

Telles sont les préoccupations de M. Filhol. Comparons
maintenant ses chiffres aux nôtres, et, lui faisant grâce
du surcroît de dilatation de l'air par l'intervention de la
chaleur, acceptons son chiffre de 7,37, sans avoir recours
pour les nôtres à l'influence de la température.

Acceptons aussi le chiffre de M. Filhol de 320 litres
d'air consommés par heure par la respiration. L'oxygène
y étant contenu dans la proportion de 20,80 0/0, l'homme
respire au niveau des mers 6655 centilitres de ce gaz.
Si nous nous élevons à la hauteur de Mexico où les baro-
mètres ne marquent plus que 585 millimètres, la densité
de l'air ne sera plus que les $\frac{585}{760}$ de ce qu'il est au niveau
des mers, d'où il suit que 6655 centilitres d'oxygène ne
représenteront plus que 5122 centilitres de ce même
gaz, à la hauteur de Mexico, soit une différence de 1533
centilitres.

Nous en concluons que l'individu qui se trouve dans la vallée de Mexico, à ne calculer sa respiration que sur 320 litres d'air par heure, perd le bénéfice de 1533 centilitres d'oxygène dans cet espace de temps. De sorte que si M. Filhol se préoccupe avec fondement d'un déficit de 7,37, on ne pourra pas trouver mauvais que nous donnions une attention sérieuse à une diminution qui dépasse ce chiffre dans une proportion si considérable.

D'autant que cette diminution porte, non pas comme celle de M. Filhol, sur quelques instants de séjour dans une atmosphère exceptionnelle, mais sur la vie tout entière. Ce ne sont pas alors 1533 centilitres par heure ; mais 365 litres par jour ; mais 134290 litres par an.

Quoiqu'il en soit, et malgré les expériences de M. Regnault, M. Filhol considère la diminuion de l'oxygène de l'air comme une cause sérieuse d'altération de l'hématose. Nous sommes de son avis, et nous pensons que M. Regnault lui-même serait bien loin d'ajouter foi au résultat de ses expériences, s'il fallait en étendre l'importance à un séjour très-prolongé des animaux dans ses atmosphères artificielles. Plongés pour quelques heures dans ces milieux anormaux, ils peuvent trouver dans les perfections habituelles et non encore altérées du jeu de leurs poumons, des ressources qui corrigent un moment les mauvaises influences dont ils sont entourés ; mais

comprend-t-on que ces animaux pussent vivre leur vie
entière à l'aide de ces respirations que l'art combine à sa
guise, et qu'ils y puiseraient sans cesse les éléments d'une
combustion physiologique normale ? Nous ne le croyons
point, et M. Regnault ne le croit certainement pas plus
que nous.

Si, des considérations qui se déduisent de la diminution de densité dans l'atmosphère, nous passons
maintenant à celles qui ressortent du poids barométrique, nous trouverons moins de contradicteurs à
combattre. Tout le monde admet, en effet, comme fait irrécusable que la solubilité des gaz de l'atmosphère dans
un liquide augmente en raison directe de la pression. On
comprend même que l'affinité des globules du sang pour
l'oxigène soit augmentée par le poids qui s'exerce sur ce
gaz. Des expériences, entreprises dans le but de le démontrer, n'ont pas cependant paru répondre à ces idées;
mais l'attention corrige facilement les résultats mal ap-
préciés en premier lieu.

Quand on plonge un homme dans l'air comprimé, il
exhale moins d'acide carbonique que dans l'état normal.
On en pourrait donc conclure, au premier abord, qu'il
a absorbé moins d'oxygène. La conclusion serait des plus
inexactes; car, si l'on examine l'air expiré, lorsque la
pression a cessé de s'exercer sur l'homme, on y trouve

l'acide carbonique en excès, en quantité d'autant plus grande et pendant un temps d'autant plus long, que la compression avait été plus forte et avait duré plus longtemps. Pravaz, de Lyon, a mis ce fait hors de doute, et d'autres expériences, faites depuis sur les travailleurs de la cloche à plongeur, l'ont confirmé de manière à le rendre irrécusable.

Que se passe-t-il donc dans les premiers moments qu'un homme vit dans une atmosphère comprimée, pour que l'acide carbonique diminue dans l'expiration? L'explication nous en paraît facile. Le poids de l'air augmentant la solubilité de ses éléments dans le sang, seconde les effets des affinités qui s'exercent sur l'oxygène et sur l'acide carbonique. Ces gaz s'y trouvent, par conséquent, plus efficacement retenus. Lors donc que l'exhalaison de l'acide carbonique diminue, ce n'est pas que l'oxygène ait été moins absorbé; mais il s'est produit par l'effet de la compression une altération dans les rapports normaux de l'endosmose entre les deux gaz : l'oxygène est absorbé en plus grande quantité et l'acide carbonique s'exhale en proportion moindre.

Mais on ne doit pas croire que ce phénomène pût être pour longtemps durable. A mesure que l'acide carbonique retenu par la pression s'accumule dans le sang, une tension plus forte s'en empare pour le solliciter à en sortir en proportion plus considérable. Bientôt cette tension s'équilibre avec la pression extérieure et dès lors les rapports s'établissent dans l'endosmose, de manière que la quantité d'acide carbonique exhalé donne justement la mesure de l'oxygène absorbé par la respiration. Si vous cessez vos expériences avant d'arriver à ce résultat, à mesure que vous diminuerez la compression qui s'exerçait sur le poumon, la tension de l'acide carbonique retenu dans le sang étant trop forte pour la pression barométrique nouvelle, ce gaz s'echappera en excès jusqu'à ce qu'il soit revenu aux lois établies de son juste équilibre. C'est dans cet excédant des proportions normales que vous pourrez apprécier le degré de combustion auquel la respiration s'était élevée pendant l'expérience.

C'est ainsi que nous devons arriver à porter un jugement exact sur les effets de l'air comprimé dans les phénomènes respiratoires. C'est par ce moyen qu'on s'en est, en effet, rendu compte et que Pravaz a pu affirmer l'augmentation de l'hématose sous l'influence de la compression atmosphérique.

Avons nous besoin de dire qu'un phénomène opposé, doit être la conséquence nécessaire d'une diminution dans la pression de l'air?

Pour que les convictions que nous venons de mani-
fester fussent dénuées d'exactitude dans les résultats, il
faudrait que la raréfaction et la légèreté de l'atmosphère
fussent compensées à Mexico par des inspirations profondes et par une respiration en général plus active
qu'au niveau des mers. On croit vulgairement qu'il en
est ainsi, et cette opinion se fonde sur l'observation à
laquelle donnent lieu les personnes qui s'élèvent rapidement dans l'atmosphère, ou qui ne font sur les Altitudes qu'un séjour passager. Elle est complétement
erronée. La vérité est que ceux qui habitent à de
grandes élévations respirent moins vite que les hommes
dont le séjour est fixé près du niveau des mers. La rareté
de l'air, comme nous le verrons plus loin, produit l'apathie du système musculaire. La poitrine s'en ressent
pour sa part. J'ai souvent surpris la fonction sur le fait,
en comptant le mouvement respiratoire sur des personnes qui n'y prenaient pas garde et qui se trouvaient en
état de repos parfait. Presque toujours je constatais une
diminution dans le nombre d'ampliations de la poitrine.
Quelquefois, assez souvent même, on oublie de respirer
et l'on est obligé de remplacer le temps perdu en faisant
des inspirations profondes. Cela m'arrivait fréquemment à moi-même. Je serai plus exact en disant que
c'était là mon état normal, et, encore aujourd'hui que

dix mois se sont écoulés depuis mon départ du Mexique, j'en conserve l'habitude d'une respiration suspireuse.

Du reste, pour dire notre dernier mot sur les respirations artificielles, il ne serait pas sage de vouloir établir une comparaison entre les résultats d'expériences passagères et les effets sur l'homme d'un séjour prolongé sur les Altitudes. Nous n'ignorons pas que le temps et l'habitude peuvent modifier profondément les fonctions et l'organisme lui-même de manière à corriger des influences peu favorables à la santé ; mais on ne saurait méconnaître que, quelles que soient les modifications fonctionnelles susceptibles de dissimuler les actions mauvaises, celles-ci n'en pourront jamais être absolument neutralisées, et toujours une certaine originalité pathologique en dévoilera les effets irrécusables.

Ainsi arrive-t-il sur les grandes élévations. Ce que les lois physiques font prévoir ne se réalise pas par des faits saillants dont tout le monde puisse être juge à première vue. L'homme n'y est ni une sensitive, ni un instrument de précision donnant la mesure immédiate de ce qu'il éprouve ou des effets qui se produisent à son insçu. Mais les résultats n'en sont pas moins assurés, et, sans anticiper sur ce que nous avons à dire plus loin, dès à présent nous pouvons affirmer que les habitants des

Altitudes ne vivent ni si longtemps ni si bien que ceux du niveau des mers.

Oublions donc les affirmations des voyageurs qui nous ont parlé des grandes élévations comme étant fort salutaires et sans nulle influence mauvaise sur l'homme. Nous lisons dans l'ouvrage de M. Gavarret : « Les animaux qui habitent d'une manière permanente la métairie d'*Antisana,* où le baromètre ne marque que 47 centimètres, n'absorberaient plus qu'un poids d'oxygène inférieur aux deux tiers de celui qu'ils consomment au niveau de la mer. Une pareille variation dans une fonction aussi importante entraînerait certainement, dans leur mode d'existence des modifications profondes qui n'auraient pas échappé aux observateurs. » (M. GAVARRET, *loc. cit.,* page 262.)

Ces modifications profondes dont parle M. Gavarret sont en réalité produites, et nous sommes étonnés comme lui que les observateurs n'en aient nullement fait mention. Le fait est qu'à Mexico, à 585 millimètres de pression, les animaux qui sont importés résistent mal au climat. Les chevaux des États-Unis, que leur belle taille fait préférer pour les attelages des voitures de luxe, respirent mal, courent peu, sont souvent malades, ont des rhumatismes et meurent fréquemment de pleurésie.

Quant à l'homme, les modifications qu'il éprouve, d'a-

bord moins visibles, deviennent avec le temps plus évidentes encore, et tandis que les étrangers s'acclimatent
facilement au niveau des mers dans les pays non marécageux et y arrivent, bien portants, à une vieillesse
avancée; d'autant plus faibles et plus maladifs qu'ils
ont vécu plus longtemps sur les Altitudes, ils y atteignent rarement le terme naturel de l'existence humaine.

Et la physionomie particulière de la pathologie nous
démontrera bientôt que ce triste résultat est la conséquence d'une endosmose respiratoire imparfaite.

Mais cette imperfection de l'endosmose respiratoire
n'a pas seulement pour cause la diminution dans la densité et dans le poids de l'atmosphère; l'absence de vapeur
d'eau réclame aussi sa part d'influence. Nous croyons,
en effet, que la vapeur favorise la fonction pulmonaire.
Si c'était là une simple hypothèse, elle passerait à l'état
de vérité incontestable par l'observation de ce qui se
passe sur l'Anahuac.

La Puebla est remarquable par sa grande sécheresse;
aussi l'anémie est-elle fort commune dans cette ville.
Un des médecins les plus distingués de Mexico, bien
habitué à rencontrer des anémiques dans cette capitale,
me manifestait un jour sa surprise au sujet des nombreux habitants de Puebla qui se présentaient à lui

dans un état anémique évident. Cette observation était juste et je n'y trouve d'autre explication que la sécheresse plus grande de l'atmosphère. Cette anémie, du reste, est très-rebelle à l'usage du fer. Cet assimilateur de l'oxygène, si puissant dans les pays bas et surtout humides, reste presque sans pouvoir dans les Altitudes. On n'y guérit pas la chlorose d'une manière durable. Nous n'avons pas besoin de faire ressortir l'importance de ce fait comme preuve de la justesse de nos théories.

Nous en trouvons la confirmation dans les lieux élevés où les pluies sont continuelles. L'aspect des habitants s'y trouve plus satisfaisant. Les enfants possèdent des couleurs vives; ils sont habituellement bien portants. L'adulte y résiste mieux aux travaux physiques et les femmes souffrent moins fréquemment d'anémie. De sorte que, sans que le fond de la pathologie y soit changé essentiellement, il reçoit une modification importante sous l'action de l'humidité qui rend sans doute l'oxygène plus absorbable. Les convictions que nous possédons à cet égard sont puisées dans les rapports des estimables confrères qui ont exercé dans l'exploitation minière de *Real del Monte* où les pluies sont presque continuelles.

Ces convictions puisent, du reste, une force nouvelle dans le changement subit de la constitution pathologique dont nous sommes témoins chaque année, à Mexico, à l'époque de l'invasion des pluies. Le contraste est alors d'autant plus frappant que la transition s'opère de l'insalubrité annuelle la plus grande aux manifestations les plus heureuses de la santé publique. La fatigue corporelle, l'anhélation, les vertiges, les dyspepsies font place à l'activité musculaire, à l'ampleur de la respiration, à la netteté des fonctions du système nerveux, aux digestions ordinairement plus faciles. Les maladies du printemps disparaissent ou perdent comme par enchantement leur caractère épidémique, et tout au plus pourrait-on dire que quelques cas de dyssenterie trouvent leur raison d'être dans les jours avancés de cette saison, la plus heureuse de l'année.

Si maintenant nous portons notre attention sur ce que nous venons de dire de la fonction respiratoire de l'Anahuac, n'avons-nous pas lieu d'admirer l'enchaînement rationnel des faits et des idées qui concourent à démontrer les difficultés d'absorption de l'oxygène ? Nous allons voir maintenant les raisonnements s'enchaîner encore avec le même accord pour présenter le tableau des conséquences qui doivent naturellement en découler dans l'ordre physiologique.

L'oxygène absorbé est la mesure de la combustion phy-

siologique, et celle-ci est, à son tour, l'indice de la chaleur produite par l'homme. Or les animaux ont tous une
température propre qui varie selon les classes, mais qui
ne peut franchir de certaines limites, en augmentation
ou en décroissance, sans que la vie y coure les dangers les
plus graves, dont la mort peut être le résultat. C'est à la
conservation de cette température individuelle que la nature tend sans cesse par un travail non interrompu d'une
chimie vivante qui puise ses éléments dans l'air atmosphérique. Ce travail serait très-simple et ses bons effets
toujours assurés, si la consommation de calorique, limitée d'une part à des besoins uniformes, s'alimentait d'un
autre côté à une source qui ne serait susceptible d'aucune variation. Mais il n'en est point ainsi. Pour maintenir sa température propre, le corps de l'homme, en effet, a besoin de réparer à chaque instant les pertes de
chaleur que lui fait faire le milieu dans lequel il est forcé
de vivre. Car les forces physiologiques dont il est doué
ne le dispensent nullement d'obéir à certaines lois qui
régissent la matière inanimée. Comme celle-ci, l'homme
rayonne sans cesse du calorique vers les objets qui en
possèdent moins que lui, et la force de ce rayonnement
est en rapport avec les différences thermométriques entre
lui et les corps qui l'environnent. De sorte que plus la
température ambiante s'abaisse, plus notre corps est

entraîné à perdre de sa chaleur pour en fournir aux
objets qui sont autour de lui. C'est ainsi que les hivers
exigent de la part de l'homme une combustion plus active que les étés; ce qui revient à dire une consommation plus grande d'oxygène. La nature prévoyante, au
niveau de la mer, a établi des lois qui favorisent, de la
part de l'atmosphère, ces variations dans la production
de chaleur humaine. Car, en hiver, l'air refroidi est plus
dense et contient sous un certain volume une plus
grande part du principe vivifiant. La chaleur des étés,
au contraire, produisant la dilatation de l'atmosphère,
ne donne au poumon qu'une proportion d'oxygène en
rapport avec le peu de calorique que le corps doit produire. C'est ainsi que la source où nous puisons les éléments de notre respiration varie elle-même dans une
certaine mesure qui, pour le niveau des mers, est un
bienfait de la Providence.

Il en est autrement sur les Altitudes, où la densité de
l'air amoindrie par la diminution de la pression barométrique n'est plus en rapport avec la température qui nous
entoure, mais bien avec la hauteur où nous sommes
parvenus. Et remarquez tout d'abord ce fait d'une importance extrême : tandis qu'au niveau de l'Océan les
causes extérieures qui nous refroidissent prennent soin
de nous donner les moyens de combattre cet abaissement

de température, à Mexico, au contraire, la diminution de pression qui produit du froid dans l'air altère pour nous la source de chaleur en nous forçant à respirer une atmosphère raréfiée. De sorte que, d'un côté, la dilatabilité de l'air augmentée et l'évaporation rendue plus facile nous refroidissent sans cesse, pendant que, d'autre part, l'oxygène devenu plus rare nous refuse les moyens normaux de calorification.

C'est sur ces données si claires et si précises que repose tout entière l'originalité physiologique des Altitudes.

Plusieurs grands physiologistes, depuis Lavoisier, se sont occupés de calculer la quantité de chaleur produite par le corps de l'homme dans des circonstances déterminées. Il n'entre pas dans notre plan de les suivre dans leurs expériences curieuses, dont les résultats sont connus de tous. Mais il nous importe de faire savoir qu'en regard du produit de leurs recherches sur la combustion animale, ils ont inscrit les déperditions de calorique par le rayonnement et les transpirations pulmonaire et cutanée. On est vraiment surpris du résultat de cette comparaison et on lit avec quelque effroi ces paroles remarquables par lesquelles M. Gavarret termine son intéressante étude :

. . . . . « Sous le climat de Paris, l'homme entre

trente et quarante ans, par kilogramme et par heure,

Produit moyennement. . . . . 2,300 calories.

Perd, par évaporation pulmonaire et

    cutanée. . . . . , ... 0,437   —

Et ne peut en réalité disposer que de 1,863 calories.

» Dans les régions tempérées de l'Europe où la température moyenne de l'année est de 20 ou 30 degrés au-dessous de celle de son corps, l'homme dans la force de l'âge et dans l'état de repos, après avoir suffi aux besoins de l'évaporation pulmonaire et cutanée, ne peut donc disposer, par kilogramme et par heure, que de 1,863 calories. Avec cette faible quantité de chaleur, suffisante à peine pour élever de 2 degrés la température de son corps, il faut qu'il résiste aux effets réfrigérants du rayonnement et du contact incessant des gaz de l'atmosphère, ces ressources ne lui suffiraient certainement pas pour maintenir l'invariabilité de sa température; il succomberait dans la lutte contre les agents extérieurs, si son industrie ne l'aidait pas à modérer leur action, en remplaçant par des moyens artificiels cette fourrure que la nature lui a refusée et qu'elle a accordée aux animaux supérieurs, d'autant plus épaisse qu'ils habitent des climats plus froids. Les vêtements dont l'homme s'enveloppe ne sont donc pas pour lui de simples objets de luxe ou de convenance; ils lui forment des abris utiles, indispensables, à l'aide desquels il peut vivre et se développer librement à la surface du globe : dépourvu de cette ressource, il userait vainement ses forces dans une lutte disproportionnée et ne parviendrait pas à mettre son organisme en harmonie avec les conditions de température du milieu ambiant. »

Comment ne pas trembler à la lecture de ces réflexions si justes, quand on reporte son attention sur les phénomènes respiratoires et d'évaporation qui se passent sur les Altitudes ! il n'est pas douteux que le refroidissement par la formation de vapeur d'eau y est plus considérable que dans le calcul de M. Gavarret. D'autre part, il est certain que la chaleur produite sur les Altitudes n'atteint pas le chiffre que nous venons de mettre sous les yeux de nos lecteurs. S'il est donc raisonnable de trembler pour la santé et la vie des habitants du niveau des mers en présence d'un semblable résultat, avec combien plus de fondement doit-on éveiller l'attention et susciter les mesures de prudence des habitants du plateau mexicain.

C'est que, vraiment, ce que l'on redoute pour eux, on le voit se réaliser chaque jour pour leur malheur et pour la confirmation des vérités que nous venons d'émettre. Les personnes, en état de repos, se refroidissent avec la plus grande facilité. Leurs membres inférieurs ne sont presque jamais chauds. L'exercice musculaire activerait la circulation et les mouvements respiratoires ; mais le sang, appauvri d'oxygène, produit l'apathie des muscles et fait aimer le repos. Ici se réalise donc le résultat de l'expérience faite par M. Becquerel sur la fibre musculaire qui perd sa contractilité et s'engourdit quand le contact du sang artériel lui fait défaut. Ce nouveau malheur est d'autant plus à déplorer que la respiration, si calme dans le repos absolu, prend facilement de l'ampleur, à Mexico, sous l'influence du mouvement.

De Humboldt, d'autres voyageurs, et, d'après eux, tous les physiologistes et les auteurs de traités d'hygiène ont porté l'attention de leurs lecteurs sur un phénomène qui s'observe assez communément sur les personnes qui gravissent les hautes montagnes. Après une ascension considérable, une douleur remarquable, accompagnée d'inaction, s'empare des cuisses, brise leurs forces et contraint le voyageur au repos. L'explication qu'on en a donnée est assez ingénieuse et vaut la peine d'un examen sérieux, ne serait-ce que pour les noms si respectables qui s'y rattachent.

Il est suffisamment démontré par des expériences sans réplique que la jambe et la cuisse se lient au tronc, non par la force des ligaments et des muscles, mais uniquement par l'application exacte de la tête du fémur à la cavité cotyloïde, application si parfaite et si bien garantie que

le moindre dégagement ne serait possible qu'à la condition
de former le vide dans le fond de cette cavité en soule-
vant tout le poids correspondant de l'atmosphère. C'est
donc incontestablement une pression pneumatique qui
retient le membre dans ses rapports articulaires normaux.

Les auteurs que nous avons mentionnés prétendent
que. lorsqu'on s'est élevé sur les hautes montagnes, la
pression de l'air faisant défaut, le membre abdominal
tend à tomber par son propre poids et les muscles se
voient obligés, pour le retenir, de se livrer à un travail
qui n'est pas dans leurs habitudes. Quelque séduisante
que soit cette interprétation, nous la croyons inexacte.
D'abord, il nous semble que si elle était fondée, à peu
près tous les voyageurs devraient l'éprouver au même
titre. Or, aujourd'hui que les voyages au cratère du Popocatepetl sont fort communs, nous savons, par suite des
rapports intimes qui nous lient à un grand nombre de
ces voyageurs, la rareté extrême de ce phénomène dans
de semblables excursions. Nous avons nous-même monté
plusieurs fois assez avant dans la Malinche pour avoir
une expérience personnelle à cet égard, et être convaincu que cette douleur et cette fatigue n'atteignent guère
que les personnes qui ne sont pas habituées à respirer
un air peu dense, ou veulent entreprendre ce genre d'as-

cension avec une rapidité extrême. Nous sommes donc
fondé à penser que ce phénomène se présente lorsque le
sang, peu oxygéné, fait diminuer notablement la faculté
contractile de la fibre musculaire. Le membre abdominal
se refuse alors à remplir ses fonctions normales et avertit
par la douleur que le travail est au-dessus de ses forces.
La même chose arriverait aux autres muscles du corps,
si on exigeait d'eux les efforts exagérés que l'ascension
attend des muscles de la cuisse. Si cette explication ne
paraît pas satisfaisante, force sera d'en chercher une
meilleure; car celle qu'on a donnée ne supporte pas un
examen sérieux.

Si nous évaluons, en effet, en centimètres carrés la
surface au plan d'ouverture de la cavité cotyloïde dont
le diamètre est de 54 millimètres, nous trouvons 22,89
centimètres carrés qui, multipliés par 1033 grammes,
poids équivalant à un centimètre carré de surface, nous
donnent 23645 grammes, pour représenter le poids réel
de la colonne d'air qui soutient le membre abdominal
dans sa cavité articulaire. Si nous voulons bien nous
rappeler que beaucoup de voyageurs ont senti la fatigue
musculaire qui nous occupe, lorsqu'ils avaient à peine
franchi un quart de pression atmosphérique, nous re-
marquerons que ce phénomène s'est présenté lorsque la
cuisse était encore soutenue par un poids de 17734 gram-

mes. Nous ne comprenons pas pourquoi un membre, qui
peut bien peser au plus 15 livres, aurait si peu de res-
pect pour les 21 livres d'excédant qu'il entraînerait dans
sa chute.

Les symptômes du fameux mal des montagnes : vertiges, lypothimies, vomissements, — qu'est-ce autre
chose sinon : anémie cérébrale par défaut du stimulant
de l'oxygène artériel ; engorgement du système veineux
et surtout de la veine-porte et du foie ; mais, par-dessus
tout, engourdissement de la fibre musculaire pour la
même cause.

Toujours et partout: défaut de la quantité normale
d'oxygène dans la circulation du sang artériel.

Mais, s'il est vrai que cet agent essentiel soit diminué
par le séjour prolongé sur les Altitudes, nous devons
constater un autre résultat physiologique qui s'y rattache intimement. Le fait seul de son absence, comme
élément actif de combustion, implique la nécessité du
peu de substances brûlées dans l'organisme, et c'est là
une complication qui doit avoir du retentissement dans
quelques autres phénomènes de la fonction complexe de
nutrition. Ce que la théorie fait prévoir se réalise, en effet, dans les actes physiologiques de l'homme des hauteurs. Il y a dans la digestion et l'assimilation des ali-

ments respiratoires des particularités bien dignes de remarque. L'alcool, qui agit en géneral d'une manière si
connue par son contact immédiat sur les centres nerveux,
présente sur les hauteurs une persistance d'action où l'on
peut lire sans équivoque le long séjour qu'il fait dans la
circulation. Les substances riches en huiles essentielles
sont excitantes, non à la manière des diffusibles d'une
action fugace, mais longtemps, comme pour prouver la
lenteur de l'économie à brûler leur essence. Peu de personnes, sur les Altitudes, s'habituent aux vins blancs, à
l'usage du café. Les essais qu'elles font en ce genre les
ramènent toujours à la conviction que ces boissons ne
sont pas tolérées.

Les sucres et les substances,' qui sont susceptibles de
cette transformation dans l'économie, fatiguent l'estomac, rendent la bouche pâteuse, enlèvent l'appétit et
produisent des embarras gastriques, à moins que l'usage
en soit bien modéré.

Le tissu adipeux n'est que modérément brûlé. Aussi
presque toutes les femmes, qui, par habitude, font peu
de mouvement, perdent prématurément l'élégance de
leurs formes. Nous n'en dirons pas autant des personnes
qui se livrent à l'exercice. Chez elles, au contraire,
la circulation s'accélérant outre mesure et l'évaporation de la peau s'activant extrèmement, la maigreur

est plutôt le type dominant de leurs formes extérieures.

Quant à la circulation, il est vrai de dire qu'elle a une tendance constante à s'accélérer. Ce n'est pas que, dans l'état de repos, elle s'éloigne notablement de ce qu'elle est au niveau des mers; mais la moindre cause suffit à l'augmenter. Cette altération des rapports entre les mouvements du cœur et ceux de la respiration mérite une attention spéciale, parce que nous la verrons plus tard figurer en pathologie comme cause d'engorgements dangereux.

Tel est le tableau succinct et rapide qu'il nous a cru convenable de présenter sur la météorologie des Altitudes et sur les états physiologiques qui s'y lient plus intimement. Quelque imparfaites que soient ces premières données, elles permettront à nos lecteurs, nous l'espérons du moins, d'apprécier nos idées sur la constitution pathologique qui nous paraît en découler naturellement.

Disons d'abord quels sont les hommes qui vivent sur l'Anahuac.

CHAPITRE IV.

Les habitants actuels du Mexique se divisent en quatre classes : les Indiens ou race indigène, les Européens créoles, les métis, et les étrangers qui résident dans le pays sans y être nés.

Le Mexicain, au physique, est difficile à décrire d'une manière générale. Les mélanges du sang modifiés à l'infini, l'influence diverse des climats par les changements de résidence à différents niveaux, la variété dans la durée qui s'est écoulée depuis l'établissement de chaque famille, le point de départ de chaque race, quoique le plus souvent ibérienne, tous ces éléments de confusion, détruisent l'uniformité des caractères physiques et font varier à l'infini l'aspect et la physionomie des hommes. Le type est difficile à saisir, parce qu'il varie selon qu'on le considère dans la race pure espagnole ou dans ses métis.

Pour se renfermer dans le vrai, il serait juste d'en chercher les traits caractéristiques dans ces familles que des
alliances indigènes éloignées modifièrent dans le sens
américain de manière à imprimer aux descendants de la
conquête et de la colonisation un ensemble original de
formes extérieures, qui rappelle les deux races, sans imiter absolument ni l'une ni l'autre. Ce type existe, formant
des individualités physiques et morales où l'on voit à la
fois l'apathie indigène et la vivacité exotique dans les
mœurs et les habitudes, l'écrasement indien et l'élégance
ibérienne quant aux formes extérieures.

Le Mexicain ainsi compris est de taille moyenne ; sa
physionomie porte l'empreinte de la douceur et de la timidité ; il a le pied mignon, la main parfaite. Son œil
est noir ; le dessin en est dur, et cependant, sous les longs
cils qui le voilent et par l'habitude de l'affabilité,
l'expression en est d'une douceur extrême. La bouche est
un peu grande et le trait en est mal défini ; mais sous
ces lèvres toujours prêtes à vous accueillir d'un sourire,
les dents sont blanches et bien rangées. Le nez est
presque toujours droit, quelquefois un peu aplati, rarement aquilin. Les cheveux sont noirs, souvent plats, et
couvrent trop amplement un front qu'on regrette de voir
si déprimé. Ce n'est pas là un modèle académique, et
pourtant, quand la suave expression de la femme vous

présente cette forme américaine que l'École traiterait
peut-être d'incorrecte, vous imposez silence aux exigences du dessin, et vos sympathies approuvent ce nouveau modèle.

Le Mexicain des hauteurs a l'aspect calme d'un homme
maître de lui. Il a la démarche aisée, les manières polies,
l'œil attentif à vous plaire. Il pourra vous haïr; mais il
ne saurait vous manquer d'égards en vous parlant.
Quoique vous ayez fait contre lui, quoiqu'il médite
contre vous, son habitude de l'urbanité vous assure toujours une politesse exquise en dehors du cercle de ses
ressentiments. Beaucoup de gens appellent cela de la
fausseté de caractère. Je les laisse dire et je ne m'en plais
pas moins à vivre parmi des hommes qui, par la douceur
de leur sourire, l'aménité de leurs manières et leur obstination à me plaire, m'entourent de tous les dehors de
l'amitié et de la plus cordiale bienveillance.

Ils aiment le calme et le repos; juste le contraire de ce
que l'on croit en Europe où l'attention portée sur leurs
guerres incessantes les fait juger turbulents, amis du désordre. L'immense majorité des habitants de cette malheureuse république aime la paix, et ce sont l'indifférence et l'apathie générales qui permettent à un petit
nombre de gens, dont la plupart sont armés par le désir
de mal faire, de semer la ruine dans un pays fait pour

être heureux et parmi des hommes dont tout le crime est d'autoriser le mal par leur inertie.

Le Mexicain aime à jouir ; mais il jouit sans calcul ; il prépare sa ruine sans inquiétude et se soumet avec calme au malheur. Ce désir du bien-être et cette indifférence dans la souffrance sont deux nuances du caractère mexicain bien dignes de remarque. Ces hommes craignent la mort, mais ils se résignent facilement quand elle approche : mélange étrange de stoïcisme et de timidité.

Dans la basse classe le mépris de la vie est de bon ton, et comme les gladiateurs romains, ils aiment à poser en mourant. C'est pour cela qu'ils font échange de coups de poignard comme nous donnerions des chiquenaudes. Et puis, à l'hôpital, ils vous disent avec calme au milieu de leurs mortelles souffrances : Bien touché ! rendant hommage, avant d'expirer, à l'adresse de leurs adversaires.

J'ai vu beaucoup de ces hommes succombant à leurs affreuses blessures. Je n'ai pu croire que leur sensibilité physique fût comme la nôtre. La race et le climat ont certainement émoussé la souffrance.

Du reste, le Mexicain n'est pas susceptible de passions violentes. La colère l'agite rarement. L'amour dans cette race ne dépasse pas les appétits vulgaires ; les grandes actions comme les grands crimes ne puisent pas souvent leur origine à cette source si féconde ailleurs en événements dramatiques.

Le caractère du Mexicain du niveau des mers diffère de celui des hommes qui vivent sur les hauteurs. Mais c'est, à notre avis, le fait d'une respiration plus parfaite beaucoup plus que la conséquence de la chaleur. La température élevée imprime aux hommes une vivacité qui les rend susceptibles d'un mouvement violent, prompt, irréfléchi, à la manière d'un arc qui lance sa flèche : le trait parti, l'arme reste sans puissance. L'agitation durable de l'âme, les calculs permanents dictés par la passion, les délires de l'esprit et du cœur, ce sont là choses plus communes en France que sous les tropiques. Les passions vives sont en rapport avec la civilisation et les éducations exquises, nullement avec les variations thermométriques. La sensibilité morale ne se mesure pas dans un traité de physique ou de météorologie.

Le Mexicain de la côte comparé à celui des hauteurs est plus actif, plus résolu ; il veut davantage et cherche avec plus d'obstination ce qu'il a désiré. Du reste prévenant et poli pour ceux qui l'abordent, il est, comme ses frères de l'Anahuac, affectueux dans ses relations sociales ; mais il a plus d'expansion et le jeu de sa physionomie vous traduit sa pensée d'un air qui respire plus de

franchise. Le geste est plus vif; je n'oserais dire que le
cœur soit meilleur.

Peut-être serait-il vrai de dire que la race blanche n'a
pas encore acclimaté ses racines vivaces sur ce sol élevé
de l'Anahuac. Les siècles écoulés n'y ont pas formé un
type immuable, et les traits vacillants des hommes
d'Europe et de l'ancienne Amérique oscillent encore mê-
lés sur ces visages nouveaux dont les caractères ne paraissent pas définitivement arrêtés. Mais déjà, comme
nous l'avons dit, le vague commence à se détruire, et à
travers la confusion non encore complètement effacée, on
peut entrevoir les allures caractéristiques que les siècles
imprimeront un jour aux habitants des grandes élévations de l'Amérique tropicale. L'arrêt extérieur de ce
type à venir sera le signal aussi du développement ana-
tomique qui fait défaut encore pour l'accomplissement
parfait de certains actes physiologiques, sous cette atmosphère dont la densité ne répond pas à nos besoins. L'Indien, en effet, que l'on peut considérer comme définitivement acclimaté, possède une poitrine dont l'ampleur
dépasse les proportions qu'on devrait attendre de sa taille
peu élevée. Aussi se livre-t-il sans gène à des exercices
qui auraient lieu de surprendre en tous pays. Il entre-

prend à pied des voyages lointains et marche rarement
au pas. La course est son allure favorite. On le voit, par
des journées suffocantes, le corps en avant, les avant-bras
relevés, un fardeau sur le dos, entreprendre une excur-
sion de dix à quinze lieues par jour pour son modeste
trafic avec la capitale. Sa vaste poitrine le met à l'aise au
milieu de cet air délié et même sous les rayons d'un soleil ardent, il peut y puiser l'élément d'une respiration
qui résiste aux plus grandes fatigues et le conduit à une
vieillesse avancée.

En est-il ainsi de la race blanche ? Tout l'abat, au contraire, sous ce ciel dont les apparences séduisantes forment un contraste déplorable avec la triste réalité. L'enfance y est chétive et l'on voit rarement sur son visage,
pour l'ordinaire pâle et blême, les couleurs fleuries qui,
en Europe, donnent tant d'attrait au bas-âge. Cette première époque de la vie est fertile en maladies mortelles.
C'est vraiment merveille de voir l'homme la franchir à
travers tant d'attaques aiguës qui viennent à chaque
instant l'assaillir. L'adolescence y est aimable et saine,
avec une intelligence précoce. La jeunesse a son élan
comme partout. Mais on dirait que quelque chose
manque à son ardeur : ou l'impulsion qui fait entreprendre, ou le but qui soutient dans l'action. Les
facultés intellectuelles s'y développent admirablement

à cet âge heureux de la vie, mais l'activité s'endort.

C'est avec ce sommeil moral qu'on arrive à l'âge mûr, l'âge, partout ailleurs, des entreprises sages et vraiment utiles. Une imagination vive inspire aisément à cette époque de la maturité de la vie les conceptions les plus heureuses qui ne demanderaient que l'action pour être fécondes ; mais l'apathie les fait avorter, à peine conçues, et c'est ainsi que, sans avoir rempli sa carrière, on franchit les barrières de la vie dans une vieillesse souvent sans fruits et presque toujours prématurée.

Le tableau est triste ; il est exact. Quelqu'effort que vous fassiez pour en modifier les couleurs, vous en effacerez la vérité, si vous en altérez essentiellement le fond.

L'éducation est pour beaucoup dans les causes de ce résultat déplorable ; mais l'influence climatérique des Altitudes y occupe sa plus grande part. Il est facile de s'en convaincre en portant alternativement les regards sur la race espagnole au milieu des climats originaires et sur les descendants qui peuplent aujourd'hui l'Anahuac.

Abstraction faite de la valeur morale, que nous ne mettons pas en question, il reste indubitable, après cet examen, que l'organisation et la force vitale ont reçu de graves atteintes sous l'influence des lieux élevés.

Il serait intéressant de se livrer à une statistique sévère qui mettrait en parallèle la vie de l'indigène et celle
des Européens. Mais au Mexique les imperfections administratives et les troubles de toute nature rendent ce
travail difficile, et il ne me semble pas possible qu'on ait
pu arriver jusqu'ici à des idées précises sur la mortalité
et la longévité comparées.

Le baron de Humboldt l'a essayé, cependant ; mais je
vais dire bientôt qu'on ne peut ajouter foi à ses assertions sur ce sujet. Ce travail n'est d'ailleurs pas chose
aussi simple que dans tout autre pays. Au Mexique, en
effet, lorsqu'une statistique sévère voudra s'occuper d'é-
tablir la longévité de l'homme et les causes plus fréquentes de mort, elle devra tenir compte de divers
éléments que l'on ne retrouve pas dans d'autres pays.
Les différences de race et la variété dans l'Altitude devront nécessairement y former deux divisions sans lesquelles il ne serait pas possible de comparer et de retirer
de ce travail les enseignements utiles qu'on doit en attendre. Nous croyons, en effet, que le terme moyen de la
durée de l'existence varie selon l'altitude et, aux différents niveaux, selon les races. Nous sommes arrivé à cette
conviction, en dehors de tout calcul précis, à l'aide de ce
travail d'esprit, pour ainsi dire involontaire, qui porte
sur des faits constants d'une observation quotidienne.

Cette observation nous a appris que sur les grandes élévations la vieillesse est prématurée dans la race blanche et que l'Indien arrive à un âge avancé; que sur les côtes et les pays qui s'approchent du niveau de la mer, le blanc devient vieux et jouit en général d'une bonne santé. Cette assertion sera mal reçue sans doute en présence des idées préconçues qu'une expérience mal comprise a vulgarisées parmi les médecins comme parmi les gens qui ne s'occupent pas de la science. C'est qu'en général on se fait des convictions peu rationnelles sur la salubrité ou l'insalubrité des lieux. Nous serons plus exact en disant que chacun juge à sa manière les circonstances particulières des climats, qui influent d'une façon pernicieuse sur la santé de l'homme. On comprend aisément la raison de cette discordance d'opinions.

Tout homme, en effet, calcule les chances de mort au point de vue de ses appréhensions individuelles et redoute surtout les maladies avec lesquelles l'habitude ne l'a pas familiarisé. C'est pour cela que l'habitant de Londres répute justement de malsains les bords du Gange, parce que beaucoup de ses compatriotes y meurent de dyssenteries et d'accidents hépatiques; mais il ne lui vient pas à l'idée de trouver la capitale d'Angleterre insalubre au point de vue de la phthisie tuberculeuse. Il n'est pas douteux cependant qu'il meurt proportionnellement beaucoup plus d'Anglais, à Londres, de cette maladie redoutable, qu'il ne périt d'Indiens, à Calcutta, des affections endémiques du foie. Ce n'est pas cependant par des prédispositions individuelles pour une maladie exceptionnelle qu'il serait juste d'apprécier l'insalubrité d'un climat ; il n'est pas plus raisonnable de juger l'influence générale d'une localité par ses effets sur les personnes qui n'y resident qu'accidentellement. Que diriez-vous si je cherchais l'action ordinaire du climat de Paris sur les voies pulmonaires et sur le système locomoteur, dans les bronchites et les rhumatismes dont un Vera-Cruzain serait atteint pendant l'hiver dans la capitale de la France? Vous ne raisonnez pas, cependant, d'une manière différente, lorsque vous jugez de l'insalubrité de Vera-Cruz par le *vomito* dont vous pouvez un jour être victime.

C'est, du reste, à cause de ces craintes individuelles, fondées absolument, mais injustes par la généralisation dont elles sont la base, que tous les ports du golfe du Mexique possèdent une réputation d'insalubrité qui est le fruit d'une appréciation erronée. Ce jugement exagéré vient de ce qu'on considère ces localités au point de vue de la fièvre jaune, abstraction faite de la santé des gens acclimatés. Tandis que les villes de l'Anahuac, séduisantes par leur beau ciel et l'uniformité de leur douce température, ferment nos yeux au spectacle de maladies plus vulgaires dont le nom nous est familier.

Je désire ramener les esprits à des idées plus conformes à la vérité ; non au point de prétendre que tous les pays chauds du niveau des mers sont favorables à la santé, mais pour faire comprendre qu'au Mexique, ce ne sont pas les Altitudes qui sont le plus propres au développement complet de l'organisme et à l'exercice régulier des fonctions physiologiques. En établissant ce parallèle, il est indispensable d'exclure, comme élément de comparaison, les localités marécageuses. On ne s'acclimate pas aux émanations palustres. Tandis que sur les hauteurs nous aurons à considérer des pays dont l'air pur et la lumière éclatante fournissent à l'hygiène les conditions les plus favorables à la santé, il ne serait pas juste de mettre en regard, au niveau des mers, l'hygiène la plus imparfaite au point de vue des éléments propres à vicier l'air.

De Humboldt nous dit dans son ouvrage sur *la Nouvelle-Espagne* : « *A l'exception de quelques ports de mer et de quelques vallées profondes* où les indigènes souffrent de fièvres intermittentes, la Nouvelle-Espagne doit être considérée comme un pays extrêmement sain. » Ce voyageur célèbre semble comprendre dans ce passage que les idées d'insalubrité, au Mexique, doivent porter sur les pays du niveau des mers ou qui s'en rapprochent, bien plus que sur les climats des Altitudes. Une assertion contradictoire du même observateur tend bientôt à nous inspirer une conviction opposée : « Dans les pays très-chauds, dit-il, mais secs à la fois, l'espèce humaine jouit d'une longévité peut-être plus grande encore que celle que nous observons dans les zones tempérées et partout où la température et les climats sont extrêmement variables. Les Européens qui, à un âge peu avancé, se transportent dans la partie équinoxiale des colonies espagnoles, y parviennent généralement à une belle et heureuse vieillesse. A la Vera-Cruz, au milieu des épidémies du *vomissement noir,* les indigènes et les étrangers déjà acclimatés jouissent de la santé la plus parfaite.

» En général, les côtes et les plaines arides de l'Amérique équatoriale doivent être regardées comme saines, malgré l'ardeur excessive du soleil, dont les rayons perpendiculaires sont réfléchis par un sol presque dénué de végétation. Les individus d'un âge mûr, principalement ceux qui approchent de la vieillesse, ont peu à redouter des régions ardentes et sèches à la fois. C'est à tort qu'on attribue à ces régions une grande insalubrité. La mortalité du peuple n'est considérable parmi les enfants et les jeunes gens que là où une température très-élevée est accompagnée d'une excessive humidité. Des fièvres inter-

mittentes règnent le long de toute la côte du Golfe Mexicain, depuis la bouche d'Alvarado jusqu'à Tamiagua,
. Tampico, et aux plaines du Nouveau Santander. La pente
occidentale de la Cordillère du Mexique et les côtes de la
mer du Sud, depuis Acapulco jusqu'aux ports de Colima
et de San Blas, sont également malsaines. On peut comparer ce terrain humide, fertile et insalubre, à la partie
maritime de la province de Caracas qui s'étend depuis la
Nouvelle-Barcelone à Portocabello. Les fièvres tierces
sont le fléau de ces contrées, que la nature a ornées de
la végétation la plus vigoureuse et la plus riche en productions utiles. Ces maladies exercent d'autant plus de
ravages, que les indigènes laissent les malades dans l'a-
bandon le plus affligeant ; ce sont les enfants des Indiens
surtout qui deviennent les victimes de cette coupable in-
souciance. Dans les régions chaudes et humides, la mortalité est si grande, que la population n'y fait presque
pas de progrès sensible, tandis que dans les régions
froides et tempérées de la Nouvelle-Espagne (et ces régions occupent la plus grande partie du royaume) le rapport des naissances aux décès est comme 183 : 100, même
comme 200 : 100. »

Dans ce passage, vrai à certains égards, Humboldt insiste avec raison sur les mauvais effets de la chaleur et
de l'humidité réunies. Mais il omet de faire remarquer

que sur le golfe du Mexique toutes les côtes sont extrêmement humides. Vera-Cruz, Campèche, etc., ont une
atmosphère saturée de vapeur d'eau. C'est cependant au
milieu de ces circonstances peu favorables à la santé, que
l'homme vit vieux et se porte bien quand il est acclimaté. Cela est exact et ne cesse de l'être que pour les individus qui n'observent pas bien l'hygiène des lieux.
C'est à ce mépris des soins hygiéniques qu'il faut attribuer la courte vie de la race indienne dans les pays
chauds et humides, de manière à nous présenter un rapport inverse de celui que nous avons déjà constaté sur les
hauteurs entre la longévité des blancs et celle des indigènes.

Il faut établir une grande différence, en fait d'hygrométrie, entre les pays dont l'atmosphère est humide sur un terrain sec, et les localités dont l'humidité
appartient au sol. Quoique l'humidité atmosphérique
puisse, elle seule, engendrer à la surface des terrains cultivés, sous une végétation puissante, les émanations propres aux terrains humides, celles-ci sont plus souvent le
produit de l'eau dont le sol est baigné. Nous aurons besoin de nous appuyer plus tard sur cette distinction à laquelle nous donnons une grande importance.

Le baron de Humboldt a porté aussi son attention sur
des recherches faites dans le but d'établir la longévité

comparée des races. Mais il a soin de nous donner lui-
même la mesure de la foi que méritent ces assertions ;
car il nous dit : « Lorsque le royaume de la Nouvelle-Espagne jouira d'une administration qui favorise les connaissances, l'arithmétique politique pourra y fournir
des données infiniment importantes et pour la statistique
en général et pour l'histoire physique de l'homme en
particulier. »

Il semble avouer, par ces paroles, que pour le moment
un tel travail n'était pas possible. Les difficultés qu'il y
trouvait au début du siècle, sous l'administration espagnole, ne se sont pas beaucoup amoindries sous le régime
républicain. Il faut aujourd'hui, comme alors, puiser
aux mêmes sources et frapper aux portes des sacristies.
Le gouvernement civil a été jusqu'ici tout-à-fait étranger aux registres de la naissance, du mariage et de la
mort, cette trilogie sur laquelle reposent tous les actes
importants de la vie sociale.

C'est en présence de ces difficultés que le baron de Humboldt prononce ces remarquables paroles : « Que de pro-
blèmes à résoudre dans un pays montagneux qui offre,
sous une même latitude, les climats les plus variés, des
habitants de trois ou quatre races primitives, et le mélange de ces races dans toutes les combinaisons imagi-
nables ! Que de recherches à faire sur l'âge de la puberté,

sur la fécondité de l'espèce, sur la différence des sexes, et sur la longévité qui est plus ou moins grande selon l'élévation et la température des lieux, selon la variété des races, selon l'époque à laquelle les colons ont été transplantés dans telle ou telle région, enfin selon la différence de nourriture dans des provinces où, sur un espace étroit, croissent à la fois le bananier, le jatropha, le riz, le maïs, le froment et la pomme de terre !

» Il n'est point donné à un voyageur de se livrer à ces recherches qui exigent beaucoup de temps, l'intervention de l'autorité suprême, et le concours d'un grand nombre de personnes intéressées à atteindre le même but. Il suffit ici d'avoir indiqué ce qui reste à faire, lorsque le gouvernement voudra profiter de la position heureuse dans laquelle la nature a placé ce pays extraordinaire. »

Et malgré la conviction de son impuissance, le célèbre voyageur nous présente ensuite le tableau suivant qui a pour base le recensement fait en 1793 dans la capitale seulement :

« Dépassent cinquante ans :

> Sur 100 Blancs créoles (Espagnols). . 8 »
> Indiens . . . . 6 $\frac{4}{5}$
> Mulâtres . . . . 7 »
> de castes mêlées. . . . . . . 6 »

S'il faut conclure de cette statistique que les Blancs

vivent généralement plus que les Indiens, à quel âge arrivent-ils donc? Car nous lisons plus loin dans l'*Essai politique* : « Il n'est pas rare au Mexique, dans la zone tempérée, de voir arriver les *indigènes*, surtout les femmes, à l'âge de cent ans... » Et dans un autre endroit : « Cette vieillesse est généralement heureuse ; car l'Indien mexicain et péruvien conservent généralement leurs forces musculaires jusqu'à la mort (page 365). »

Mais le baron de Humboldt ne croit pas lui-même à l'exactitude des résultats de cette statistique de longévité comparée. Nous lisons en effet dans son livre : « Ces calculs, en confirmant l'admirable uniformité qui règne dans toutes les lois de la nature, paraissent indiquer que la longévité est un peu plus grande dans les races mieux nourries, et dans lesquelles l'époque de la puberté est plus tardive. Sur 2,335 Européens qui existaient à Mexico en 1793, il n'y en avait pas moins de 442 qui avaient atteint l'âge de cinquante ans, ce qui ne prouve guère que les Américains aient trois fois moins de probabilité de vieillir que les Européens : car ces derniers ne passent généralement aux Indes qu'à un âge mûr. » (p. 461.)

Disons-le donc clairement : dans la Nouvelle-Espagne, à l'époque de Humboldt, comme de nos jours, les éléments ont manqué et ils font défaut pour établir une stalistique sévère de la longévité comparée, eu égard aux races et aux climats.

Si, au lieu de chiffres, nous cherchons des probabilités qui reposent sur une observation rigoureuse et sur les convictions générales que les faits inspirent, nous serons bien persuadés que la race indienne vit longtemps, comme le dit de Humboldt avec raison, mais que les Blancs des hauteurs n'arrivent pas à une vieillesse très-avancée.

Ainsi se réalisent donc les conséquences que notre étude du précédent chapitre faisait aisément prévoir.

Voyons maintenant l'homme des hauteurs aux prises avec la maladie.

DEUXIÈME PARTIE

PATHOLOGIE

Avant de considérer l'homme en rapport avec les effets de l'atmosphère raréfiée des Altitudes, au point de vue des maladies dont il est victime, il importe de jeter un coup-d'œil sur la pathologie des bords du golfe du Mexique. Ce n'est pas que nous ayons la prétention de donner un jour nouveau à la physionomie, déjà si bien décrite, des maladies des pays chauds. Mais, sur le point de nous livrer à un parallèle qui doit nous mieux faire saisir l'influence des lieux élevés par le rapprochement que nous prétendons faire des effets des différents niveaux, sous des latitudes identiques, nous éprouvons le besoin de mettre sous les yeux de nos lecteurs les divers éléments de nos comparaisons. Nous commencerons donc la seconde partie de cette étude par les souvenirs de notre pratique sur les maladies des États de Yucatan et de Tabasco.

8

CHAPITRE 1.

PATHOLOGIE DU NIVEAU DE LA MER.

Le Yucatan est cette silhouette de terre que les Andes de Chiapas et de Guatemala ont lancée vers les grandes Antilles. Avec un minime effort de plus, cet éboulement mexicain allait donner la main à l'île de Cuba qui paraît s'être allongée pour la saisir. C'est à quinze lieues de cette île, justement célèbre, que le Yucatan arrête sa pointe orientale sous le nom de cap Catoche. Il forme un vaste quadrilatère irrégulier dont un des côtés le sépare, à l'ouest, de l'État de Tabasco et les trois autres, deux au nord et au nord-ouest, l'autre au midi, servent de barrière aux golfes du Mexique et de Honduras. Vous y voyez, au point de vue de l'hygiène, une succession de lieux secs et de terrains humides, ici de l'alluvion profond, là du calcaire étendu, tantôt recouvert d'une mince couche de terre végétale, tantôt présentant aux yeux sa surface aride. Ce sera donc pour nous un pays curieux ; car nous aimons à considérer dans les climats chauds cette diversité de terre sèche et de sol marécageux, l'un cédant à l'air des émanations si souvent étudiées, l'autre abandonnant l'homme aux influences naturelles de l'atmosphère.

Le Yucatan ne possède pas de cours d'eau qui lui soient propres. A l'exception de l'Uzumazinta, qui le sépare de l'État voisin, il n'a point de rivière. Dans les environs de la lagune de Terminos, à l'ouest de cette péninsule, les saisons de pluies ont établi quelques courants ; mais ils se dessèchent aussitôt que les pluies cessent. A Champoton, premier point de la Nouvelle-Espagne, foulé par les conquérants conduits par Grijalva, un mince filet d'eau forme une embouchure presque imposante, grâce à la mer qui va au-devant de lui. Quant au fleuve San-Francisco sur lequel tous les géographes placent la ville de Campèche, nos lecteurs auront peine à croire qu'il n'existe que dans l'imagination des inventeurs. Ce qui a pu fomenter cette erreur, c'est un petit bras de mer qui s'avance de quelques mètres dans les terres et forme comme une embouchure où les chaloupes peuvent trouver un abri.

Vers la côte du golfe de Honduras, l'humidité du sol est plus grande, non que la présence des rivières influe pour ce résultat ; mais les eaux de la mer y forment des lagunes dont l'évaporation, retenue par une végétation puissante, entretient une humidité constante sur un sol toujours ombragé.

Les vents régnant sont réguliers. Ils ont une grande influence sur l'état hygrométrique de l'air. Vers deux ou trois heures du matin, s'élève doucement une brise de terre qui vient de la direction du sud-ouest. Elle traverse des forêts immenses, dépose sa vapeur d'eau sur cette puissante végétation et arrive sur le golfe privée d'humidité. Ce souffle s'échauffe promptement aux premiers rayons solaires, et, recueillant au passage la chaleur du sol, il fait hausser rapidement la température de la côte où se trouve la ville de Campêche et dont Mérida, la capitale, n'est guère éloignée. De dix à onze heures, ce vent s'arrête tout à coup. C'est dans ces heures de calme que le soleil vertical du tropique échauffe le sol et l'atmosphère à un degré qui n'est plus supportable qu'à l'ombre, et qui marque fréquemment 37 degrés au thermomètre centésimal. C'est alors que l'habitant de ces régions, ennemi de toute contrainte, s'abandonne aux aises du domicile, cherchant dans le déshabillé sans façon un refuge contre les ardeurs qui embrasent l'atmosphère. Le corps affaissé demande au repos l'oubli de cette torture, et la *siesta* tropicale ensevelit dans le sommeil ces sensations pénibles au milieu d'un bain d'abondante sueur.

Mais tout à coup un murmure lointain se fait entendre vers la plage. C'est la brise de mer qui se lève, apportant
sur ses douces ailes la fraîcheur du soir. Loin de chercher à
se soustraire à cette brise enchanteresse, l'homme lui abandonne sans mesure les pores entr'ouverts de son corps
couvert de sueur. Ce sont les moments voluptueux du
jour qui demandent silence et mystère. Le poétique hamac, aux mailles fines et déliées, ajoute ses frais balan-
cements aux impressions déjà si douces de la brise. La
sueur s'évapore, le corps se refroidit et la volupté est satisfaite. Mais la santé que dira-t-elle?

Jetons un coup-d'œil rapide sur les affections qui se
développent le plus communément au milieu des circonstances hygiéniques que nous venons de décrire. La
phthisie pulmonaire s'y place au premier rang, mais non
pas cette consomption lente qui répand comme un poétique intérêt sur les illusions de riant avenir dans lesquelles le phthisique d'Europe aime à se bercer. La phthisie du Yucatan est un mal aigu qui consume rapidement
ses victimes et les conduit au tombeau sans leur donner
ni trève, ni rayon d'espérance. Tantôt, franchissant sans
délai ses trois périodes classiques, elle fait parvenir les
malades au marasme dans trois ou quatre mois; tantôt,
affaissant les vésicules pulmonaires sous le nombre
croissant des tubercules, elle tue par asphyxie au début

de leur ramollissement. La fréquence de cette maladie est extrême. A la fois endémique et héréditaire, elle atteint les individus prédisposés comme ceux qu'une constitution privilégiée paraissait garantir contre ses atteintes.

A côté de la phthisie pulmonaire, et certainement avant elle, se placent par rang de fréquence les affections inflammatoires du tube digestif : les entérites simples et les dyssenteries. L'état aigu et la chronicité se partagent tour à tour ces maladies meurtrières. La dyssenterie y obéit souvent à une influence épidémique qui enlève les malades dans des proportions effrayantes.

Au milieu de ces accidents, l'élément paludéen vient, dans certaines saisons, dominer la pathologie entière. Mais cette influence, comme on le pense bien, change en intensité selon que les terrains sur lesquels on la considère se présentent sous des conditions de sécheresse ou d'humidité. Dans les villes de Campèche et de Mérida, bâties toutes les deux sur un sol calcaire, les fièvres intermittentes ne sont pas très-communes comparativement à d'autres lieux. Les fièvres pernicieuses qui règnent épidémiquement tous les automnes dans les faubourgs boisés de Campèche, franchissent rarement les murailles pour venir au centre de la ville. Et c'est là un sujet bien curieux d'étude de voir à combien peu de dis-

tance du point d'émanation les miasmes paludéens agissent. Nés dans la fange, ils aiment l'ombre et l'immobilité sous les grands arbres. Ils meurent au contact de
l'air libre et à l'éclat du grand jour. Nous ramènerons
bientôt notre attention sur ces produits mystérieux ;
mais, dès à présent, constatons leur influence sur la
phthisie pulmonaire. Il n'est pas douteux que dans le
Yucatan la fréquence et la gravité de cette maladie sont
en raison directe de la sécheresse du sol. C'est si vrai
que de Campèche on avait autrefois la coutume d'envoyer
les phthisiques à Valladolid, ville de l'intérieur des
terres, environnée de toutes parts d'une végétation puissante et de terrains humides, l'expérience ayant démontré que la marche de la phthisie y était moins
aiguë.

Mais cette double question de la consomption pulmonaire et des fièvres intermittentes nous amène à
parler de l'État de Tabasco. Placé à l'ouest du précédent, il prend naissance, par sa limite méridionale, au pied des montagnes de Chiapas. Son niveau, dès ce point, se rapproche beaucoup de celui
de l'Océan. Procédant ensuite par ondulations qui
présentent d'espace en espace quelques coteaux d'une
hauteur minime ; remarquable plutôt par l'uniformité
de sa surface, ce terrain s'avance vers le golfe dont les

eaux forment sa limite septentrionale, tandis qu'une ligne conventionnelle, qu'aucun accident géographique ne vient déterminer, le sépare, à l'ouest, de l'État de Vera-Cruz. Nous entrâmes dans ce pays curieux par la rivière de Grijalva. Un méchant village qu'on appelle la Frontera commande son embouchure. Il est bâti sur un lambeau de terre couvert d'un sable aride, le seul qu'on puisse voir dans ce pays dont à peu près toute la surface est formée d'une alluvion boueuse.

Il est presque impossible de décrire avec exactitude le système hydraulique de ce pays éminemment marécageux. Les rivières roulant avec lenteur sur un terrain presque horizontal, s'arrêtant au moindre obstacle, se divisent, s'entrelacent, sortent de leurs lits, submergent souvent les trois quarts de la province et forment alors un vaste lac où des côteaux nombreux, s'élevant sur les eaux comme des îles, prêtent un abri aux hommes et aux animaux. Aux époques de ces inondations, des embarcations naviguent en tout sens. Des canaux, que le rapprochement des collines rétrécit de loin en loin, font communiquer entre eux les vallons transformés en lagunes. Des savanes étendues et basses ne présentent plus que de vastes surfaces liquides où les eaux s'élèvent assez pour permettre aux chaloupes de les sillonner en toutes directions.

Mais bientôt les flots s'écoulent lentement vers les lits qui les ont fournis. Alors encore, presque tout le pays peut être parcouru à l'aide d'embarcations, grâce à l'entrecroisement infini de nombreuses rivières. La principale, à l'est, sépare cet État de celui du Yucatan. C'est l'Uzumacinta. Coulant du sud-est au nord-ouest, elle baigne en passant des forêts d'acajou d'une grande richesse. A Jonuta, elle envoie vers le nord une branche importante qui, sous le nom de Palizada, va déboucher à la lagune de Terminos, apportant au port de Carmen le produit lucratif des coupes de bois de Campêche. L'Uzumacinta, poursuivant depuis Jonuta sa première direction, laisse encore échapper vers le golfe la branche du San-Pedro, et confond enfin ses eaux avec celles du fleuve Grijalva, peu de lieues avant son embouchure. Si maintenant de ce point d'union et remontant le courant du Grijalva, nous tirons une ligne qui, d'abord du nord au sud jusqu'à la capitale, se dévie ensuite vers l'ouest de manière à joindre la ligne de jonction de Chiapas avec le district de Tehuantepec, le fleuve de Grijalva formera avec l'Uzumacinta un vaste angle. Si nous en limitons l'ouverture et l'étendue par une ligne tirée à la base des montagnes de Chiapas, nous formerons un triangle dont la surface contiendra, en grande partie, le système hydraulique de ce pays curieux. Là, tous les courants se joignant, s'entrelaçant, se séparant encore, concourront enfin à grossir le Grijalva, qui jettera dans le golfe la plus grande partie de ce déversement des cordillères de Chiapas. A partir de San-Juan-Bautista, ce fleuve est réellement magnifique. L'écartement de ses bords, la lenteur de ses flots et l'aspect imposant de la végétation qui l'accompagne, lui donnent un air de majestueuse grandeur. Mais on chercherait vainement sur ses rives cet essaim de population indigène qui arrêta jadis les premiers pas de Cortès dans la Nouvelle-Espagne. L'Indien a fui ces lieux immondes et le Grijalva, poursuivant sa marche lente et silencieuse, ne baigne que des solitudes depuis San-Juan-Bautista jusqu'à la Frontera. Trois embouchures, à l'ouest de celle-ci, déversent encore dans le golfe les eaux de trois rivières moins importantes.

Telle est, au point de vue des cours d'eau, cette partie presque oubliée de la République Mexicaine. Les débordements fréquents de tant de rivières, qui s'entrelacent par des bras si nombreux, font de cet État un des pays les plus marécageux du globe. La nature végétale éminemment riche y donnerait vite et bien ce que l'homme pourrait exiger d'elle; la canne à sucre acquiert en neuf mois sa complète maturité; le maïs s'y récolte trois fois par an; le theobroma-cacao y couvrirait partout le sol; le riz y serait excellent... Mais les bras manquent pour ar-

racher du sein de cette fécondité les richesses qu'elle pourrait produire. Le Blanc ne peut ouvrir la terre sans recevoir la mort; l'Indien résiste mieux à ses émanations,
mais il est devenu rare, et d'ailleurs sa méfiance et ses
souvenirs l'éloignent de la race blanche. On recrute les
travailleurs parmi les métis nègres et indigènes qui sont
arrogants et paresseux.

Cependant le déboisement des environs de la ville de
San-Juan-Bautista a produit quelque bien sur la santé
de ses habitants. Ce n'est pas au point qu'ils présentent
au regard l'aspect d'un état florissant. Quand la pratique
a permis de les suivre dans les maladies auxquelles ils
sont sujets, on est frappé des allures de leur pathologie
et on les observe avec le plus vif intérêt.

Je disais un jour à un de mes confrères : Donnez-moi
de la quinine, du sel d'Epsom et de l'ipécacuana, et je
ferai toute votre thérapeutique. J'avais raison. Ajoutez
un peu de fer pour ranimer ces vies éteintes, et tout sera
dit. Que voyez-vous, en effet? Des embarras gastriques,
des obstructions abdominales, des fièvres — oh ! un protée de fièvres — prenant leur source ou venant aboutir
au type paludéen; des faces livides rayonnant tristement
la chloro-anémie et l'ictère.

Jetons un coup d'œil rapide sur cette pathologie exceptionnelle ; mais n'oublions pas que ce n'est nullement le

but principal de notre écrit, et ne disons que ce qui est essentiel pour l'utilité de ce que nous aurons ensuite à dire à propos du climat des Altitudes.

Et d'abord, point de tubercules pulmonaires à Tabasco. Souvenons-nous de cette immunité dont nous tirerons, plus loin, de sérieuses conséquences. La rareté de la pneumonie ne doit pas moins attirer notre attention. Et pourquoi y aurait-il à Tabasco des fluxions de poitrine? Ce que nous avons dit des cours d'eau et de leurs excursions loin des lits des rivières, nous fait assez comprendre que leur évaporation sur des surfaces étendues doit constamment saturer l'atmosphère de vapeur. Cela est ainsi en effet. A tel point que l'air n'en recevant pas davantage, le corps de l'habitant s'inonde de sueur qui coule sans s'évaporer. On cherche les courants d'air, pour en recevoir quelque fraîcheur qui tempère l'amas de calorique que la respiration et la chaleur ambiante accumulent sans cesse. Les courants d'air eux-mêmes sont impuissants; vous suffoquez. Comment pourriez-vous alors vous refroidir? avoir des sueurs rentrées, comme on dit vulgairement?

D'ailleurs le type inflammatoire franc est presque inconnu à Tabasco. Ce qui paraît le plus être une inflammation vive n'est communément qu'une névrose, une fièvre essentielle, un empoisonnement miasmatique.

Une fièvre fort commune dans ce pays et qui tient le milieu entre l'embarras gastrique d'Europe et la fièvre bilieuse d'autres pays, prend quelquefois des caractères qui simulent à s'y méprendre un état inflammatoire de l'estomac : douleur épigastrique intense, augmentant à la pression ; vomissements continuels ; soif insatiable ; face rouge ; yeux injectés ; céphalalgie intense ; pouls plein, fort, dur, accéléré ; peau chaude et sèche. Appliquez des sangsues sur l'épigastre ; le mal empirera. Donnez au contraire un gramme d'ipécacuana ; la douleur épigastrique recevra un grand soulagement ; les vomissements se tariront ; la peau deviendra humide. Ajoutez un purgatif et donnez de l'huile ; des évacuations par le bas termineront cette scène de souffrances. Ces fièvres, que nous appelions gastriques sont fort communes à Tabasco. Elles ne sont pas rares dans le Yucatan, mais sans vomissements et avec fort peu de douleur épigastrique. On en voit encore à Vera-Cruz, et nous dirons bientôt quelle analogie elles présentent avec la fièvre jaune.

A côté, mais bien au-dessus de ces accidents, nous voyons à chaque pas les fièvres intermittentes simples ou pernicieuses avec des caractères qui ne nous fournissent à signaler rien dont on n'ait déjà parlé dans les traités spéciaux. Mais il nous importe de dire que les altérations abdominales qui les accompagnent dépassent ici toutes les proportions connues. Les engorgements de la rate y sont prodigieux. Il nous a été permis de constater un fait auquel nous attribuons une grande importance : les altérations les plus communes du foie sont purement hypertrophiques et peuvent exister longtemps sous cette forme sans autre maladie. La phlogose aiguë de cet organe n'y est pas commune. Aussi voit-on ces maladies se terminer fort rarement par des abcès. Nous reviendrons sur cette étude, dont nous ne tirerons en ce moment que cette conséquence : l'état inflammatoire est si rare dans l'État de Tabasco, que l'organe le plus tourmenté par ce climat n'est presque jamais atteint par ce type de souffrance.

Les dyssenteries elles-mêmes, qui sont communes et rebelles, y conservent la spécialité paludéenne et guérissent mieux par les évacuants et la quinine que par les antiphlogistiques.

Les diarrhées y présentent un caractère atonique, et rarement on a occasion de les considérer comme conséquence d'une entérite.

Un fait intéressant paraît relever de l'examen que nous venons de faire : c'est que le type inflammatoire franc n'est pas commun dans l'État de Tabasco; tandis qu'il est fréquemment observé dans l'État du Yucatan, surtout dans ses deux villes principales, Campèche et Mérida, placées toutes les deux sur un terrain calcaire et sec. Et pendant qu'au milieu des conditions hygiéniques qui forment un aliment à l'inflammation aiguë ou chronique, ces deux villes favorisent le développement et la marche rapide de la phthisie pulmonaire, le sol et l'atmosphère de Tabasco fournissent une influence opposée qui paraît être la négation de la phlogose franche et de la consomption tuberculeuse. Qu'est-ce qui peut produire ce changement étrange? Ces deux pays se touchent; la température n'y offre pas de grandes différences. L'attention s'arrête donc forcément sur les conditions du sol, qui dans l'État de Tabasco fournissent à l'air les éléments de l'intoxication palustre.

La croyance un moment établie sur l'antagonisme de la phthisie et des fièvres paludéennes, a été sérieusement combattue dans ces dernières années. Les esprits, d'abord enthousiastes de cet antagonisme, s'en détachent généralement aujourd'hui sous le poids d'observations qui paraissent infirmer les doctrines de M. Boudin. Cette réaction est injuste et repose évidemment sur des bases mal appréciées. Je ne pense pas que personne ait jamais prétendu qu'il n'y a pas absolument de phthisie dans les pays marécageux. Cette absence complète n'est pas nécessaire pour établir la vérité de l'influence favorable des marais sur la production et la marche de la tuberculisation pulmonaire. Il suffit de démontrer la diminution de la maladie dans sa fréquence et dans son acuité, pour que le doute ne puisse plus être permis. Or, cette diminution est évidente dans toutes les localités paludéennes. Pour s'en convaincre, il suffira de comparer entr'elles deux contrées rapprochées, ne paraissant avoir d'autres différences que celles qui résultent de l'humidité ou de la sécheresse du sol. Rarement la phthisie pulmonaire se présentera dans l'une et l'autre avec les mêmes aspects.

Il est encore indispensable d'arrêter son attention sur ce fait : que quelques pays marécageux ne sont atteints de fièvres intermittentes que dans certaines saisons de l'année, ce qui indique les fluctuations des effluves, soit que la température des lieux les rende impossibles à certaines époques, soit que la sécheresse périodique des marais cause une grande variété dans leur production. Le miasme paludéen ne peut pas, en ce cas, exercer une influence constante sur l'organisme humain, et le tubercule pourra se développer sans entraves aux époques de l'année où ce produit ne sera pas respiré. Cette vérité, qu'on ne saurait mettre en doute, nous fait comprendre que, pour juger sainement l'effet des pays de marais sur

le tubercule du poumon, il est indispensable de mettre
en ligne de compte le nombre de mois de l'année où les
émanations exercent leur action sur l'économie vivante.

Cette question se trouve singulièrement simplifiée par
l'étude de ce qui arrive dans l'État de Tabasco. Dans ce
pays, l'élément miasmatique est constant. Ses effets ne
sont donc nullement assujétis à des variations. Or, que
se passe-t-il à Tabasco? La phthisie pulmonaire y est
presque nulle. Dans les six mois que j'y ai résidé, je n'ai
vu qu'un seul phthisique. C'était un Français qui avait
pris la maladie dans d'autres lieux. Il vécut fort longtemps et sans grandes souffrances, quoique, possédé par
la passion du jeu, il passât souvent des nuits sans sommeil. Mon ami, M. Payro, praticien des plus recommandables, qui a exercé neuf ans à San-Juan-Bautista, n'a vu
qu'un très-petit nombre de tuberculeux. Ce confrère estimable réside maintenant en France, et c'est sous son
inspiration que je puis affirmer encore cette vérité intéressante : la phthisie aiguë n'existe pas à Tabasco ; les
malades, atteints de cette affection, résistent un très-
grand nombre d'années, pendant lesquelles le tubercule
parcourt ses différentes phases sans leur causer de graves
tourments.

Qu'on veuille bien, maintenant, porter ses regards sur

9

les villes de Campèche et de Mérida. La latitude et la chaleur sont à peu près les mêmes qu'à Tabasco ; la distance
est de quelques lieues seulement. Nous avons dit que
la phthisie y est fréquente, et nous avons fait oberver
combien elle est remarquable par son acuité. Si ce n'était
pas assez pour faire naître des convictions favorables à
l'antagonisme des fièvres et de la tuberculisation pulmonaire, nous jetterions les yeux sur ce qui se passe à Vera-
Cruz. Cette ville possède des marais étendus, mais elle
est elle-même située sur un terrain aride et sec. Les vents
régnants portent les effluves marécageux dans un sens
opposé aux habitations. Là, la phthisie reparaît avec son
caractère tropical d'acuité.

Il ne suffit donc pas, pour juger l'antagonisme qui
nous occupe, de savoir superficiellement si tel pays possède des phthisiques ou n'en possède pas conjointement
avec les fièvres intermittentes. Il faut encore comparer la
marche de la phthisie de ces localités avec les maladies
analogues de lieux peu éloignés, dont les terrains sont
secs ; il faut, en outre, tenir compte de la durée des
époques où les effluves se produisent, et prendre surtout pour types les pays où ces émanations sont constantes. En procédant de la sorte, on portera des jugements
plus exacts et, nous n'en doutons nullement, tous seront
conformes aux doctrines de M. Boudin.

Le raisonnement est, du reste, d'accord avec l'expérience dans la démonstration de cette vérité. Pour le prouver, nous avons besoin d'établir nos théories sur le miasme, sur la respiration dans les pays chauds et sur les fonctions de la rate.

Le Miasme paludéen.

Que désigne ce mot? Des êtres invisibles, insaisissables, dont la science explique facilement l'origine et les causes, mais dont l'existence matérielle et la nature intime échappent à nos moyens d'investigation. Leurs effets révèlent leur présence et l'identité de leur influence sur la santé de l'homme, dans des circonstances données, conduit notre raison à reconnaître l'identité dans l'essence comme dans la cause productrice de ces agents mystérieux. Notre esprit, procédant par induction et par analogie, n'a pas tort en ce cas d'admettre ce que l'analyse matérielle est impuissante à démontrer. S'il n'était point permis d'agir de la sorte, la chimie devrait être incrédule au point de vue de l'existence, cependant incontestable, de la lumière, de l'électricité, du magnétisme. Les miasmes existent donc; mais de ce que notre esprit leur donne une origine matérielle, il devrait résulter que nos moyens physiques d'investigation dé-

montrassent irrécusablement leur présence; la matière
ne saurait échapper à nos sens à la manière des fluides
impondérables. Voilà une verité qui ne dit rien contre
l'existence des miasmes; elle ne fait que prouver notre
impuissance et nous indiquer qu'il faut nous frayer des
routes nouvelles pour arriver à dévoiler ces phénomènes
jusqu'à ce jour mystérieux.

Nos hypothèses sur les miasmes nous les présentent
comme des produits matériels émanant de substances organiques décomposées dans des circonstances inconnues.
Ce sont ces circonstances qui, à notre avis, méritent d'ê-
tre étudiées d'abord, et voyons à cet égard ce que nous
dit l'expérience. Les miasmes marécageux n'exercent
leur influence funeste que pendant les heures de la nuit.
Voyez ce qui se passe aux maremmes italiennes qui
épargnent la santé de ceux qui n'y respirent que le jour.

Cette innocuité des effluves est bien connue de tout le
monde. Elle est saisissante pour ceux que l'habitation sur
les marécages en rend chaque jour les témoins. Pour ma
part, grand amateur des belles chasses de Tabasco, j'ai
passé souvent des journées entières dans les marais
les plus immondes, les pieds dans la boue, la tête au soleil brûlant du tropique; jamais je n'en ai éprouvé la
plus légère indisposition. Mais ayant fait un voyage à
cheval pour me rendre à Macuspana, village de l'inté-

rieur des terres, dans la direction des ruines de Palenque, je dus à la maladresse de mon guide de passer plusieurs heures de nuit perdu au milieu d'un bois très-sombre. J'éprouvai le lendemain la seule fièvre que ce pays m'ait causée. Je m'en suis toujours préservé en ayant soin de fermer toutes les nuits les portes et les fenêtres de mes appartements.

Mon confrère, M. Payro, et beaucoup d'autres personnes, qui savaient se prémunir, d'ordinaire, contre les fièvres par des précautions hygiéniques, ont toujours eu des accès après une nuit de voyage entrepris sans précaution.

N'est-ce pas là un phénomène étrange? La raison ne nous dit-elle pas que la température élevée, due à la présence du soleil, devrait favoriser la décomposition des matières organiques et que, par conséquent, ces produits devraient être plus sensibles pendant que cet astre est au-dessus de l'horizon? nous savons bien que les réponses ne manquent pas à cette objection : les gaz miasmatiques s'élèvent pendant le jour et ils descendent, aux heures de la nuit, pour occuper avec les vapeurs d'eau condensées les couches inférieures de l'atmosphère. Nous ne croyons pas un mot de cette explication, et les raisons ne manquent pas à notre incrédulité. Si les miasmes, en effet, s'élèvent pendant le jour, les courants d'air atmosphérique les porteront facilement au loin, ce qui ne les

empêchera pas d'être nuisibles dans les lieux où ils viendront aboutir. Nous dirons, en outre, que leur ascension
rapide n'en rendrait pas absolument l'absorption impossible pendant qu'ils se produisent, et leur innocuité sur
place, à ces heures privilégiées, ne trouverait pas, par conséquent, une explication facile et surtout point satisfaisante. Nous aimons mieux admettre que ces émanations
sont des produits uniquement nocturnes et que, s'il est
incontestable qu'un certain degré de température est nécessaire à leur origine, l'obscurité n'est pas moins indispensable à leur formation.

Nous pensons que l'absence des rayons directs du soleil
favorise le développement, dans l'atmosphère, de produits organiques de fermentation et que c'est au milieu
des ténèbres de la nuit qu'il faut marcher à démontrer
matériellement leur présence. Nous regardons comme
probable que ces agents, si remarquables par leur subti-
lité, obéissent à l'action de la lumière blanche pour rentrer dans les limites de combinaisons plus ordinaires
dont l'influence sur la santé n'est nullement nuisible.

Déjà l'on commence à dire que l'ozone, produit par la
végétation au contact des rayons solaires, brûle les effluves dès les premiers instants du jour. Ozoné ou simple,
l'oxygène détruit évidemment ces produits nocturnes
aussitôt que le soleil parait. A défaut d'expérimentation

directe, l'innocuité diurne des marais le prouve démesurément.

De cette première donnée, hypothétique sans doute,
mais très-probable, nous tirons la conséquence que les
miasmes paludéens offrent à l'oxygène un aliment facile
de combustion. Souvenons-nous-en pour en faire notre
profit dans le paragraphe qui va suivre.

La respiration dans les pays chauds.

Cette fonction doit être considérée dans ses rapports
avec la température de l'air et avec les produits anormaux que cet air renferme.

Sous le rapport de la température, l'atmosphère nous
présentera des différences remarquables selon qu'on l'en-
visage pendant le jour ou aux heures de la nuit. Dans les
pays chauds en général, l'air, échauffé par le rayonnement
du sol, diminue de densité dans ses couches inférieures, et
les expériences ont démontré que l'endosmose de l'oxygène est amoindrie sous l'influence de cette raréfaction.
Mais, la nuit, la température baisse, les couches inférieures de l'air se condensent, la vapeur d'eau les sature
tellement qu'elle se dépose partout sur les surfaces en
abondante rosée. Il n'est pas douteux, alors, que la so-

lubilité plus grande ne fasse augmenter dans l'air la quantité proportionnelle d'oxygène à l'aide d'une vapeur condensée qui passe à chaque instant à l'état liquide. Aussi faut-il voir avec quelle rapidité le fer se détruit et tombe en écailles de carbonate ferreux, sous l'influence de la fraîcheur des nuits. Il n'est possible de conserver ce métal, à l'air libre, qu'à la condition de le recouvrir d'une couche de peinture souvent renouvelée.

Au milieu de cette atmosphère plus oxydante, la respiration reçoit un surcroît d'activité que nous verrons se traduire sur l'homme en phénomènes physiologiques et morbides du plus haut intérêt.

Qu'à cette atmosphère des pays tropicaux s'ajoute maintenant un élément miasmatique paludéen. Comme nous avons admis que cet élément est un produit nocturne, nous savons qu'il ne saurait agir qu'aux heures de son existence, et que son influence ne se peut faire sentir, par conséquent, sur la respiration qu'aux heures de la nuit. Que se passera-t-il alors? Ces composés hydrocarbonés, si facilement destructibles sous l'influence de l'oxygène, arriveront avec cet agent aux dernières ramifications bronchiques. Là, condensés par les surfaces innombrables des divisions infinies du poumon, ils recevront une première influence de l'agent oxydant. Ce premier contact, origine d'une combustion immédiate, causera la destruction partielle des deux substances, l'une comburante, l'autre brûlée. Dès lors deux résultats seront produits par la diminution sur place des aliments à l'absorption vésiculaire : un moindre empoisonnement, d'abord, par suite de la combustion qui s'est exercée sur le miasme ; une moindre excitation, ensuite, à cause de la destruction d'une partie de l'oxygène inspiré. Si ce travail se faisait dans une certaine mesure, nul doute qu'il n'en résultât une utilité réelle pour l'homme. Nous verrons plus loin que c'est, en effet, ce qui arrive à certains égards

Quoiqu'il en soit, l'expérience nous a prouvé que, dans les lieux à terrains secs, dont l'atmosphère est humide et dont les nuits sont fraîches, la sanguification non entravée par les miasmes se fait avec une perfection très-grande. Voyez la race blanche du Yucatan. Elle est belle, vigoureuse, active, intelligente. Elle a donné à la République Mexicaine un grand mombre d'hommes remarquables. Le caractère est vif, l'imagination est ardente. C'est un peuple à part dans une nation où l'étude de l'homme ne nous a pas habitués à généraliser ces qualités.

Quant à la pathologie du Yucatan, l'intoxication paludéenne nous y présentera bien quelquefois le tableau des accidents nevroso-septiques propres à cette influence ; mais dans la ville de Campèche, le type inflammatoire

domine les maladies. L'empoisonnement miasmatique
lui-même n'est pas toujours exempt de phlogose comme
complication. Aussi la phthisie y trouve-t-elle un aliment qui en accélère la marche. Il serait intéressant de
nous livrer ici à une étude sérieuse sur cette maladie;
mais nous renvoyons ce sujet au chapitre qui traitera de
l'influence des Altitudes sur la tuberculisation pulmonaire.

Ramenant maintenant notre attention sur l'État de
Tabasco, au milieu des cloaques infinis qui empoison-
nent l'atmosphère, nos regards sont surpris de l'aspect
de souffrance de ses habitants. La face est blême et bouffie, les chairs molles, la démarche paresseuse. L'homme
n'y conçoit rien en dehors du cercle normal de ses occupations journalières. Quant aux maladies, l'anémie habituelle les prépare, l'élément paludéen les domine, l'empoisonnement abdominal les mène au terme fatal. Point
de phthisie, point de phlogoses. Le type inflammatoire
chronique, surtout, n'y paraît pas compatible avec les
influences de l'hygiène locale.

Qu'est-ce à dire? Notre esprit ne se porte-t-il pas involontairement sur le parallèle qui s'établit de lui-même
entre ces deux pays limitrophes? D'un côté, la respiration d'un oxygène que rien n'entrave produit les qualités
les plus grandes du corps et de l'esprit; elle imprime

à la pathologie un génie inflammatoire qui transforme en aiguës des maladies habituellement chroniques. D'autre part, ce même oxygène, soustrait à l'organisme, laisse celui-ci sans activité comme sans résistance ; les maladies sont passives et molles comme la
santé.

Fonctions de la rate.

Mais nous n'avons pas encore épuisé ce sujet intéressant du miasme marécageux. Brûlé partiellement par nos
théories avant de s'introduire dans la circulation, il est
absorbé cependant dans une proportion qui varie selon
son abondance même. Un fait nous frappe alors, parce
qu'il est inséparable de cette absorption : c'est que le
miasme ne saurait agir sur l'organisme d'une manière
appréciable sans que ses premiers effets se soient fait remarquer sur la rate. Cet organe, toujours altéré le premier lorsque la santé s'affaisse sous l'influence des effluves palustres, n'aurait-il avec ces émanations que des
rapports morbides ? Il n'est nullement rationnel de croire
qu'il en puisse être ainsi. Très-certainement la rate,
avant de céder à l'action de cet agent, s'est livrée contre
lui à un combat où l'ennemi a dépassé ses forces. Elle n'a
pas remporté la victoire ; mais la défaite est une preuve

de la lutte, et cette lutte est elle-même une révélation qui nous ouvre les yeux sur les fonctions si obscures de la glande splénique.

Pour nous, la rate est un organe d'élimination miasmatique. Raisonnons cette croyance.

Quand l'homme se trouve placé au milieu d'une atmosphère viciée par un gaz absorbable, l'absorption de ce produit délétère implique l'idée nécessaire d'élimination. En dehors même de toute action directement septique, l'accumulation seule de la substance gazeuse dans le sang offrirait un danger qui n'a pas besoin d'être démontré. A plus forte raison l'élimination en est-elle indispensable au maintien de la santé, lorsque ces substances absorbées ont des propriétés essentiellement nuisibles. Il est donc hors de doute que la nature prévoyante en a calculé d'avance la soustraction plus ou moins rapide, plus ou moins parfaite, par un travail non interrompu qui se rattache intimement aux fonctions de la vie. Placerons-nous dans la peau cette action éliminatrice? Sans doute il ne nous paraît pas impossible que les gaz nuisibles s'échappent par cette voie, à la suite des sueurs et de l'évaporation cutanée; mais nous ne pouvons l'admettre que par une supposition qui ne repose sur aucun raisonnement la rendant satisfaisante. Nous ne devons pas oublier, d'ailleurs, que déjà une interprétation acceptée par les médecins fait suivre aux miasmes cette voie pour entrer dans la circulation. La choisir encore pour les en faire sortir, c'est rester dans un cercle vicieux où nous ne voudrions pas, pour notre part, nous renfermer.

C'est encore pour cette raison que nous hésitons à choisir les surfaces pulmonaires pour l'élimination des miasmes absorbés, et nous ne saurions l'admettre par les reins qu'à la condition d'une transformation préalable, que nous ne croyons pas possible dans cet organe lui-même.

En suivant cette voie d'exclusion, notre esprit se porte enfin sur le système des glandes et s'arrête sur la rate par une prédilection qui trouve sa raison d'être dans sa texture étrange, sa circulation abondante et les transformations visibles que le sang y subit.

Sa texture, en effet, que nous présente-t-elle? Les mailles fines et nombreuses d'un corps spongieux ; des fibres élastiques se prêtant à merveille aux contractions, aux dilatations qui pourront à l'aise s'exercer sur l'organe ; un canal d'un grand calibre se subdivisant en rameaux infinis ; des cellules, enfin, imparfaitement séparées par des lamelles incomplètes qui multiplient les surfaces sans gêner l'accumulation du sang. Deux choses nous frappent dans cet aperçu rapide : 1° la ressemblance de cet organe avec les corps poreux que nous jugeons propres à purifier nos eaux potables en s'emparant des substances organiques qu'elles tiennent en dissolution; 2° les dimensions de l'artère splénique qui n'est pas en rapport avec les minimes besoins de nutrition d'un corps aussi restreint que la rate. En rapprochant ces deux idées, dans l'une notre esprit entrevoit la fonction ; dans l'autre, le liquide destiné à l'alimenter.

Expliquons plus clairement notre pensée en suivant la marche, dans la rate, d'un sang qui tient en dissolution des substances miasmatiques. Ce liquide se divise á l'infini dans les ramifications artérielles, et abandonnant bientôt ces conduits d'un calibre minime, il entre dans les cellules spléniques et bat, dans tous les sens, les membranes qui en forment les parois inachevées. Sur une si grande variété de surfaces, les gaz se condensent, et sous cette coërtion qui leur donne quelque analogie avec l'état naissant, ils appellent à eux l'oxygène des globules et brûlent à ce contact. Les carbures d'hydrogène provenant des décompositions végétales y périront ainsi facilement à cause de leur extrême combustibilité. Les produits azotés opposeront plus de difficultés aux atteintes de l'oxygène; mais alors, prenant un état moléculaire qui en change presque l'entité, ils arriveront dans le foie, tout disposés à se soumettre au nouveau travail de décomposition que la nature réserve à cette glande. Peut-être même l'élaboration élémentaire qu'ils ont subie dans la rate les rendra-t-elle propres à l'élimination directe par les reins.

Ainsi se résoudrait ce problème, d'une difficulté en apparence insoluble, d'une glande sans canal excréteur. Ou plutôt, ce canal serait la veine splénique elle-même, qui porterait au foie les produits des combustions de la rate et les éléments préparés sur lesquels la fonction hépatique est appelée à s'exercer. Ce concours des deux organes pour l'accomplissement de l'élimination miasmatique parait démontré par les sympathies qui les lient dans les altérations morbides dont ils sont victimes sous l'influence exagérée des effluves. Tous les deux s'engorgent, s'hypertrophient et s'indurent sous ce travail physiologique qui dépasse leur action normale. Souvent alors, abandonnant au sang des gaz septiques qui le décomposent, ou faisant passer au duodénum, par les conduits biliaires, des résidus mal élaborés, la rate et le foie laissent l'organisme périr sous un empoisonnement général de la circulation, ou produisent sur les premières voies du tube digestif des accidents toxiques qui s'y localisent.

Tel est l'aperçu succinct que nous ne craignons pas de présenter à nos lecteurs. La théorie nous en paraît séduisante, et nous ne croyons pas impossible qu'elle soit soumise à l'expérimentation physiologique. Déjà les analyses de M. Béclard et d'autres, portant sur le sang de la veine splénique, nous garantissent la diminution des globules à leur passage dans la rate. Nous avons donc la certitude qu'une quantité indéterminée d'oxygène, qui était liée à ces globules détruits, a disparu sans qu'on ait pu en définir l'emploi. Voilà donc, à n'en pas douter, une combustion inévitable. Sur quoi porte-t-elle ? Les expérimentateurs ne l'ont pas dit, et c'est précisément là la lacune que nos théories ont prétendu remplir.

Nous ne croyons pas qu'il soit difficile de vérifier l'exactitude de nos idées. Il n'est pas, en effet, impossible de faire respirer à un animal des gaz carbonés éminemment combustibles et d'en chercher les traces dans la veine splénique après en avoir constaté la présence dans la circulation artérielle. Il est surtout très-facile de constater l'augmentation de température du sang à son passage dans la rate. Un résultat négatif ne nous convaincrait pas absolument de l'inexactitude de nos idées ; mais leur confirmation expérimentale remplirait une lacune physiologique d'un grand intérêt et pourrait ouvrir une voie nouvelle aux recherches thérapeutiques sur les empoisonnements palustres et typhoïdes.

Dès à présent notre théorie se prête à l'explication de

beaucoup de phénomènes morbides. La fièvre intermit-
tente y reçoit une interprétation facile. Sous l'influence
des gaz paludéens, en effet, l'activité de la rate augmente ; mais remarquez que ce surcroît d'activité, inter-
mittent comme la production du miasme lui-même, aura
lieu surtout pendant la nuit. Favorisée par une respiration plus parfaite sous l'influence de la condensation de
l'atmosphère par la fraîcheur nocturne, la combustion
splénique suffira d'abord à débarrasser l'organisme de
ce produit délétère. Mais la quantité dépassant son action, un surcroît de travail physiologique engorgera la
rate et le miasme s'accumulera dans le sang. L'oxygène
alors, abandonnant partout ses combustions normales,
s'attaque à cet agent morbide pour le détruire. Un premier effet de cette soustraction de l'oxygène à ses combustibles naturels, c'est la sensation d'un froid intense
qui se généralise à tout le corps. Mais bientôt la chaleur
produite par la destruction des effluves paludéens allume
partout une fièvre intense. La circulation s'accélère, la
soif est vive, et après un temps variable l'organisme se dé-
barrasse du calorique en excès par une transpiration abondante qui rétablit l'équilibre. Et comme dans cette lutte
le travail morbide ne s'est exercé que sur le gaz, au lieu
qu'il s'en prend aux organes dans la plupart des maladies
communes, l'accès étant passé, la santé paraît rétablie.

Les trois stades de la fièvre se trouvent donc expliquées d'une manière rationnelle.

Son intermittence aura sa raison d'être dans les impressions de même ordre que l'organisme reçoit de la respiration périodique des effluves.

Ce même surcroît d'action que les pays marécageux demandent à la rate, en exigeant la destruction d'une grande quantité de l'oxygène inspiré, nous explique l'état anémique des habitants et leur faiblesse extrême. Les principaux efforts de la vie se concentrent pour eux dans l'abdomen qui s'accroît. Mais cette concentration antiphysiologique porte une atteinte sérieuse aux sources intimes de la vie qui s'épuise avant l'âge fixé par la nature pour le terme humain de l'existence. Les générations se succèdent rapidement, sans jamais s'acclimater, au milieu des émanations marécageuses.

Nous limiterons notre étude sur les pays chauds aux réflexions qui précèdent, parce que ce sont les seules sur les quelles nous ayons besoin de nous appuyer à propos de la pathologie des Altitudes. Nous demanderons, cependant, la permission d'abandonner un instant notre sujet, pour nous occuper d'un point intéressant qui ne paraît pas en dépendre.

CHAPITRE II.

FIÈVRE JAUNE.

Je ne devrais point parler de la fièvre jaune dans cet opuscule dont le but, en établissant le parallèle entre les maladies du niveau de la mer et la pathologie des Altitudes est de mieux faire ressortir le génie propre de cette dernière. Le typhus amaril s'éloigne donc de mon cadre, puisque nous ne trouvons plus sur les hauteurs une affection que nous puissions lui comparer. Cependant mon séjour prolongé dans les lieux où cette maladie règne d'une manière endémique, m'impose en quelque sorte le devoir de dire à mes confrères l'impression qu'elle a produite dans mon esprit. Ce n'est pas que mes observations m'aient mis à même de jeter un jour nouveau sur ce typhus tropical, dont la vraie nature et l'étiologie réelle sont si obscures; mais, dans toute question non encore jugée, qui intéresse à un haut point l'humanité, la pensée, la plus insignifiante en apparence et jetée comme au hazard, peut arriver à germer dans l'esprit d'autrui et contribuer un jour à donner des fruits que personne n'attendait d'abord d'elle ; d'autant que, dans ces dernières années, cette maladie qui, jusqu'à présent, n'avait franchi qu'à de rares intervalles les limites de son origine, a semblé prendre les allures d'une émancipation redoutable. Ainsi fit autrefois le choléra, dont les oscillations asiatiques furent les précurseurs d'une invasion générale, si cruelle pour l'humanité. Dieu veuille écarter du monde la réalisation de cette prévision funeste ; car la fièvre jaune est une maladie dont les effets meurtriers peuvent enlever un tiers des malades quand elle règne épidémiquement.

Les cas simplement endémiques sont loin d'atteindre ce résultat ; mais ils se prêtent difficilement à l'établissement rigoureux d'une statistique mortuaire ; car je n'oserais affirmer que tous les malades qui guérissent aient réellement été atteints du vomito. Et, par ces mots, je mets tout de suite en évidence ma pensée sur la confusion possible de cette maladie avec d'autres affections qui simulent ses débuts à s'y méprendre. Ce n'est du reste pas, comme on le pense bien, un vain esprit de discussion qui m'établit sur ce terrain de diagnostic, mais bien le vrai désir d'en tirer des leçons utiles.

En 1842, peu de temps après mon arrivée au Yucatan, deux malades m'appelèrent le même jour. L'un, né à Campêche, n'en était jamais sorti; l'autre, espagnol de naissance, était de passage dans cette ville où il résidait depuis deux mois. Ils avaient l'un et l'autre environ vingt-six ans, et se présentaient à moi tous les deux avec des constitutions à peu près identiques. L'espagnol, que je vis le premier, avait été pris dès la veille au soir d'une céphalalgie violente avec douleur dans les lombes et les membres abdominaux. Aujourd'hui la fièvre est forte, la douleur frontale intense, la soif vive, la peau sèche, la courbature des lombes et des membres comme la veille. L'épigastre est sensible à la pression; la langue est large, limoneuse et sans qu'il y ait nausée, l'estomac n'est pas éloigné de ce symptôme. . Mon malade est un étranger nouvellement arrivé dans ces parages. — Il n'y a pas de doute: c'est la fièvre jaune.

Ma prescription terminée, je passe chez mon second malade, natif et habitant de la localité. Transportez ici tout ce que je viens de dire du premier, pour m'éviter la peine inutile de vous le répéter. Il ne serait pas possible de vous présenter une identité plus parfaite. C'était à s'y méprendre absolument. L'espagnol a la fièvre jaune, c'est indubitable, me disais-je; mais celui-ci?... celui-ci, qu'a-t-il donc?

J'eus, du reste, la même inspiration quant aux moyens à prescrire, et je remis au lendemain le soin de constater les différences. Or, ce soin fut peine perdue, et, pendant cinq jours que dura la maladie des deux côtés, les mêmes symptômes, suivis des mêmes prescriptions, fournirent un aspect qui les confondait absolument l'un avec l'autre. Ce furent deux cas saisissants pour mes débuts dans la pratique tropicale. Ils restèrent gravés dans ma mémoire et ne tardèrent pas à s'y inscrire plus profondément par l'accès de fièvre d'acclimatation dont je fus atteint, peu de temps après, avec les mêmes symptômes et le même résultat heureux dans le même nombre de jours. Depuis lors, des cas analogues ont souvent passé devant mes yeux pour me donner la conviction qu'un grand nombre de maladies qui, dans la pratique médicale des bords du Golfe, s'inscrivent sous le nom de fièvre jaune, ne méritent pas ce titre.

Je puis rapporter, à cet égard, un fait très-édifiant.

Un jeune homme d'environ vingt ans fit avec moi le voyage de France à Vera-Cruz en 1842. Je ne me rappelle pas son nom. Il suffira de dire qu'il allait, en association avec M. M. Genet, faire au Mexique le commerce de colportage. Ce jeune homme perdit l'appétit dans les derniers jours de notre traversée. La nuit qui précéda notre arrivée au port, il éprouva de l'insomnie, du ma-

laise et il débarqua avec un commencement de céphalalgie. Ce mal de tête augmenta dans la journée ; il y eut
fièvre vive et, le lendemain, un praticien distingué dia-
gnostiqua un cas de fièvre jaune. La maladie fut traitée
pour telle et guérit dans un septenaire. Veuillez remarquer que cette affection a pris naissance à bord du navire
et que, pendant cinquante-cinq jours que dura notre traversée, nous ne nous étions jamais rapprochés de terre
jusqu'à notre arrivée à Vera-Cruz.

Ce cas curieux est une leçon ; il me serait facile de
grossir ce travail par le récit de plusieurs observations
analogues.

En effet, un individu tombe malade à Vera-Cruz. Il est
né en Europe ou sur les plateaux du Mexique ; et vite
d'acclamer qu'il a la fièvre jaune. Cependant, sa maladie
est légère ; point de signe ictérique, point d'hémorrhagie
des muqueuses; rétablissement prompt dans une convalescence des plus vulgaires. Je ne dis pas qu'il en soit
toujours ainsi; mais ces cas bénins, en dehors des époques d'épidémie tranchée, sont assez fréquents pour former la grande majorité. C'est au point que la connaissance de cette immense quantité de vomitos heureux
commence à inspirer confiance sur le plateau et à faire
croire, pour les uns, à la bénignité croissante de la maladie, pour d'autres, à l'efficacité progressive des moyens

employés pour la combattre. Ces deux convictions sont également erronées. La vérité est que le vomito est ce qu'il a toujours été : maladie terrible, mais capricieuse, vous donnant, cette année, une épidémie qui ménage ses victimes en compensation de la mortalité effrayante d'une année précédente ou d'une autre qui suivra. La vérité est encore qu'un grand nombre de cas heureux de fièvre jaune ne méritent pas ce titre, comme nous l'avons déjà dit. Expliquons-nous.

Déjà, bien avant nous, l'on a dit et répété que le vomito n'est pas une entité morbide, mais une exagération des fièvres bilieuses continues ou rémittentes. On a probablement eu tort de le prétendre. La fièvre bilieuse, en effet, ne présente pas avant la mort le signe pathogneumonique des cas de fièvre jaune qui se sont régulièrement développés : « *le vomissement marc de café.* »

A la vérité, ce signe manque aussi dans un grand nombre de cas de vomito qui sont assez graves pour causer la mort en peu de jours. La maladie se termine alors à la première ou à la seconde période, et l'on ne doit nullement être surpris de l'absence du vomissement marc de café, qui est le signe caractéristique de la troisième période du mal.

Il est du reste, fort curieux, de remarquer que la fièvre

bilieuse grave des Indes Orientales s'observe bien rarement dans les ports du Mexique où règne la fièvre jaune.
Je ne l'ai jamais vue, pour ma part, dans le Yucatan. De
sorte que l'on pourrait dire que les deux maladies s'y excluent l'une l'autre. Cette idée se confirme par la fréquence de la fièvre bilieuse dans les ports tropicaux de
l'Océan-Pacifique : Acapulco, San-Blas, Tehuantepec
où le vomito ne règne pas. Mais à la place de cette
maladie, redoutable par sa gravité, il en existe une
autre, fort commune au Yucatan, à Tabasco, à Vera-
Cruz, et que j'appelle fièvre gastrique. Nous en avons déjà
parlé. Elle simule, à s'y méprendre, les débuts de la
fièvre jaune : violente céphalalgie, face animée et vul-
tueuse, quelquefois exaltation d'idées et semi-délire
langue épaisse et recouverte d'un enduit limoneux, épigastre douloureux à la pression et siége quelquefois de
douleurs spontanées fort vives, courbatures aux jambes
et à la région lombaire. L'affection est habituellement
légère chez les gens du pays; car c'est sur eux qu'il faut
la considérer pour ne pas donner lieu à la confusion. Le
passage à l'état typhoïde n'est pas cependant impossible;
mais ce malheur est rarement observé. Il est plus commun de voir s'établir des rémittences d'abord, des inter-
mittences ensuite, et la formation définitive de vérita-
bles accès. Mais la terminaison la plus commune, c'est la

résolution franche dans moins d'un septenaire, rarement dans dix ou douze jours.

Eh bien! je dis que lorsqu'une fièvre d'acclimatation atteint les étrangers nouvellement arrivés, que cette fièvre est légère, qu'elle ne se complique point d'ictère, qu'elle se termine en deux, quatre, six ou huit jours avec convalescence franche ou avec des fièvres intermittentes; lorsque, d'ailleurs, il règne dans le pays une maladie qui présente ces signes chez les naturels, quoique moins fréquemment ; je dis qu'il n'est pas juste de qualifier tous ces cas de fièvre du titre de *Vomito prieto*. Mais on m'objectera que tous ces malades, qui continuent à résider dans le pays, sont à jamais préservés de cette maladie, que par conséquent... je vous arrête. Je suis de votre avis quant à la préservation, et c'est précisément là que je voulais en venir.

Depuis longtemps j'ai la ferme conviction, fille de l'expérience, que toutes les maladies qui empruntent leur étiologie à un empoisonnement miasmatique et qui attaquent les étrangers nouvellement arrivés dans les ports à fièvre jaune, les préservent de cette maladie. Il faut bien qu'il en soit ainsi, car j'ai vu des fièvres éphémères de quarante-huit heures, enrichies injustement du titre de vomito, préserver de cette redoutable affection... J'ai vu des étrangers préservés de la fièvre jaune par des accès de fièvres intermittentes, dont ils ont été atteints peu de temps après leur arrivée. Un de nos consuls à la Vera-Cruz a dû à des accès de ce genre le bonheur d'échapper au vomito, quoiqu'il ait résidé plusieurs années dans cette ville où les étrangers ont été cruellement éprouvés en sa présence. J'en pourrais citer d'autres, si ma mémoire était fidèle. Il paraît y avoir aussi des cas avérés de préservation de la fièvre jaune par les atteintes d'une fièvre typhoïde éprouvée loin des tropiques. Ainsi, M. le docteur Chabert, qui a passé plusieurs années au milieu du vomito, avec profit pour la science et l'humanité, n'a jamais eu cette maladie. Il attribue lui-même ce bonheur à l'inoculation typhoïde, résultat d'une dotynentérite grave, dont il fut atteint en France pendant sa jeunesse.

Quoiqu'il en soit de la préservation par cette dernière cause, j'insiste sur la foi que m'inspire l'inoculation par tout accès fébrile résultant d'un empoisonnement qui agit sur le sang chez des individus qui se trouvent dans l'occasion de prendre la fièvre jaune. En d'autres termes, je crois que tout effort de réaction que fait l'organisme pour éliminer un produit infectieux agit en même temps sur le miasme amaril, quoique son absorption n'ait pas encore produit ses effets délétères.

Ce que nous lisons, à cet égard, dans le livre de M. Dutroulau ne détruit nullement l'exactitude de nos asser-

tions. « Au moment où éclata l'épidémie de la Marti-
nique, en 1851, dit-il (page 368), toute la garnison avait
quatre et cinq ans de colonies, et les militaires des différents corps qui la composaient, *éprouvés presque tous
par des endémies paludéennes et dyssentériques,* fournis-
rent autant de malades et de morts que les marins arrivés depuis quelques mois ou quelques jours seulement. »

Pour que les fièvres intermittentes et les fièvres gastriques puissent agir prophylactiquement contre la fièvre
jaune, il est indispensable que ces maladies aient pris
leur origine dans une localité qui est le siége permanent
de l'endémicité amarille. Ou du moins faut-il que ces
affections appelées à être préservatrices coexistent avec
un élément épidémique actuellement régnant dans un
lieu qui ne le possède pas d'une manière continue.

Il est d'autant plus nécessaire qu'il en soit ainsi,
que la préservation au moyen des maladies étrangè-
res, a lieu par l'action sur le miasme amaril lui-même
déjà absorbé. Or, dans un lieu où ce miasme n'existe
pas, une fièvre gastrique et une fièvre paludéenne ne peuvent rien pour son élimination de l'économie. Et c'est le
cas des lieux où M. Dutroulau a observé, car il nous dit
(p. 362) :

« C'est toujours sous forme épidémique et à des intervalles de plusieurs années qu'elle apparaît dans nos pe-

tites Antilles, où quelques cas sporadiques sont seulement observés pendant certaines années d'immunité. »

Tandis que plus loin il ajoute :

« Quant aux foyers endémiques du golfe du Mexique et des grandes Antilles, où la cause de la fièvre jaune est permanente, il n'est pas nécessaire qu'il y règne actuellement une épidémie pour que les navires qui y ont séjourné voient la maladie éclater parmi les équipages. »

L'expérience de M. Dutroulau ne détruit donc nullement nos idées et elle ne saurait ébranler nos convictions.

Je crois, par conséquent, à la préservation possible du vomito prieto par tout agent poussé artificiellement dans la circulation, au moyen duquel on provoquera une réaction éliminatrice de quelque durée chez des individus résidant depuis peu de jours dans les localités à fièvre jaune.

Il est facile, me dira-t-on, de faire ainsi des théories; mais de là à la pratique, la distance est grande. Ceci n'est pas une théorie ; c'est la nature prise sur le fait et nous provoquant à l'imiter, comme la pustule vaccinale provoquait l'esprit de Jenner à l'inoculation préservatrice de la variole. Je ne me dissimule pas que le souvenir de ce qui s'est passé à la Havane en 1855 encourage fort peu les expérimentateurs dans cet ordre d'idées. Mais pour ceux qui ont connu l'inoculateur d'alors, il est clair que

les manœuvres mises en jeu n'auraient pas dépassé le
cercle d'un charlatanisme vulgaire, si la légèreté du capitaine général de l'île de Cuba ne leur eut donné une
importance, qui fut une mystification pour le monde
médical.

J'en reviens donc à ma conviction. Grand nombre
d'étrangers n'ont jamais la fièvre jaune proprement dite;
mais une fièvre d'acclimatation analogue à la fièvre gastrique. On est facilement couvaincu de l'exactitude de
cette pensée en portant sérieusement son attention sur ce
qui se passe dans certains ports du golfe du Mexique.

Le Yucatan est un pays où le vomito est susceptible de devenir très-grave. Mais je ne crois qu'accidentellement à la gravité du vomito non épidémique.
Or, dans le Yucatan, une épidémie ne saurait trouver d'aliment, puisqu'il n'y a presque jamais une réunion d'étrangers non acclimatés. Il en fut autrement
à une époque déjà loin de nous, où Campêche, port
principal de Guatemala, était en même temps la ville
désignée par la couronne pour l'embarquement de certains produits du royaume de la Nouvelle-Espagne. Les
étrangers y venaient alors; les résidants des points éloignés de la côte y descendaient aussi. Les épidémies de
vomito y régnaient en ce temps de la même manière qu'on
les voit aujourd'hui à la Vera-Cruz. Mais maintenant

l'isolement de ce pays intéressant, malheureusement en décadence, ne permet plus d'y observer une agglomération d'étrangers d'une résidence passagère. Cependant, dans cinq années que je compte de pratique dans cette péninsule, j'ai observé bien des cas *isolés* de fièvres d'acclimation. Je n'ai vu *aucun* cas de mort, en dehors de l'épidémie de l'armée du général Santa-Anna, dans l'hiver de 1842 à 1843. Et je ne sache pas qu'aucun de ceux que j'ai soignés de fièvres légères d'acclimatation aient été mourir ailleurs d'un vomito plus grave, tout comme je suis sûr qu'aucun d'eux n'a recidivé dans le pays.

Cette observation est si frappante que, voulant assurer, sans danger pour lui, l'acclimatation d'un frère que je croyais destiné à vivre à Vera-Cruz, je me crus fondé à lui donner le conseil d'aller à Campèche. Il y fut atteint, en effet, d'une *indisposition* fébrile de quelques heures, avec les caractères en miniature de la fièvre gastrique. Il vint immédiatement après à Vera-Cruz, y passa une année dans des conditions hygiéniques peu favorables à la santé, à travers une épidémie meurtrière de vomito, et il n'en fut nullement atteint.

Vous importe-t-il donc de vivre à Vera-Cruz ou à la Havane? allez prendre, au préalable, une fièvre d'acclimatation dans quelques ports secondaires d'où le défaut d'étrangers exclut l'aliment épidémique. Cette fièvre, selon toute probabilité, sera légère, et vous serez tout aussi bien préservé pour l'avenir que si vous aviez essuyé à la Havane même un vomito des plus graves.

N'est-on pas frappé de l'importance de tous ces faits comme acheminement à des expériences sérieuses dans la voie de la préservation par les symptômes analogues? C'est un malheur pour moi qu'avec la force de conviction qui m'anime, je sois tout à fait muet en fait de conseils positifs pour les moyens à mettre en pratique. Mais c'est toujours un bien, pensé-je, de présenter le tableau des motifs sur lesquels ma persuasion se base, parce qu'ils peuvent stimuler l'ardeur de praticiens plus habiles et plus heureux.

Je n'ai rien à ajouter sur le traitement préventif de cette maladie. Je ne crois pas qu'il soit possible d'échapper absolument aux atteintes d'une fièvre d'acclimatement, quand on réside dans les pays qui en nourrissent le germe constant. Je n'approuve donc point ces conseils d'un empirisme blâmable qui consiste à faire prendre aux nouveaux arrivés des médicaments préservatifs. Mais je suis loin de proscrire la prudence et les soins qu'une saine hygiène a dictés. Ils n'éviteront pas la maladie; mais ils pourront la modérer et en atténuer les effets. Dans les contrées où cette affection est endémique, les naturels donnent aux étrangers le conseil d'éviter les ardeurs solaires. Ils ont raison mille fois. Quand les insolations fortes causent sous les tropiques une maladie fébrile aiguë, elles lui impriment un mauvais caractère où l'élément typhoïde manque rarement. La prudence veut donc qu'on les évite.

Et maintenant que dire du traitement curatif de cette maladie? Inutile de passer en revue les moyens qu'on a préconisés avec la prétention de quelque vertu spécifique. Il est bien avéré qu'aucun médicament ne se présente avec quelque droit à notre approbation sur ce point. Nul n'attaque le mal dans sa nature, et telle prescription qui a paru, pour un temps, digne de louanges en présence de résultats heureux, a subi, l'année suivante, l'humiliation des insuccès les plus déplorables. Que faire, donc, devant ces ruines d'une thérapeutique sans effets assurés?

Avant tout, il importe à la clarté de ce qui va suivre de dire notre opinion, en deux mots, sur la marche de l'affection.

Dans une première période, nous voyons un empoisonnement miasmatique aux prises avec une réaction plus ou moins violente de l'organisme ; nous l'appelons *septico-réactive*.

Dans un degré plus avancé du mal, le sang décomposé se fluidifie, se mêle à la bile et s'épanche au dehors par

11

les muqueuses; c'est la période *ictéro-hémorrhagique*.

Enfin le sang subit une altération plus profonde et entre dans cette phase qui prépare les matières du vomissement caractéristique de la maladie. Nous appelons cette période *prieto-gangréneuse*.

Après ce peu de mots qui n'ont besoin d'aucun développement pour faire saisir nos idées sur la nature de l'affection, exposons notre pensée sur son traitement.

J'ai dit qu'en dehors des temps d'épidémie, la maladie était souvent bénigne et qu'alors il était difficile de la distinguer d'une fièvre gastrique simple. Ai-je voulu prétendre qu'il fallait toujours traiter cette affection comme nous le ferions chez un natif qui, assurément, n'est pas appelé à présenter la complication du typhus amaril? Telle n'est pas mon idée et j'expliquerai pourquoi.

Cette maladie traîne avec elle deux éléments : un empoisonnement et une réaction. Le premier agit sur le système de la veine-porte, sur l'estomac et sur le foie, de manière à former des produits anormaux dont la présence est un mal grave; la réaction agit sur l'économie entière en y causant des désordres dont plusieurs sont inflammatoires. Mais le premier élément domine chez le natif; le second chez l'européen. Evacuer l'un; calmer, abattre l'autre, telle est toute la thérapeutique du premier degré du mal, et souvent elle est là tout entière.

C'est pour cela qu'un vomitif au début juge fréquemment la fièvre gastrique de l'indigène, tandis que tout n'est pas dit pour l'étranger. Pour lui comme pour le créole, évacuer les produits anormaux du tube digestif et, par là, dégorger le foie et la veine-porte de superfétations nuisibles, c'est une indication du premier ordre ; mais l'étranger reçoit mal les secousses des vomitifs, à moins que des vomissements porracés ou d'une humeur blanche, visqueuse, acide, n'en aient réclamé l'emploi. Sauf ce cas, les purgatifs conviennent mieux.

A Vera-Cruz et à la Havane, déjà depuis longtemps, les médicastres ont eu l'idée d'administrer l'huile à manger à haute dose. Ils purgent par indigestion. La faculté s'est émue des succès inespérés de cette méthode et, des mains des vieilles négresses, l'huile est entrée dans les hopitaux. Mais par malheur le raisonnement n'a rien ajouté à la grossière expérience, quant à l'emploi de ce moyen vulgaire. Ses bons effets irrécusables sont cependant susceptibles de recevoir une interprétation digne de la science.

L'experience de ces derniers temps, nous a révélé les effets de la bile et du suc pancratique sur les corps gras. On en peut conclure l'action des huiles sur des sécrétions hépatiques de mauvais aloi. Il n'est pas douteux

pour moi que la transformation morbide de la bile dans
le *vomito prieto* développe un élément toxique capable
d'être absorbé et d'agir fatalement sur le sang. Détruire
cet élément, l'envelopper et l'expulser au dehors à mesure qu'il se produit, c'est empêcher son action délétère
sur l'organisme. Je ne serais pas surpris que ce fut là
la manière d'agir de l'huile dans la fièvre jaune.

Quoiqu'il en soit, le moyen est évidemment et expé-
rimentalement bon dans ses résultats, et par cela même,
recommandable. Mais il serait utile d'en régler l'emploi.
L'huile commune est un purgatif infidèle ; pourquoi donc
l'administrer dans ce but, à doses indigestes ? Mieux
vaut, à mon avis, la donner à petite dose et souvent,
pour en rendre l'effet constant sur l'estomac et sur le
petit intestin. Quant à l'action purgative, elle sera plus
fidèlement obtenue par un sel de magnésie administré
journellement. Guidé par ces principes, je conseille une
cuillerée d'huile d'amandes douces, avec un peu de jus
de citron, toutes les deux ou trois heures, et je donne
une dose d'adulte de limonade citro-magnésienne tous les
matins. J'en assure les bons effets par des lavements
huileux, administrés deux fois par jour.

Telle est ma manière de comprendre et de doser
la méthode neutralisante et expulsive dans le traitement de la fièvre jaune. Elle m'inspire une grande con-

fiance. Mais, souvent, pour l'européen, elle ne suffit pas.

J'ai dit que la réaction, vive chez lui, le distinguait du malade natif. Or, remarquez bien que dans toute affection où l'élément typhoïde peut arriver à dominer, l'inflammation du début est un mal d'autant plus sérieux qu'elle est plus vive, à cause des dangers que l'on court d'une terminaison par gangrène des tissus. Il n'est peut-être pas tout à fait dénué de raison de reporter ces craintes sur le sang lui-même dans les empoisonnements qui se terminent par une décomposition de ce liquide, après les symptômes d'une réaction inflammatoire générale des plus vives. Or cette décomposition sera d'autant plus facile à se produire que le sang se trouvera traverser lentement des tissus enflammés et offrant par cela même un élément de plus à la transformation de mauvaise nature, que le mal nous fait redouter.

Aussi peut-il être utile de poursuivre l'inflammation localement partout où elle parait faire élection de domicile, et même d'une manière générale lorsque une réaction trop vive nous semble l'indiquer. C'est en suivant cet ordre d'idées que nous voyons, dans une céphalalgie intense, accompagnée d'un pouls fort, accéléré, vibrant, l'indication d'une saignée de bras. Et poursuivant la route frayée par cette première émission sanguine, nous appliquons volontiers, le lendemain ou le jour même.

quelques sangsues à l'épigastre, si cette région, sans qu'il
y ait eu vomissement, est notablement douloureuse à la
pression. Ne croyez pas que nous restions satisfaits de
ces deux premiers moyens dans les cas où nous remar-
querions, après leur emploi, la force du pouls, la céphalalgie, la douleur épigastrique et quelque matité signa-
lant un engorgement hépatique. Nous ferions alors très-
volontiers une émission sanguine à l'anus.

Et ne venez pas, après cela, nous accuser d'imprudence
à l'aspect de tant de sang répandu dans une maladie où
l'état adynamique secondaire peut, plus tard, nous en
donner du regret. L'audace, en ce genre, d'un confrère
respectable nous a laissé la mesure des craintes que
cette pratique doit inspirer. M. le docteur Bélot, en mil
huit cent quarante..... prétendit mettre en vogue à la
Havane la méthode des émissions sanguines à forte dose,
comme moyen souverain de dompter les cas graves de
fièvre jaune. Or sa saignée se faisait au début et, pour
être digne de son approbation, elle devait arriver à produire la syncope absolue, pour laquelle il indiquait la résolution des sphincters, l'émission involontaire des urines
et des matières fécales. Les caprices annuels de la maladie
donnèrent à cette pratique les chances d'une saison des
plus bénignes, et les bons résultats de cette bénignité faisant ajouter foi aux bons effets de ces saignées à blanc,

le sang coula à flots sous la main hardie de notre respectable confrère. Par malheur, le mal eut plus tard sa re-
vanche terrible, et la lancette un peu honteuse courba la
tête devant l'évidence des faits, qui lui criait résolu-
ment de s'arrêter.

Ce fut un grand déboire pour cet instrument. Mais
qu'il se rassure; aucune acusation malveillante ne saurait l'atteindre, et pour ma part, après en avoir fait
usage avec si peu de mesure, j'ai lieu de lui rendre grâce
de l'instruction remarquable que j'en ai retirée. Ce n'est
pas, en effet, sans surprise que j'ai vu ces émissions sanguines énormes produire peu d'effet dans le sens de l'adynamie morbide de la fièvre jaune. J'avoue qu'elles ne sont
pas un moyen de guérison, d'après mon observation personnelle, dans les cas où elles furent d'abord vantées; mais
ces saignées ont prouvé que l'adynamie du *vomito* n'a
pas d'analogue dans les autres typhus connus. Déjà la
maladie elle-même avait souvent pris soin de le prouver
par le soutien des forces au milieu d'hémorragies assez
abondantes. Je ne puis surtout oublier le cas remarquable d'un français qui, ayant pris le *vomito* sur la
route de Vera-Cruz à Jalapa, m'arriva fort malade à
Puebla. Il eut des hémorrhagies intestinales pendant
quinze jours, et cependant je ne pouvais jamais obtenir
qu'il restât couché. Il avait la manie du soleil et de la

promenade dans le corridor de l'hôtel où il était logé.

Saigner modérément dans les cas graves de *vomito* n'est donc pas une imprudence ; c'est surtout une sage mesure en dehors du temps d'épidémie, lorsqu'il est plus aisé de vaincre le mal dans sa période franchement aiguë. Mais hâtons-nous de dire que cela n'est pas toujours nécessaire, que même, le plus souvent, les évacuants suffisent, accompagnés d'huile d'olives et de boissons acidulées.

Si malgré ces moyens, la maladie change d'aspect et passe à sa période ictéro-hémorrhagique, alors l'empoisonnement prenant franchement le dessus domine insensiblement la réaction qui s'éteint, et porte ses coups sur les éléments du sang pour le détruire. Soyez bien attentif à ce passage. Vous en serez prévenu par une teinte ictérique qui débutera aux aînes, aux aisselles, à la conjonctive ; par un aspect moins vif des gencives ; par une plénitude du pouls qui contraste avec son peu de résistance à la pression. Prenez y garde. Pendant un moment encore, l'huile d'olives peut être utile ; mais il faut vous hâter d'agir sur le sang lui-même par les moyens que la thérapeutique ordinaire à mis entre vos mains. Le quinquina en est justement le roi. Le moyen d'emploi que je préfère, c'est la limonade tartrique avec un peu de sulfate de quinine ; 10 centigrammes dans une bouteille, avec addition, plus tard, de 0,10 centigrammes de tartrate de fer.— Cette quantité à prendre dans 12 heures, si c'est possible. — Il convient en outre de tenir le ventre libre au moyen de laxatifs salins.

Du reste, cette période de la maladie ne se prête pas à une description qui permette d'en donner une idée fixe, à cause de l'extrème mobilité de ses symptômes, de sa marche et de sa durée. On ne saurait donc, sur des données' aussi vagues, établir un traitement détaillé, avec des indications précises. Il suffira de dire que l'élément tonique doit y dominer et que les purgatifs y trouvent toujours leur place. Dans une circonstance remarquable où la gravité des hémorrhagies et la teinte ictérique de mauvais aspect me laissèrent le souvenir du cas le plus sérieux que j'aie eu à soigner, le sulfate de magnésie donné le matin, et l'extrait de quinquina avec le fer administré dans la journée me donnèrent un résultat inespéré. Lors donc que vous avez à traiter un malade à cette période de l'affection, quelles qu'aient été les préoccupations de votre esprit sur l'aspect inflammatoire des symptômes du début, laissez-vous maintenant dominer par l'idée que la maladie a changé de nature. Nulle autre affection, en effet, ne saurait vous autoriser, à ce point, à changer, d'une manière si radicale et si subitement, vos moyens d'action pour la combattre. Il faut tourner votre attention sur les lésions chirurgicales pour y trouver une analogie

réelle, d'autant plus saisissante, du reste, dans son exactitude, qu'elle frappe les yeux d'une manière matérielle :
un erysipèle flegmoneux attaque un membre ; en outre
des débridements profonds, au point de vue mécanique,
vous agissez au dedans et au dehors par les moyens de
la médication antiphlogistique la plus active ; mais si la
décomposition du tissu frappe vos regards attentifs, vos
moyens , par un revirement absolu , conduisent votre
thérapeutique à des chemins tout à fait opposés.

Ne repoussez pas cette comparaison. Elle est d'autant
plus juste que, si vos soins n'ont point triomphé du mal
dans l'inflammation de la peau, vous n'avez plus à être
témoin que de la chute de ce tissu cellulaire gangrené ;
de même que par une analogie frappante de vérité, la
fièvre jaune présente aussi le spectacle de son élimination gangréneuse dans les vomissements caractéristiques
qui terminent ce triste tableau. Mais là s'arrête l'analogie,
et tandis qu'un membre partiellement gangrené se livre
à un travail de réparation qui rétablit ses fonctions et
ses formes, la nature impuissante à réparer un sang
trop altéré laisse échapper la vie en présentant à l'œil du
médecin le *vomito prieto*, signe non équivoque de mort.

Résumons maintenant notre opinion. Quelque empire
qu'ait pris sur notre esprit la pensée d'identité entre la
fièvre gastrique, et la plus grande partie des cas de fièvre

jaune, il n'en est pas moins vrai qu'à propos de tout
étranger atteint de cette maladie, nous sommes dominé
par l'idée que la fièvre d'acclimatation peut se compliquer de l'élément amaril et typhoïde.

La base de notre traitement se trouve tout entière dans
cette conviction. Aussi faut-il faire une grande différence, dans la pratique, entre les fièvres qui envahissent
les nouveaux débarqués et celles qui attaquent les résidents acclimatés. L'aspect identique de la maladie chez
l'un et l'autre ne nous aveugle pas sur la différence à
craindre dans la marche ultérieure de l'affection. Aussi
sommes-nous très-attentif à combattre les élans inflammatoires fréquents chez l'étranger et tenons-nous scru-
puleusement l'œil ouvert sur l'invasion possible de la
période ictéro-hémorrhagique. Mais la crainte de cette
complication ne nous fait rien hâter, rien hazarder sur
nos malades. Nous gardons notre calme en présence des
symptômes que nous voyons se dérouler à notre vue :
libéral en moyens antiphlogistiques, si la réaction est
vive et franche, plein de confiance dans les évacuants,
lorsque le cas nous paraît plus léger, et toujours fort soucieux de neutraliser par les huiles les sucs altérés du pancréas et du foie.

Nous redoutons le calomel dont la médecine anglaise
fait un trop grand usage. Bon moyen pour combattre

des accidents inflammatoires en général, il n'y réussit qu'en produisant une fluidité sanguine, qui serait un mal grave dans les *vomitos* dont la tendance à
l'état ictéro-hémorrhagique excite si justement nos craintes. Les drastiques sont des perturbateurs de la réaction
salutaire de l'organisme ; ils la déplacent et la fixent sur
l'intestin d'une manière nuisible aux progrès ultérieurs
de l'affection. La sagesse commande dans le traitement
du *vomito*, la simplicité des moyens et la sagacité du médecin pour en varier l'usage, en rapport avec les symptômes que la maladie présente.

PATHOLOGIE DES ALTITUDES.

Rien ne nous manque maintenant pour bien saisir l'étiologie des maladies des Altitudes et le cachet d'originalité que ces climats impriment à la pathologie. D'une part, nous avons pesé les principaux éléments que la météorologie exceptionnelle de ces localités curieuses fournit à cette intéressante étude. D'un autre côté, nous avons mis sous les yeux de nos lecteurs l'homme, encore sain, mais déjà troublé sous l'influence d'une atmosphère insuffisante. Plus loin, portant notre attention, au niveau des mers, sur les souffrances dont sont atteints les habitants des côtes, nous avons fait voir l'action essentielle de la latitude sur la santé de l'homme.

Actuellement, sans nous éloigner de l'Equateur, nous franchirons une distance de quelques lieues en nous élevant dans la Cordillère à la hauteur de 2,200 mètres Nul doute que, si nous rencontrons une différence dans la physionomie des maladies, il ne faille attribuer à l'Altitude uniquement un changement qui manquerait, sans cela, de tous les éléments d'explication rationnelle.

CHAPITRE III.

INFLAMMATIONS ET TYPHUS.

––––––

ARTICLE 1. — Pneumonie.

La pneumonie peut être considérée à juste titre comme le type des inflammations parenchymateuses, tant à cause de l'importance de l'organe attaqué, que pour l'intensité et la franchise des réactions qu'elle suscite dans l'économie tout entière. Il serait donc du plus haut intérêt d'en faire une étude sérieuse sous l'influence du climat de Mexico. Mieux qu'aucune autre phlegmasie, elle nous permettrait de juger cette influence spéciale sur l'état inflammatoire en général, en rapport surtout avec sa thérapeutique si hardiment établie au niveau de la mer. Nous regrettons vivement que les limites restreintes de cet opuscule ne nous laissent de place que pour quelques aperçus de peu d'étendue.

Disons-le tout de suite : les Altitudes impriment à cette

maladie des caractères funestes, qui en rendent les résultats effrayants pour la statistique mortuaire de ces localités. Il nous importe d'en rechercher la cause, non-seulement dans le but d'y trouver la réalisation des idées
que nous avons établies dans les chapitres précédents,
mais dans l'intention plus louable encore de jeter quelque jour sur la thérapeutique des élévations, en ce qui
regarde cette affection redoutable.

Dans toute affection grave, peu susceptible d'une résolution prompte, immédiate, la guérison n'est possible
qu'à la condition de trouver dans l'organisme une résistance qui puisse donner à la maladie le temps de par-
courir ses phases diverses. Or, cette force réactive varie
dans sa puissance selon les conditions individuelles, et
c'est pour cela que la mortalité et les guérisons sont tout
aussi bien en rapport avec l'énergie des forces qu'avec
l'intensité du mal lui-même. A Mexico, il serait exact de
dire que la défaillance du malade l'emporte de beaucoup
dans les causes de mort. C'est surtout vrai pour les pneumonies. A ce point, qu'en présence de cette affection redoutée, le praticien appelé dès le début se demande avec
raison s'il doit plus vivement se préoccuper de l'excitation
présente ou de l'abattement qui ne tardera pas à paraître. On dirait, en effet, qu'il est dans la nature de
cette maladie d'être adynamique, et que l'inflammation

n'en est qu'une phase transitoire. Jugez-en par l'observation suivante :

Observation. — Mme X... a trente-trois ans. Sa santé est habituellement bonne. Elle a commis une imprudence en restant sur son balcon plus d'une demie heure, par une nuit froide succédant à une journée pluvieuse du mois de juin. Elle a des frissons en se couchant. Le lendemain, le pouls est légèrement fébrile ; il y a un peu de toux, mais l'auscultation n'indique rien de sérieux du côté de la poitrine. La nuit suivante, à la suite de quelques frissons, la fièvre augmente ; la malade est prise d'une assez violente céphalalgie ; elle sent la respiration un peu opprimée, et rend quelques crachats globuleux, adhérents et de couleur de rouille. L'auscultation fait reconnaître un râle crépitant fin entre le tiers supérieur et le tiers moyen de la poitrine, du côté droit, en avant, dans une étendue qui ne paraît pas dépasser un diamètre de trois à quatre pouces. La respiration est normale partout ailleurs. Les traits du visage ont une expression qui n'indique rien de particulier. Le pouls est à 120 pulsations et la malade inspire 30 fois par minute.

Nous pratiquons une saignée à dix heures du matin de ce premier jour de l'affection, et nous prescrivons une solution de 0,25 centigrammes d'émétique dans 120 grammes d'eau distillée, à prendre par cuillerée, d'heure en heure.

A six heures du soir, la malade se trouve dans le même état. Prescription : continuer la potion stibiée, une application de sangsues sur la poitrine.

Deuxième jour, à huit heures du matin.—L'aspect général de la malade est le même. Le pouls et la respiration n'ont pas changé; la nuit a été tranquille. La toux n'est pas fréquente et elle amène quelques crachats qui ont les caractères de ceux de la veille. L'espace crépitant n'a fait que fort peu de progrès et la percussion y fait remarquer un peu de matité. Nous faisons une nouvelle saignée de 250 grammes et nous continuons la potion stibiée qui, après avoir produit quelques vomissements la veille, est maintenant tolérée.

Six heures du soir. — Même état de la malade, même étendue du mal; son plus mat à la percussion, résonnance marquée de la voix et souffle tubaire. Prescription : suivre la potion stibiée.

Troisième jour. — Huit heures du matin. — Deux confrères devant voir la malade en consultation, à midi, le jugement et les prescriptions sont remises à cette heure. Du reste, aucune indication spéciale ne paraît exiger autre chose que la potion émétisée.

12

A midi. — Pouls de 120 pulsations. — Respiration à 35. — Râle crépitant à la périphérie de l'espace désigné dans les jours antérieurs ; matité, bruit de souffle, résonnance de la voix dans tout le reste de cet espace. Diagnostic : pneumonie hépatisée, circonscrite, de peu d'étendue, atteignant une quantité restreinte de la partie antérieure, moyenne, un peu supérieure du poumon droit. — Pronostic ; réservé par prudence, mais favorable par conviction. — Prescription : un vésicatoire sur la poitrine... potion stibiée.

La malade va bien jusqu'à onze heures de la nuit. A cette heure-là : anxiété, délire, pouls déprimé, respiration à 40. Le bruit respiratoire se perçoit naturel par toute l'étendue de la poitrine, à l'exception de l'espace où nous avons déjà perçu le siége du mal. Mais ce qui fixe par-dessus tout notre attention, c'est que les extrêmités des doigts perdent leur coloration normale. Les ongles sont légèrement nuancés d'une couleur violette, et nos idées s'arrêtant à ce symptôme, nous le voyons se reproduire sur les lèvres de la malade. On cesse la potion stibiée ; nous prescrivons le musc.

Six heures du matin. — La nuit a été anxieuse. Il y a exaltation d'idées, le pouls bat 150 pulsations; il est faible, petit, dépressible; la peau est couverte d'une sueur qui donne une sensation de froid; la malade est agitée; sa figure est pâle, le regard abattu. La coloration violette des lèvres et des doigts a fait de grands progrès. Prescription : Musc, acétate d'ammoniaque, sinapismes aux jambes et aux bras.

Le pouls devient plus faible, plus rapide; la peau se refroidit et la malade meurt à dix heures du matin.

Pourquoi cette mort rapide? Ni l'étendue du mal, ni l'état du pouls, ni les difficultés de la respiration ne permettaient de la prévoir si prochaine. Pourquoi ces phénomènes d'asphyxie avec une hépatisation si limitée? D'un autre côté, point d'état typhoïde qui fit mal augurer des résultats de ce cas, comme conséquence d'un empoisonnement général. Défaillance de l'économie, voilà tout ce qu'il nous a été permis d'y voir. *

Mais il faut nous hâter de dire que ce malheur imprévu ne doit pas être donné pour type de ce qui arrive sur l'Anahuac. On le voit cependant assez souvent pour que nous puissions le présenter comme une des nuances qui vont se grouper sous notre plume pour former le tableau de la pneumonie des Altitudes. Le cas suivant mérite d'y figurer à plus juste titre.

Observation. — Mademoiselle E. E*** a quatorze ans.
Elle a joui jusqu'aujourd'hui d'une santé parfaite. Mais,
sous l'influence qui paraît épidémique, elle a, depuis huit
jours, une toux catarrhale, sans fièvre et sans dérangement grave de la santé. Mais tout à coup, sans cause nouvellement appréciable, elle est prise de frissons, le pouls
devient fébrile et, peu d'heures plus tard, quelques
crachats rouillés apparaissent comme annonce d'une
pneumonie qui débute. Nous sommes appelé. La malade
se plaint de céphalalgie ; elle n'accuse aucune douleur à
la poitrine. Sa face est rouge, animée ; le pouls, plein,
fort, est à 125 pulsations ; la respiration est modérément
accélérée. L'auscultation fait reconnaître du râle crépitant fin du côté droit à trois pouces au-dessous de l'aisselle, et, à partir de ce niveau en avant, jusqu'à se
rapprocher beaucoup du sommet du poumon. Nous faisons une saignée de bras de 250 grammes, et nous
prescrivons le tartre émétique. Il etait huit heures du
soir.

Deuxième jour — à huit heures du matin — la malade est à peu près dans le même état que la veille. La
crépitation se fait entendre un peu vers la partie postérieure, de sorte que l'étendue du mal paraît intéresser le poumon dans son lobe moyen et vers la base
du lobe supérieur en avant. Le tartre stibié est mal

supporté; nous faisons une seconde saignée et nous remplaçons le tartrate antimonié par le kermès minéral.

Six heures du soir. — La malade paraît tranquille, mais les signes du mal sont les mêmes que le matin. Nous revenons au tartre stibié avec de l'opium.

Troisième jour — huit heures du matin. — L'auscultation et la percussion indiquent de l'hépatisation vers les parties centrales des points que nous avons signalés; mais la respiration se fait mieux vers la périphérie. Le pouls est à 115. — Le tartre stibié est mieux supporté. Nous le prescrivons encore.

A six heures du soir, la résolution paraît indiquée déjà, sur les points hépathisés, par le râle crépitant qui nous signale le rétablissement de la perméabilité perdue le matin. Le pouls est à 110; mais la face est pâle avec une expression d'abattement extrême, les doigts et les lèvres sont légèrement violacés. Prescription : un vésicatoire à la base de la poitrine — abandon de la préparation antimoniale.

Quatrième jour — huit heures du matin. — La malade a passé une nuit fort agitée. Ses idées sont incohérentes. — Elle se plaint de douleur au devant de l'oreille. — Un gonflement notable existe en ce point, et c'est évidemment la parotide qui en est le siége des

deux côtés également. D'ailleurs, la langue est un peu sèche ; le pouls a baissé encore ; il est à 110 ; la respiration
paraît plus tranquille. L'auscultation fait, du reste, reconnaître que la résolution a fait quelques progrès, puisque le râle crépitant reparaît dans presque toute l'étendue de l'hépatisation au milieu du bruit du souffle. A
ma prière, un des confrères les plus respectables de la
capitale vient voir la malade. Deux heures s'étaient écoulées pour arriver à la possibilité de nous réunir. Elles
avaient suffi pour donner au gonflement des parotides
une dimension extraordinaire.

Notre confrère fut d'accord avec nous pour diagnostiquer l'invasion d'un état typhoïde. Nous prescrivî-
mes le musc associé au quinquina. Nos soins furent
peine perdue. Le volume des parotides fit des progrès
rapides et devint si considérable qu'à dix heures du soir
le gonflement s'étendait dans les parties voisines jusqu'à
la nuque, et formait en avant une face monstreuse. La
langue était sèche, couverte d'un enduit noirâtre qui s'é-
tendait sur les dents. Il y a délire et quelques tremblements musculaires. La coloration violacée des doigts et
des lèvres fait des progrès. Nous continuons à prescrire
le quinquina et le musc ; mais la malade s'aggrava rapidement, et, pendant que d'un côté la pneumonie avait
paru se résoudre, l'empoisonnement typhoïde causait la

mort le lendemain, à sept heures du matin, au commencement du cinquième jour.

Ce cas malheureux ne peut pas encore servir de type,
à cause de la parotidite qui n'est pas commune dans le typhus de l'Anahuac. Mais en négligeant cet accident, nous
nous trouvons sur le terrain des complications morbides auxquelles notre pratique doit des déceptions si
amères dans la pneumonie.

Observation. — M. T. A. est né à la côte ; il y a trente-
cinq ans. Il réside à México depuis deux ans. Quoique d'une constitution un peu faible, sa santé est généralement bonne. Sans cause appréciable, il est pris
de fièvre avec toux, et dès le lendemain le crachat
est franchement pneumonique. A notre première visite, au second jour de sa maladie, à dix heures du
matin, le pouls est à 115, plein, dur, vibrant ; la respiration est accélérée ; la face est rouge, animée ; il y
a céphalalgie légère. L'auscultation fait reconnaître de la
crépitation fine dans le lobe supérieur du côté droit, en
avant et en arrière. Le poumon gauche paraît sain. Nous

faisons une saignée de bras de 250 grammes et nous ordonnons le tartrate antimonié.

Le soir à dix heures, le malade est mieux, en apparence ; le pouls est à 110; la respiration est modérément
accélérée. M. A. tousse sans douleur et amène facilement quelques crachats visqueux, rouillés, globuleux.
L'auscultation ne fait reconnaître aucun progrès dans la
maladie. Nous prescrivons le tartre stibié.

Troisième jour. — Huit heures du matin. La nuit a été
tranquille. Le pouls est fort, dur, et bat 120 pulsations.
La peau est chaude, sèche; la soif est vive, la respiration
un peu plus accélérée que la veille. L'auscultation fait
entendre un bruit de souffle à la partie antérieure de la
poitrine, du côté droit, dans une étendue de trois pouces
environ de diamètre. Le râle crépitant à gagné du terrain
inférieurement et s'entend jusqu'à la hauteur du sein en
avant, et de côté depuis ce niveau vers l'aisselle. Il y a
mattéi très évidente sur les points où le souffle se perçoit.
Nous prescrivons une seconde saignée de 280 grammes, et
l'on continue l'administration du tartre stibié.

Six heures du soir. — Le malade se trouve comme le
matin. Il se plaint d'une douleur à la partie antérieure de
la poitrine. Nous y faisons une application de sangsues,
quoique l'auscultation ne nous indique rien de nouveau.

Nous ordonnons toujours l'émétique.

Quatrième jour. — Huit heures du matin. Le malade est abattu. La figure est pâle, l'œil creux, le regard terne, ses lèvres sont violettes. Le pouls est moins plein, plus dépressible ; la respiration est anxieuse et se fait souvent par des soupirs. La peau est sèche, extrêmement chaude. La langue est moins humide que la veille. L'auscultation ne fait reconnaître aucun progrès dans la maladie. On dirait même que les points hépatisés reçoivent un peu d'air ; la crépitation, quoique faible, paraît y revenir. Nous ordonnons un vésicatoire sur la poitrine et des pilules d'extrait de quinquina.

Six heures du soir. — La journée à été mauvaise. Le malade a eu des moments de délire. Le pouls est comme ce matin ; la respiration continue à être suspirieuse. La langue est sèche, la face pâle, l'œil terne, le regard indifférent, la lèvre violette.

Prescription : Quinquina, musc, un peu de vin de Bordeaux.

Cinquième jour, huit heures du matin. — Délire presque continuel, langue sèche et noirâtre ; réponses tardives, visage amaigri, traits effilés ; pouls plein, mais extrêmement dépressible ; respiration moins accélérée, plus suspirieuse. Matité plus étendue de la poitrine ; bruit de souffle s'étendant plus que la veille. — Tel est le tableau de l'état du malade. Il n'a pas eu de garde-robe. Prescription. — 20 grammes de sulfate de magnésie, quinquina et musc.

Six heures du soir. Même état... même prescription.

Sixième jour. Huit heures du matin. — L'état du malade est tel que, si l'on n'avait pu le visiter avant ce jour, on croirait, à son aspect, voir une fièvre typhoïde grave au milieu du second septenaire. Le poumon ne s'est pas infiltré davantage ; mais il ne s'y opère plus aucun travail de dégorgement. Le malade tousse peu. Sa respiration s'accélère par moments pour se ralentir bientôt. Le délire est constant ; la langue et les dents sont sèches, fuligineuses.

C'est ainsi que le malade passe quarante heures encore, pour s'éteindre à la fin du septième jour.

Voilà un cas de pneumonie typhoïde à marche rapide, assez commun à Mexico pour que nous puissions le présenter comme type. Si notre sujet ne nous imposait de limites, nous éprouverions une grande satisfaction à reproduire les notes que nous avons conservées de cas heureux de cette affection redoutable terminés par la guérison sous l'influence des toniques et du musc ; mais tel n'est pas notre plan. Nous avons seulement voulu présenter le tableau de trois cas malheureux, l'un causant la mort par défaillance des forces, l'autre par un état typhoïde anormal, le troisième par la marche rapide d'une com-

plication typhoïde régulière. A cette dernière forme,
nous devrions ajouter le type ataxique qui est peut-être
plus commun. Mais nous n'en voyons pas la nécessité
pour notre sujet. Ce qui nous importe, c'est de dire que la
mort des pneumoniques, par la complication que nous
venons de décrire, est assez fréquente pour que la crainte
de la voir apparaître s'empare sans cesse de l'esprit du
praticien.

Aussi rien n'est pénible comme ce doute du début,
qui s'attache à la mesure du traitement qu'il convient de
suivre. En Europe, les émissions sanguines dominent
avec raison la thérapeutique de cette maladie; mais à
Mexico on s'en préoccupe avant de les pratiquer et souvent on se demande, même après une grande modération,
si l'on n'aurait pas mieux fait de s'en abstenir. Nous
comprenons ce scrupule; mais nous ne pouvons l'approuver. Une saignée est toujours bien faite quand elle repose sur des indications manifestes. Nous ne saurions
croire que, faite avec prudence, elle puisse jamais appeler
la complication qu'on redoute, ni l'aggraver, en la précé-
dant, par son influence débilitante. Mais il est hors de
doute qu'il faut compter à Mexico avec les émissions
sanguines et ne s'écarter jamais à leur égard des règles
de la prudence. Elles n'y sont utiles contre la fluxion de
poitrine que tout à fait au début. On le comprend sans

peine. L'inflammation pulmonaire cède promptement ou abat sans retard. Résolution prompte ou adynamie assurée, tel est l'arrêt qui pèse sur la pneumonie de l'Anahuac.

Et tandis qu'à peu de distance de ces grande élévations vers le Golfe, sous la pression barométrique absolue, le pneumonique présente une résistance qui permet au mal de suivre classiquement ses phases diverses ; tandis que le praticien s'y livre sans crainte à toutes les ressources de la thérapeutique la plus résolue contre l'inflammation qui nous occupe, le médecin de Mexico ne saurait jamais prédire la marche d'une pneumonie dont il voit le début, et toujours hésitant sur les moyens à mettre en usage pour la vaincre, il est obligé d'interroger à toute heure la physionomie, le pouls, les forces de son malade pour y lire ce que ces divers éléments lui demandent : la lancette ou le quinquina. Nous ne voudrions pas trop charger ce tableau en y répandant une teinte d'exagération. Aussi nous empresserons-nous de dire qu'il est des cas à forme plus classique, qui marchent d'une manière normale ; mais ce qui prouve encore alors combien nous avons raison, en présence de ces cas moins funestes, c'est la satisfaction du praticien, heureux de rencontrer enfin ce qui lui manque si souvent : une inflammation claire, une réaction franche, une thérapeutique décidée.

La défaillance subite, l'adynamie et le typhus sont donc des complications fréquentes de la pneumonie des Altitudes; assez pour donner à cette maladie la nature particulière qui justifie ce jugement : que l'inflammation y est souvent transitoire; et de même que l'état phlegmasique n'imprime pas au mal son caractère dominant, il n'est pas non plus la cause ordinaire et directe de sa terminaison funeste.

Un phénomène par-dessus tous les autres mérite bien de fixer notre attention d'une manière spéciale; c'est la facilité avec laquelle apparaissent des symptômes d'asphyxie. On le comprendrait sans peine dans les cas graves à hépatisation étendue ; mais le fait devient saisissant lorsqu'on le considère sur des malades dont le poumon n'est atteint que dans un espace fort limité, comme notre première observation en donne un exemple frappant. On ne saurait alors s'empêcher de porter son esprit vers cette atmosphère raréfiée que le malade respire, et d'y voir l'explication d'un phénomène qui, sans elle, ne serait pas aisément interprété. C'est encore là que nous découvrirons la cause immédiate et l'influence éloignée, qui nous expliqueront la nature adynamique de la maladie dont nous nous occupons : la cause immédiate, dans la diminution morbide de l'endosmose respiratoire; l'influence éloignée, dans l'état physiologique affaibli, dès longtemps, par une respiration imparfaite. Dire qu'alors il sera facile à ces causes de prostration d'éteindre la vie au milieu de réactions affaiblies, ce n'est pas seulement constater ce que l'observation des faits a prouvé sur les Altitudes, mais encore donner une satisfaction légitime aux raisonnements qui le faisaient facilement prévoir.

Les pneumonies sont, du reste, très-fréquentes sur les Altitudes. La cause en est sans doute dans les refroidissements faciles et souvent subits, auxquels on fait d'autant moins d'attention, que la beauté habituelle du ciel et la douceur générale de la température aveuglent aisément sur l'apparente bénignité de l'atmosphère.

Il est des transitions brusques que la prudence la plus sévère ne permet nullement de prévoir et qui dépendent uniquement des usages communs de la vie. Ainsi, le passage d'un soleil vif à l'ombre du domicile ne saurait se faire sans soumettre le corps et les organes respiratoires à un abaissement de température et à des conditions de rayonnement qui deviennent souvent funestes, surtout sous l'influence de courants d'air si difficiles à éviter dans des appartements dont les douceurs climatériques ouvrent toutes les portes. Le froid vif du matin, la fraîcheur des nuits, l'évaporation de la peau sont autant de causes qui influent sans doute d'une manière

pernicieuse sur la santé du poumon. Mais il y a, par-
dessus toutes, une raison puissante qui mérite une mention spéciale, c'est l'évaporation des vastes lagunes qui
environnent la capitale. Un vent qui tout d'un coup vient
sur la ville, après avoir fourni leur calorique latent aux
vapeurs de ces eaux, fait baisser la température d'une
manière d'autant plus funeste, que le phénomène est subit. Cette cause puissante manque à la ville de Puebla,
et c'est pour cela sans doute que les fluxions de poitrine
y sont un peu moins fréquentes qu'à Mexico.

Du reste, sous un ciel d'une douceur extrême, qui fait
éprouver un bien-être indicible et presque constant, on
a peine à croire que la température puisse influer comme
cause morbide. On cessera d'en être surpris, si l'on porte
ses regards sur les phénomènes météorologiques dont
nous avons déjà parlé. Le refroidissement, dans ces localités exceptionnelles, est le fait d'une évaporation exagérée et de la dilatation de l'air au contact de la chaleur
du corps. La déperdition de calorique pour ces causes ne
se traduit pas en sensations pénibles, analogues à celles
que nous fait éprouver un abaissement général de température au niveau de la mer. Mais la calorification de
l'homme ne s'en trouve pas moins modifiée d'une façon
nuisible, d'autant plus que le phénomène paraît porter
alors d'une manière plus directe sur le poumon qui s'en

irrite et sur la peau dont le refroidissement est si funeste aux organes profonds. La soustraction de calorique par le rayonnement, sous la pression barométrique absolue, agit aussi sans doute avec plus d'intensité sur la periphérie; mais elle se généralise davantage à toute la masse organique. Entre les deux impressions du froid au niveau des mers et sur les hauteurs, il y a la même différence qu'entre le refroidissement nocturne de la terre sous un ciel sombre, et le rayonnement planétaire subit par une atmosphère d'une transparence parfaite. Dans le premier cas, aucun désordre ne se fait remarquer; dans le second, les surfaces animées périssent.

Rien de pareil n'arrive à Vera-Cruz, Tabasco, Yucatan. La pesanteur et la température élevée ne permettent pas à l'air de recevoir au contact du corps humain une impression qui puisse avoir un résultat appréciable. D'ailleurs son humidité met souvent obstacle à l'évaporation cutanée. Comment pourrait-il y avoir refroidissement? D'autre part, la vapeur d'eau de l'atmosphère, en se liquéfiant après que le soleil a disparu de l'horizon, rend aux couches inférieures de l'air son calorique de vaporisation, les gaz se condensent et opèrent une restitution analogue; ces sources périodiques de chaleur conservent élevée la température des nuits et établissent une uniformité que peu de troubles viennent interrompre. Aussi la fluxion de poitrine est-elle fort rare sur les côtes du Golfe. A Tabasco, l'on en voit si peu, que je n'ai jamais eu occasion de l'y observer. Mon honorable confrère et ami M. Payro, qui a exercé avec distinction, pendant neuf ans, dans ce pays d'une humidité et d'une chaleur extrêmes, ne se souvient pas d'avoir rencontré dans sa pratique au delà de cinq ou six pneumonies.

Il est donc hors de doute que la fréquence de cette maladie sur l'Anahuac est due à des refroidissements subits du poumon et de la surface cutanée, et qu'elle ne reconnaît probablement pas d'autre cause.

Protéger la peau contre l'évaporation et le contact de l'air froid, éviter le passage subit du soleil vif de la rue à l'ombre des appartements trop frais, jouir modérément des délices du clair de lune à l'abri de vêtements mauvais conducteurs du calorique, telle est en deux mots la prophylaxie de la fluxion de poitrine sur l'Anahuac.

Nous n'osons aborder son traitement. Les habitudes classiques, établies par l'expérience acquise au niveau des mers, pèsent sur la pratique de l'Anahuac et ont influencé jusqu'ici la conduite des médecins en présence des fluxions de poitrine. Mais le sens droit et le jugement sévère des confrères qui exercent aujourd'hui à Mexico, leur inspire déjà de la méfiance pour les prescriptions absolues. La saignée y est mesurée avec scrupule ; ils n'ignorent pas que le tartre stibié les conduit à des mécomptes. Une voie est ouverte pour faire une large part aux fortifiants, et nous osons espérer qu'on s'habituera à y avoir recours avant d'en voir l'indication absolue dans la défaillance évidente des forces ou dans l'invasion déclarée d'un état typhoïde. Déjà la diète y est comprise avec de grands ménagements, et bientôt, nous n'en avons nul doute, nous verrons ces pneumonies originales traitées par des moyens plus en harmonie avec leur nature et plus conformes à l'état physiologique des malades.

Il y aura, sans doute, presque toujours indication manifeste des émissions sanguines, même chez les sujets affaiblis. Mais on ne doit pas perdre de vue que ces saignées, toujours faites dans un but de déplession pulmonaire, auront une action d'autant plus prononcée, que les autres fonctions de l'économie s'accompliront d'une manière plus parfaite. Tombant sur un organisme affaibli et privé de réactions franches, elles n'auraient d'autre effet que d'affaiblir davantage, tout en laissant l'engouement pulmonaire dans le même état.

Il est donc rationel de faire usage de toniques généraux pendant qu'on agit directement dans le but d'amoindrir la masse sanguine. A notre avis, dans ces pneumonies qui travaillent au milieu de réactions sans vigueur, il est

plus rationel d'associer les fortifiants généraux aux saignées modérées, que de leur donner pour adjuvant les
hyposténisants de toute espèce.

C'est à ces idées simples et claires que la thérapeutique
des pneumonies des hauteurs devrait demander toute sa
force. Nous avons la conviction qu'on en retirerait les
meilleurs fruits.

Art. 2. — Typhus et considérations générales sur les inflammations.

En portant sur notre clientèle nos regards attentifs et
trop souvent consternés, nous nous demandions, non sans
raison, si l'adynamie typhoïde ne domine pas la pathologie
du plateau de l'Anahuac. Et par ces mots nous ne prétendons pas dire que la fièvre typhoïde proprement dite y
soit d'une extrême fréquence, mais que l'état général qui
caractérise l'empoisonnement typhique ajoute sa mortelle influence à d'autres maladies dont le début n'avait
rien de commun avec ce type justement redouté. Nous
venons d'en voir un exemple frappant dans le récit qui
précède sur la fluxion de poitrine. Nous sommes fondé
encore à affirmer que cette complication se mêle fréquemment à d'autres phlegmasies et que très-souvent le
typhus jugé essentiel n'est que la superfétation de fièvres
dont la nature, bénigne au début, emprunte plus tard ses

dangers graves à cette maligne influence. La fièvre typhoïde, comme dotynenterie, est en effet un mal rare
sur l'Anahuac. Les nombreuses autopsies auxquelles on se
livre dans les hôpitaux et dont nous devons les rapports
à la bienveillance des confrères distingués qui les dirigent,
prouvent depuis longtemps que les lésions intestinales
n'y sont pas communes. Les épidémies, qu'on y voit en
ce genre, trouvent leur analogue dans les fièvres des
camps et le *typhus fever* des Anglais et des Américains du
nord. Nous oserions dire qu'on y peut découvrir quelque originalité qui mérite une attention spéciale.

Les maladies prennent facilement à Mexico le type
épidémique ; et, pour se développer de la sorte, elles
trouvent surtout leur aliment de prédilection dans l'é-
poque de chaleur et de sécheresse extrême des mois de
mars, avril et mai. C'est pendant ces mois de l'année
1859 que nous avons été témoin d'une épidémie de typhus. Le mal y prit de telles allures que nos convictions
déjà formées s'enracinèrent alors d'une manière inébran-
lable dans le sens que nous allons expliquer. Procédons
par des exemples.

F. L. enfant de neuf à dix ans, un peu faible de constitution, mais point maladif, est pris de fièvre avec une
céphalalgie fort modérée qui ne dure que deux jours. La
langue devient blanchâtre ; la soif n'est pas vive ; point

d'envie de vomir ; point de borborigmes ; pas de ballo-
nement du ventre ; peu de douleur à l'épigastre sous la
pression des mains. Sa physionomie a une expression
naturelle. L'enfant ne tousse pas ; l'auscultation ne fait
rien reconnaître dans la poitrine. Le sommeil est bon,
sans exagération dans sa durée; les idées sont très-nettes ;
il n'y a jamais de délire. Cependant la peau est chaude,
sèche ; le pouls est fort, accéléré, sans rémission ; d'autre
part l'appétit est nul, la bouche pâteuse. Vers le huitième
jour d'un semblable état le ventre est douloureux, la
soif est plus vive. Mais comme l'enfant, en tout temps
fort irritable, a fait usage de trois purgatifs salins, notre
attention attribue ces nouveaux symptômes à cette cause.
Nous appliquons quelques sangsues et nous faisons usage
de cataplasmes.

Le résultat en est satisfaisant quant aux phénomènes
présentés par l'abdomen ; mais la fièvre est la même et
la marche de la maladie est si uniforme, qu'il n'y a rien
à dire au delà de ce que nous avons décrit, si ce n'est que
la fièvre dura trente-cinq jours et qu'en disparaissant
elle laissa l'enfant dans un état modéré d'exténuation. La
convalescence n'eut rien de pénible et le rétablissement
fut prompt.

Faut-il dire que voilà un cas de typhus? où en voit-on
les signes ? pas de céphalalgie, peut-on dire ; pas de dé-

lire ; pas d'insommie ; point de ballonnement, point de gargouillement du ventre ; point de sécheresse de la bouche ; point de râle bronchique ; pas de taches à la peau. D'autre part, la durée de la maladie a une importance qui augmente encore par l'aspect du grand nombre de cas identiques qui se sont présentés en même temps, avec quelques nuances qui ne tenaient pas à des différences essentielles. D'ailleurs tout autour de ces cas d'une bénignité extrême venaient s'en grouper d'autres qui établissaient un état épidémique de nature typhoïde. Parmi ces cas, il en est qui méritent plus sérieusement d'exciter notre intérêt. En voici quelques exemples :

M. K. est pris de céphalalgie modérée avec fièvre. Il conserve quelque appétit ; il continue à vaquer à ses occupations pendant quatre jours, après lesquels il va consulter le médecin à son domicile. Celui-ci, confrère très-recommandable, ne prend pas grand souci de l'état d'un homme qui travaille, marche, dort, comme d'habitude. Il ne néglige cependant aucun conseil utile. Il prescrit un purgatif et le repos du lit. Le malade continue à avoir la fièvre ; mais sans céphalalgie, sans taches à la peau. Au huitième jour, se sentant plus faible, le malade se décide, pour la première fois, à garder la chambre. C'est ce jour-là que le délire commence ; la raison se perd rapidement ; la langue se sèche ; des rougeurs lenticulaires couvrent le corps ; un tremblement saisit le malade et il meurt dans quarante huit heures.

Un de nos confrères les plus respectables de Mexico donnait ses soins à une jeune personne de quinze ans des mieux soignées de la ville, vivant au milieu d'un air très-pur. Pendant dix jours elle a la fièvre, sans autre symptôme. Elle se sent si bien qu'elle refuse de rester au lit. Son médecin, praticien fort prudent, ne peut avoir aucune crainte en présence d'une telle bénignité ; cependant il en parle avec méfiance à la famille, fait ses reserves et donne ses prescriptions avec sagesse. Au début du onzième jour l'ataxie commence tout à coup, et la jeune malade meurt dans trente six heures.

En même temps, d'autres cas de typhus à marche plus normale dès le début continuent à établir le caractère de l'épidémie qui règne sur la ville. Mais ces cas normaux ne dominent pas, et à côté d'eux nous en observons d'autres, en assez grand nombre, qui se terminent par des rémittences sur lesquelles le sulfate de quinine vient établir une convalescence rapide.

D'autres malades ont une fièvre qui ne dépasse pas un septenaire, avec courbature des membres, douleur légère à l'épigastre et langue saburrale. Ces cas sont les plus nombreux et paraissent former le fonds de l'épidémie. C'est ce qui nous autoriserait à croire que l'élément

putride que nous y avons vu si souvent n'était nullement
essentiel à la maladie et qu'il se présentait plus tard
comme complication d'une fièvre plus simple.

C'est vraiment pitié de voir l'hésitation du praticien
en présence de cas à marches si variées. En Europe, sauf
quelques exceptions rares, la fièvre typhoïde se caractérise dès le début par des signes graves, et si le diagnostic
n'est pas toujours possible aux premiers jours, des pré-
somptions fondées peuvent en tenir lieu. Mais à Mexico
le doute dure souvent autant que la maladie ; car il n'est
pas rare de voir une fièvre qui n'a rien produit de
typhoïde pendant quinze jours, présenter tout-à-coup des
symptômes ataxiques et causer la mort rapidement.
Presque jamais l'on n'y voit, au début du mal, cette céphalalgie violente accompagnée de turgescence de la face,
de délire, de facies exprimant l'indifférence et la torpeur.
Bien rarement, pour établir son diagnostic aux premiers
jours, on a l'occasion de balancer entre une fièvre
typhoïde et une méningite qui commence. On est bien plus
souvent dans le cas de partager son esprit entre une fièvre
fort simple en apparence, qui peut ne durer qu'un septenaire, et une affection redoutable qu'aucun signe n'indique encore et qui peut apparaître à une époque indéterminée de la marche de la maladie.

Il n'en est pas, sans doute, toujours ainsi ; mais la

fréquence de ces fièvres d'une nature bénigne en elle-
même et prenant un mauvais caractère sous l'influence
du climat, est très-certainement assez grande pour que
nous n'hésitions pas à y ranger la moitié des malades qui
succombent à un état typhoïde.

Ceci prouve une fois encore la facilité avec laquelle le
climat de Mexico abat les forces et produit sur le sang
cette décomposition particulière propre aux affections
typhoïdes. On croit généralement que la malpropreté des
rues de cette capitale et l'incurie de la police sanitaire
sont la cause unique de ce résultat funeste. Cette opinion
est erronée. Nous ne prétendons pas dire que le mépris
des règles de l'hygiène publique n'a pas, ici, sa part
d'influence, mais nous croyons qu'il faut restreindre les
effets de cette négligence à d'étroites limites. Nous en
avons pour preuve la ville de Puebla qui a quelques
droits à être citée comme le modèle des villes les plus
propres du monde. Les complications typhoïdes et le typhus d'emblée s'y observent souvent. Nous pouvons encore
affirmer que, non loin de cette ville, la plaine magnifique
de San-Martin, si remarquable par sa culture, son déboisement, son bon air, sa lumière splendide, est souvent le
théâtre de déplorables malheurs causés par le typhus.

Peu de temps après la conquête, et à différentes époques
depuis, les indigènes de l'Anahuac, ont été attaqués

d'une épidémie dévastatrice à laquelle ils ont donné le
nom de Matlazahuatl. Cette maladie a surtout été fort
meurtrière dans les années de 1545, 1576 et 1736. Aucune
déscription précise ne nous permet de donner une juste
idée de sa vraie nature. Nous croyons pouvoir affirmer
cependant que ceux qui l'ont confondue avec le vomito
prieto ont commis une erreur. Le caractère final de cette
dernière maladie est assez saillant pour qu'il n'eut pas
échappé à ceux qui nous ont transmis la description
imparfaite du Matlazahuatl. Or, ils ne nous parlent nullement de ce vomissement noir qui est le dernier signe de
la fièvre jaune dans tous les cas qui parcourent régulièrement les périodes ordinaires de la maladie. De Humboldt porte à cet égard un jugement que nous croyons
devoir transcrire (*Essai sur la N.-Espagne*, p. 333).

« Il a, sans doute, quelque analogie avec la fièvre jaune
ou avec le vomissement noir ; mais il n'attaque pas les
hommes blancs, soit européens, soit descendans des indigènes. Les individus de race européenne ne paraissent
pas exposés à ce typhus mortel, tandis que, d'un autre
côté la fièvre jaune ou le vomissement noir n'attaque que
très-rarement les Indiens mexicains. Le site principal
du *comito prieto* est la région maritime, dont le climat
est excessivement chaud et humide. Le *matlazahuatl*, au
contraire, porte l'épouvante et la mort jusque dans l'in-

térieur du pays, sur le plateau central, aux régions les plus froides et les plus arides du royaume. »

Il est permis de penser que cette affection meurtrière était un typhus, qui empruntait sa gravité à l'élément épidémique. Ces épidémies du reste furent très-meurtrières. Torquemada affirme qu'il mourut 800,000 Indiens en 1545 et 2,000,000 en 1576. Bien qu'il ne faille pas ajouter foi à l'élévation extrême de ces chiffres, leur exagération sert à nous faire comprendre que le nombre des victimes fut, en réalité, immense.

Cette dévastation terrible eut lieu non dans des villes populeuses, mal aérées ; mais au milieu d'immenses plaines, sous un ciel toujours radieux, sur un sol privé d'émanations malfaisantes. Aujourd'hui comme alors, on peut aisément se convaincre, sur ces plateaux élevés, libres de toute impureté atmosphérique, qu'il n'est nullement besoin d'un effluve délétère pour développer dans l'organisme l'élément typhoïde. Les typhus les plus graves et le plus communément mortels sont ceux qui sont causés par une insolation prolongée, au milieu des campagnes les plus pures, dans les journées suffocantes du printemps.

Nous avons déjà dit que c'est à cette époque de température élevée que se développent le plus communément à Mexico les maladies de mauvais caractère. Nous en

concluons que la raréfaction et la chaleur extrême de
l'air renferment en elles-mêmes les causes de ces affections. La diminution excessive de densité produit l'asphyxie, et la chaleur de l'air inspiré détermine dans le
sang mal aéré la fermentation typhoïde.

Après les faits que nous venons de présenter, et à
l'appui des raisonnements auxquels nous nous sommes
livrés, avons-nous tort de considérer les typhus essentiels et les complications typhoïdes de l'Anahuac comme
une conséquence naturelle de l'influence climatérique?
Nous ne le pensons pas, et c'est sans hésitation que nous
avons rapproché, dans notre étude, deux maladies qui
devraient se trouver bien éloignées l'une de l'autre, à ne
consulter que leur nature.

C'est que sur l'Anahuac l'union du typhus et de la pneumonie est fort commune, et s'il n'est pas très-rare de
voir en Europe la phlogose du poumon compliquer la
marche de la fièvre typhoïde, la complication de la pneumonie par le typhus est moins rare encore sur le haut
plateau du Mexique. Nous n'aurions pas raison d'en tirer
la conséquence que toute inflammation doit subir le
même sort. La fluxion de poitrine, en effet, présente un
élément particulier à l'adynamie, qui vient de ce que
l'organe affecté est lui-même le siége de l'hématose. Quel
étonnement avons-nous le droit d'éprouver en voyant

cette fonction, déjà si compromise par la légèreté de l'air, s'altérer davantage sous l'influence d'une maladie qui détruit la perméabilité du poumon ?

Nous présentons nous-même cette objection à notre esprit, pour que nos lecteurs n'ignorent pas que nous en avons pesé toute l'importance ; mais en réalité nous ne lui attribuons pas une grande valeur absolue. Il est, en effet, des cas de pneumonie légère où l'hépatisation pulmonaire se limite à un minime espace. Ces pneumonies n'ont en elles-mêmes que peu de raison pour éteindre la fonction respiratoire et elles sont impuissantes, au niveau de la mer, pour produire la moindre asphyxie. Elles se compliquent cependant, souvent, sur les Altitudes, de collapsus, d'ataxie et de typhus. Nous pensons donc que, tout en attribuant à l'hépatisation pulmonaire la juste part qui lui revient dans ces complications, il faut en voir la cause principale dans le peu de résistance des sujets à toute inflammation vive et durable, par suite d'un état physiologique affaibli par le climat lui-même.

Nous le pensons d'autant mieux que la généralisation de l'adynamie et du typhus, comme maladies essentielles ou comme complication, se constate dans la vallée de Mexico par l'observation journalière ; assez pour les faire considérer comme une dépendance de la constitution pathologique. D'autre part, à côté de cette vérité incontestable, nous n'hésitons pas à en placer une autre non moins autorisée par l'expérience des Altitudes : c'est que les réactions générales que les inflammations suscitent dans l'organisme, n'y sont pas susceptibles d'une longue durée; quelque chose paraît manquer à l'état physiologique du malade pour leur être un élément de prolongation. C'est pour ce motif que la terminaison de l'inflammation par résolution doit être prompte pour être possible; et que le passage à l'état chronique s'exclut naturellement par les raisons que nous venons de dire.

Aussi les maladies chroniques, appartenant au type inflammatoire, sont-elles fort rares. C'est pour cela qu'une diarrhée n'est pas souvent une entérite; un catarrhe pulmonaire et un emphysème n'y sont presque jamais des bronchites chroniques; la gastrite est remplacée par la gastralgie; le foie se congestionne bien plus souvent qu'il ne s'enflamme, etc.

Aussi peut-on affirmer en général, sans crainte d'exagérer la réalité, que la faiblesse avec laquelle les fonctions s'exercent, présente un rapport parfait avec la mollesse qu'apporte l'organisme à activer les inflammations, ou à leur offrir une résistance qui en assure la marche régulière. Les faits démontrent chaque jour cette vérité, et celle-ci devient plus saillante, par le contraste, si l'on porte son attention sur les phlogoses vives et les réactions franches du niveau de la mer, considérées dans les localités qui ne sont pas empoisonnées par le miasme paludéen. Ici, respiration parfaite, fonctions physiologiques très actives : inflammations franches et thérapeutique assurée. Là, oxygénation entravée, fonctions physiologiques affaiblies : maladies insidieuses et thérapeutique vacillante.

Mais si nous étendons la comparaison aux climats marécageux, nous aurons lieu d'être frappé de l'analogie d'action qu'ils présentent avec les Altitudes au point de vue des affections inflammatoires. Là comme ici, oxygène mal respiré et négation des maladies de ce type.

Ce parallèle entre les Altitudes et les bords du golfe devient encore plus digne d'attention si nous l'étendons aux affections typhoïdes. Pendant que l'air des hauteurs, privé de toute émanation impure, n'est d'aucune garantie contre les maladies putrides ; lorsque la température uniforme et douce de l'Anahuac laisse les barrières ouvertes aux épidémies les plus violentes de typhus, les effluves immondes des bords de la mer et les miasmes des grandes villes, sous un ciel toujours embrasé, produisent rarement ces altérations meurtrières dans la santé des naturels. Tabasco lui-même, ce pays si marécageux, ne présente que rarement des cas de fièvre typhoïde, et lorsque le typhus y règne, il est presque tou-

jours à forme paludéenne sous le type de fièvres rémittentes ou intermittentes pernicieuses. Ce qui prouve
encore une fois que souvent il faut chercher en dehors
de toute émanation délétère le principe des affections
typhoïdes.

L'intérêt qu'inspire l'étude rapide à laquelle nous venons de nous livrer, sur la pneumonie et le typhus, nous
paraîtra d'une importance plus grande encore, si nous
considérons ces maladies dans leurs rapports avec la statistique mortuaire des Européens qui vivent sur les Altitudes. Elles sont pour eux la cause la plus fréquente de
mort. La force de vitalité acquise sous des influences climatériques plus salutaires leur permet de résister, sans
inconvénients visibles.et pendant longtemps, aux conditions d'atmosphère et de température inhérentes aux
lieux élevés. Mais peu à peu l'action de cette hygiène débilitante prend le dessus sur les tempéraments, et ceux-
ci s'en trouvent d'autant plus abattus que les premières
années de la vie se sont passées en dehors de cette influence. Les étrangers deviennent alors très-sensibles
aux refroidissements. Les mouvements les fatiguent;
une course de peu de distance les rend haletants et courbaturés.

Loin donc d'arriver insensiblement à une acclimatation, ils perdent de leur énergie à mesure que leur séjour augmente. De sorte que, à l'inverse de ce qui arrive sur les bords du Golfe, où l'Européen s'acclimate à merveille quand le sol ne produit pas d'émanations palustres, l'étranger cède aux influences du climat des Altitudes avec d'autant plus de facilité, que ces influences ont duré davantage. Nous l'avons déjà dit dans nos études physiologiques, et le moment était venu d'en donner la preuve pathologique, comme nous venons de le faire.

ART. 3. — Quelques phlegmasies en particulier.

Revenons maintenant aux phlegmasies franches.

La plus commune est la pharyngite. En devons-nous être surpris? La première action sensible du séjour des Altitudes sur les nouveaux venus se fait remarquer sur la membrane muqueuse de la bouche et du pharynx. La diminution de pression et la sécheresse de l'air, qui agissent directement sur elle, y causent une évaporation subite qui la dessèche, la refroidit et l'irrite. Ce phénomène est surtout sensible sur les artistes lyriques qui viennent presque chaque année donner des représentations théâtrales à Mexico. Leurs indispositions pharyn-

14

giennes sont très-communes au début de leurs travaux. Je n'ai pas oublié qu'une affection de ce genre ne nous permit d'entendre que deux ou trois fois un chanteur distingué qu'on applaudit aujourd'hui avec justice au théâtre Ventadour de Paris. Je veux parler de M. Ba-diali.

Par la continuation du séjour, cette évaporation, qui s'effectue à la surface de la membrane buccale, donne lieu à une sécrétion plus abondante, et le phénomène se trouve compensé par cette activité de la fonction. Mais ce travail super-physiologique est lui-même une source d'excitation permanente à laquelle des refroidis-sements faciles et subits donnent souvent un caractère phlegmasique. Aussi les inflammations du pharynx sont-elles fort communes. Nous devons même dire que le type chronique de cette maladie, en apparaissant fréquem-ment, forme une exception à la règle que nous avons posée et qui exclut la chronicité dans les maladies in-flammatoires des Altitudes. Cet écart des principes énoncés n'a pas lieu de nous surprendre; il s'explique aisément.

Les phlegmasies, en effet, ont deux raisons d'être : l'une appartient aux causes locales, l'autre réside dans l'état général du sujet. Celle-ci restant la même, nous trouvons dans le contact direct de l'air sur le pharynx une action permanente qui rend pour nous très-compréhensible la persistance d'un état inflammatoire se localisant dans cet organe. Cet état peut, d'ailleurs, être assez faible pour ne pas éveiller de réactions bien vives dans l'organisme et pour se créer une existence pour ainsi dire isolée.

Après avoir fait cette place exceptionnelle à la pharyngite, nous devons encore inscrire en dehors des règles que nous avons posées le rhumatisme articulaire aigu. Nous avons dit, en effet, que les maladies inflammatoires des Altitudes ne peuvent pas être de longue durée ; qu'elles ne sont vives qu'à la condition d'être transitoires et comme un moyen d'arriver à un état adynamique funeste. L'arthrite rhumatismale aiguë est cependant à Mexico aussi intense, aussi durable qu'au niveau de la mer, et nous n'avons jamais vu qu'elle fût l'occasion d'une affection du genre adynamique ou typhoïde.

Ce n'est pas là pour nous une raison d'abandonner nos principes. Nous y voyons simplement un motif nouveau pour considérer cette phlegmasie, cette fièvre rhumatismale, comme une inflammation spéciale, dont les éléments ne peuvent pas être confondus avec ce que nous savons des inflammations en général.

Cette maladie, du reste, se lie communément à Mexico comme partout ailleurs, à une affection du cœur. Et c'est ici le lieu de dire que les altérations de cet organe sont fort communes sur les Altitudes, avec la forme hypertrophique, par suite de lésions des orifices ou des valvules. Leur marche est rapide et les effets sont plus promptement funestes qu'au niveau de la mer.

Nous possédons une observation curieuse qui nous permet d'établir le parallèle entre les influences différentes des niveaux sur les maladies du cœur.

Observation. — M. P... est né à Paris. Il vint à Mexico à l'âge de vingt-huit ans, en 1852. Je fus consulté par lui, en 1854, à propos d'une douleur légère qu'il ressentait vers la région précordiale. L'auscultation me fit reconnaître un bruit de souffle au second mouvement du cœur. Du reste, à la percussion, on ne s'apercevait pas que l'organe fût bien sensiblement augmenté de volume. Nous ignorons si cette affection avait pris naissance à une époque loin de nous; mais ce que dit le malade de la parfaite liberté antérieure de sa respiration et de la nullité absolue de palpitations nous fait croire qu'elle est récente.

La maladie fit des progrès rapides. Les battements du

cœur prirent une telle activité que, vers la fin de cette
même année 1854, il fut impossible à M. P... de continuer ses occupations. Le repos du lit devint indispensable. Il fut saigné trois fois dans l'espace de cinq ou six
jours. Plusieurs vésicatoires volants furent appliqués sur
la région précordiale. Je prescrivis la digitale et une
boisson nitrée.

Sous l'influence de ces moyens le calme se rétablit ; le
pouls baissa à 60 pulsations et après un mois de repos,
il me fut possible de permettre un peu d'exercice
d'abord, et bientôt la reprise modérée des occupations
habituelles. La percussion dénotait alors une augmentation sensible du volume de l'organe, et le bruit de souffle
au deuxième temps, devenu rude et rapeux, permettait
de constater un progrès dans la lésion primordiale.

A peine M. P... avait-il repris ses travaux que les battements de cœur s'activèrent de nouveau et les palpitations devinrent si puissantes et si désordonnées, qu'il
fallut encore prescrire le repos et la saignée. La conviction, d'ailleurs, où j'étais que le malade ne pourrait continuer de séjourner à Mexico, sans s'exposer à une mort
prochaine, me força à lui donner le conseil de retourner
en Europe. Il se disposa à suivre mes avis. Pendant les
deux mois qu'il passa à préparer son voyage, sa fatigue
fut extrême. Il s'embarqua enfin au mois de mai 1855.

Un voyage que je fis à Paris à la même époque me permit de le voir et d'admirer le changement que la pression atmosphérique avait produit dans la marche de sa maladie. Au mois de juillet M. P... dont les parents résidaient à Saint-Germain, faisait tous les jours sans fatigue une promenade à Paris. Il marchait lestement sans être incommodé. L'auscultation, à la vérité, faisait entendre le souffle rapeux qui se liait au second bruit du cœur, mais les mouvements de l'organe étaient réguliers; ses battements, peu précipités, ne dépassaient pas de beaucoup la force normale. L'amélioration était telle, enfin, que le malade se croyait guéri et parlait déjà de son retour au Mexique où les soins de son avenir fixaient sans cesse ses désirs et ses vœux.

Je fis des efforts inutiles pour le dissuader de réaliser ses projets. M. P... repartit pour l'Amérique à la fin de cette même année. Peu de jours après son arrivée à Mexico, où je me trouvais déjà moi-même, la marche de la maladie reprit ses allures antérieures. Les battements du cœur devinrent forts, irréguliers ; une toux sèche et constante le fatiguait sans cesse, et en peu de jours les mouvements devinrent très-pénibles.

Force fut de se soumettre au repos, à la saignée et aux autres moyens qui nous avaient déjà donné de bons résultats. Il fallut aussi se convaincre de l'effet irrémédiable du climat de Mexico sur la marche de l'affection et prendre, pour la seconde fois, la résolution de partir pour la France. Ce voyage se fit au mois de mai 1856.

Depuis lors M. P... habite Paris. Il n'a pas guéri, mais sa maladie qui aurait inévitablement causé la mort à Mexico dans quelques mois, a pris en France une marche plus lente. Le malade en a senti assez de soulagement, pour prendre la résolution de se marier et pour résister, sans accidents, à des vicissitudes de fortune qui ont dû lui causer de grands tourments d'esprit. Je n'ajouterai pas à ses préoccupations présentes celles de mon pronostic qu'il pourrait lire sur ce livre ; mais j'ai bien lieu de me féliciter de l'avoir soustrait à l'influence d'un pays dont le séjour aurait évidemment abrégé sa vie de plusieurs années.

L'observation que je viens de rapporter est la seule d'influence comparée que je connaisse. Mais sans avoir recours aux migrations qui permettent de considérer le même malade à différents niveaux, on peut chaque jour se convaincre, par l'aspect de la marche rapide des affections du cœur sur les Altitudes, que celles-ci y abrègent considérablement les jours des malades.

Il est d'ailleurs positif que ce genre de maladie se voit

fréquemment à Mexico et à Puebla, assez du moins pour
faire penser que la tendance du cœur à accélérer ses mouvements sous l'influence des Altitudes y entretient un
surcroît d'activité nuisible. La prudence veut donc qu'on
conseille aux malades atteints de cette affection l'habitation dans des lieux humides peu élevés au-dessus du
niveau de la mer.

La pleurésie est fréquente et la péritonite n'est pas
rare à Mexico. En devons-nous être surpris? Nous savons
l'influence en tous pays des refroidissements de la peau
pour produire l'inflammation et l'épanchement des séreuses. Ce que nous avons dit des variations de température qui sur l'Anahuac affectent la périphérie du corps
suffit donc à nous faire comprendre la fréquence et la
gravité des affections, dont ces membranes seront
atteintes sur les hauteurs.

Mais nous n'avons remarqué dans ces maladies rien
qui imprime à leur marche un cachet original. Nous ne
saurions donc nous arrêter à en faire une étude spéciale.

Ce serait cependant une omission blâmable de ne pas
faire une mention particulière des douleurs abdominales
qui se lient souvent aux débuts de la péritonite et laissent
l'esprit dans le doute sur le diagnostic. Quelquefois une

névrose intestinale, et plus fréquemment une constipation opiniâtre produisent sur l'Anahuac les accidents qu'une dénomination peu nosologique a désignés par le nom de *miserere*. Parfois ces douleurs vives ne sont autre chose que le début de la péritonite elle-même ; dans certains cas elles en sont la cause déterminante. Les leçons données par l'expérience de la pratique des Altitudes rendent les médecins fort réservés à l'aspect de toute douleur abdominale un peu vive, et la crainte d'y voir l'invasion ou la cause d'une péritonite, qui peut devenir promptement funeste, donne à leur thérapeutique une activité louable, dont les bons effets évitent bien des mécomptes.

Dans ces pays où les coliques sèches sont si fréquentes, on a commis une grande imprudence. Des conduits de plomb ont été installés pour la distribution des eaux dans la capitale. Nous ne doutons pas que de minimes doses de ce métal, ajoutées aux prédispositions climatériques, ne rendent plus fréquente une maladie qui produit déjà de nombreux malheurs.

L'utérus est un des organes qui s'affectent le plus communément à Mexico. La métrite aiguë n'y est pas rare et la métro-péritonite puerpérale est malheureu-

sement fréquente. Ce n'est pas cependant au point qu'il
en faille faire une mention exceptionnelle, et il est surtout vrai de dire qu'aucune originalité n'en indique ici
une étude spéciale. Mais il n'est pas hors d'à propos d'appeler l'attention sur les hémorrhagies qui compliquent
la parturition et donnent bien souvent, plus souvent
qu'en Europe, plus souvent surtout qu'au mêmes latitudes au niveau des mers, les résultats les plus déplorables. Pendant six ans de pratique à la côte du Golfe,
je n'ai pas observé un seul cas d'hémorrhagie mortelle
après un accouchement régulier, tandis que nous avions
à regretter fréquemment ce malheur sur l'Anahuac.

On le comprend aisément. Les fonctions de l'organe,
dans les pays chauds, au niveau des mers, se font généralement sans entraves. La parturition est heureuse. La
fibre utérine, énergique et puissante, revient promte-
ment sur elle-même, par une contraction rapide, immédiatement après l'expulsion du fœtus. L'extrémité des
vaisseaux s'en trouve donc oblitérée, sans retard, à la
suite de la sortie facile du placenta.

Il n'en est pas ainsi sur les Altitudes. La faiblesse générale produit trop souvent un abattement subit, au
moment où le passage de l'enfant laisse l'abdomen vide.
En même temps, la paresse contractile des muscles utérins est, par elle-même, une cause assez commune de

retard placentaire. De ces deux faiblesses, l'une générale, l'autre propre à l'organe, il résulte que les vaisseaux utérins restent béants, et le sang s'écoule en abondance. Si, peu d'instants après, l'état général devenu meilleur agit favorablement pour produire les contractions qui d'abord ont manqué, la fibre utérine rencontre un obstacle dans les caillots déjà formés à l'intérieur de l'organe. Aussi serait-il vrai de dire qu'il n'est pas de pays au monde où la nécessité de l'extraction de ce sang coagulé se présente avec plus de fréquence.

Mais ce n'est pas seulement dans l'acte puerpéral que l'on observe, à Mexico, des métrorrhagies. Le sang a une tendance remarquable à affluer vers cet organe. J'ai vu les inflammations chroniques du col et du corps, sans lésion de continuité, être très-fréquemment hémorrhagiques. Souvent, dans ma pratique, des bains prolongés, des injections et des cataplasmes émollients se rendaient maîtres d'hémorrhagies rebelles, mieux que les astringents et le seigle ergoté.

C'est qu'il n'est pas rare de voir des congestions prolongées produire des états sub-inflammatoires de l'utérus, qui se compliquent de flux de sang; et ce liquide continue à se répandre au dehors jusqu'à ce que la surexcitation soit calmée.

Mais j'ai prononcé le mot de congestion, et c'est là que

notre attention doit s'arrêter d'une manière spéciale au
sujet des maladies de l'utérus. Les affections de ce genre
sont, en effet, très-communes à Mexico. Le mal attaque
le col de préférence, rarement le corps de l'organe. Sous
l'influence de ses premières atteintes que le médecin
n'est pas souvent appelé à observer, un dérangement général de la santé se fait remarquer par des symptômes
vagues qui ne fournissent point de données bien précises.
La malade éprouve des lassitudes, des courbatures des
membres et de la région dorsale; l'esprit est triste,
abattu; le sommeil est difficile; bientôt l'appétit s'altère,
et quelquefois il y a des nausées le matin au sortir du lit.
Le plus communément ces derniers symptômes manquent, et l'on ne remarque que les courbatures des membres ou, bien plus souvent encore, une douleur sourde au
sacrum et dans la région lombaire.

Que si l'on pratique le toucher, le col paraît augmenté
de volume, il cède à la pression du doigt; rarement il est
sensible à cette manœuvre. Le spéculum le montre rouge,
luisant, quelquefois presque violacé. L'organe peut rester bien longtemps dans cet état, sans résolution et sans
altération d'autre nature. Mais, le plus souvent, la durée
du mal en fait changer les signes physiques. Un premier
changement a lieu par l'induration du col congestionné.
C'est qu'alors l'afflux du sang a produit une phlogose

lente, et celle-ci, agissant par altération de nutrition, indure peu à peu les tissus qui en sont le siége.

Cette transformation de la maladie est fort commune à Mexico où, fort heureusement pour les malades, elle forme la majeure partie des cas pris, à tort, pour des cancers squirreux. Elle s'en distingue, cependant, par une décoloration moins marquée et par l'absence de toute douleur lancinante aux aines. Presque toujours, d'ailleurs, elle s'accompagne d'un groupe de granulations inflammatoires, sur un fond rougeâtre, autour du museau de tanche. A une période plus avancée du mal, ces granulations sont remplacées, à la lèvre postérieure, par une excoriation ulcéreuse qui s'élève vers l'intérieur du col. Granulations et ulcères, ce sont choses fort communes dans les villes populeuses de l'Europe ; mais l'engorgement congestif, longtemps ou toujours mollasse, et ce même engorgement induré, forment par leur durée sans inflammation notable, une véritable originalité morbide qui trouve son étiologie tout entière dans les circonstances de la localité.

Nous ne saurions abandonner ce sujet sans chercher à nous rendre compte de l'influence du climat des Altitudes pour la production des congestions du col utérin. Il arrive pour cet organe ce que nous voyons se produire dans le même sens sur d'autres points du corps dont les dis-

positions vasculaires ou dont l'irritabilité se prêtent facilement à une stagnation ou à un appel de fluides. Sous
l'action d'un orgasme que l'état nerveux des Altitudes
produit aisément sur l'utérus, le sang est appelé vers
l'organe, déjà surabondamment prédisposé par sa vascu-
larité. La position déclive du col et l'appel climatérique
du sang vers les surfaces s'ajoutent aux causes déjà dé-
crites pour produire l'état morbide dont nous venons de
nous occuper.

Quoiqu'il en soit, la maladie est très-fréquente ; elle
est aussi des plus rebelles et elle revient facilement,
après une première guérison, quoique fassent le médecin
et la malade pour l'éviter. Les moyens d'en triompher
ne sont pas différents de ceux que les pratiques classiques ont partout établis : cautérisations, bains résolu-
tifs, révulsifs cutanés, fondants internes et repos modéré.
Un voyage dans un pays situé au niveau des mers est la
mesure la plus sage qu'on puisse mettre en usage ; car il
ne faut pas oublier que l'Altitude renferme en elle-même
les causes qui ont produit au début et entretiennent sans
cesse cette maladie rebelle.

A défaut de ce déplacement, les malades devront prendre un grand soin de combattre les influences climatériques par tous les moyens que la raison indique : la
tendance au refroidissement, par l'application immédiate

de vêtements de laine; la paresse générale des muscles
et de la respiration, par des mouvements modérés. On est
dans l'habitude de condamner ces sortes de malades au
repos absolu. C'est un mal grave. J'ai souvent vu des
affections de ce genre, longtemps stationnaires malgré des
soins, à d'autres égards intelligents, se soulager avec rapidité aussitôt qu'il était fait usage d'un exercice bien
compris.

Ce moyen a, d'ailleurs, l'avantage de réveiller l'appétit trop souvent altéré dans ce genre d'affections. Et il
est à remarquer que c'est encore là un sujet qui doit tenir en éveil l'attention du médecin. Dans ces climats des
Altitudes, l'abattement général est la première conséquence de l'action locale. Si la nutrition vient à s'altérer
pour d'autres causes et surtout par le manque d'une alimentation suffisante, les réactions de plus en plus appauvries laisseront un libre cours aux affections congestives partout où il leur plaira de faire élection de domicile. Il est donc très-important de surveiller l'alimentation des malades qui font le sujet de cet article.

Du reste, les maladies congestives de l'utérus, si communes sur l'Anahuac, portent notre esprit sur un organe
encore plus souvent congestionné. Nous allons lui donner
une attention sérieuse.

CHAPITRE IV

ARTICLE 1. — Maladies du foie.

On nous a enseigné dans notre jeunesse que les maladies du foie sont l'apanage des pays chauds. Mais on n'a pas voulu dire, sans doute, que, sous les climats tropicaux, ces affections, qui en effet y sont endémiques, sont en rapport exact avec la température. Plusieurs autres éléments y figurent comme cause essentielle, et la variété des influences qui s'ajoutent à la chaleur fait varier la nature des altérations que cet organe présente. Ainsi, les lieux marécageux y produisent souvent des hypertrophies qui prennent quelquefois des proportions surprenantes, sans, pour cela, altérer les tissus d'une manière bien grave ; tandis que les lieux secs ne nous offrent presque jamais l'exemple d'une augmentation de volume qui n'ait pour base la phlogose ou quelque

altération plus grave encore. C'est pour cela qu'à Tabasco
le foie se tuméfie fréquemment sans donner lieu à la suppuration par abcès ; et qu'à Campêche, au contraire, un
foyer purulent est la terminaison du mal, lorsque la résolution prompte n'a pu être obtenue.

Mais il est vrai de dire que dans cette dernière ville,
un des points les plus chauds des Amériques, les maladies du foie ne sont pas fort communes, et il en est de
même de tous les pays chauds dont les terrains sont secs
et l'atmosphère humide. Il faut, en général, pour que cet
organe s'altère, de la sécheresse dans l'air ou de l'eau sur
le sol ; ce qui revient à dire : une endosmose respiratoire profondément altérée, ou un empoisonnement
miasmatique.

Aussi les Altitudes vont-elles offrir un vaste champ à
l'étude des maladies de cette glande. Mais non ; ces mots
expriment mal notre pensée. L'étude des maladies du
foie se trouve resserrée dans d'étroites limites sur le plateau élevé du Mexique : la congestion, la phlogose et
l'abcès ; vous n'y verrez presque jamais une autre maladie. Mais ces altérations y sont remarquables par leur
fréquence ; on les observe à chaque pas.

Ce qui mérite surtout notre attention la plus sérieuse,
c'est la tendance de l'organe à l'état congestif simple. Tout
à coup, sans cause appréciable, on perd l'appétit ; la

langue est blanche et saburrale, la bouche amère. Une gène vague se fait sentir vers l'abdomen; quelquefois on éprouve comme des suffocations et l'on fait à chaque instant des efforts involontaires pour remplir d'air la poitrine oppressée. Du reste, point de fièvre ; mais la tête est lourde et le sommeil un peu troublé. Très-rarement une douleur, comme gastralgique et parfois vive, se fait sentir à l'épigastre, n'augmente pas à la pression et disparaît comme un accès névropathique ; elle est alors le début des autres signes que nous venons de décrire, et c'est une circonstance heureuse qui porte l'attention sur le siége du mal et le fait découvrir. Sans cela, on diagnostique un embarras gastrique ; on prescrit l'ipeca ou un purgatif salin, et souvent le résultat heureux de cette prescription donne faussement raison à votre jugement.

Que si vous portez votre attention sur l'hypocondre droit et la ligne blanche,vous voyez facilement une tuméfaction à l'épigastre et quelquefois sous les bords des fausses côtes qui se trouvent elles-mêmes soulevées. La percussion vous indique sur ces points une matité manifeste plus ou moins étendue. Il n'est alors pas douteux que nous n'ayons affaire à une congestion hépatique. Souvent, c'est là un dérangement de peu d'importance ; d'autrefois, il faut lui donner une attention sérieuse ; jamais il ne faut le négliger ; car la phlogose et l'abcès en peuvent être la conséquence naturelle.

Il ne faut pas non plus croire que le mal soit tout à fait vaincu, quand on le voit soulagé sous l'influence d'un traitement. C'est, en effet, chose fort commune de voir une première congestion s'effacer, se dissimuler, pour reparaître sans retard, et n'être que l'indice d'une alté- ration dans les fonctions hépatiques qui vont pour long- temps vous donner les mêmes accidents. En d'autres termes : il est probable que cette glande, une fois con- gestionnée, s'engorgera encore , et de même que vous ne restez pas sans inquiétude à propos d'un sujet qui vous a donné des signes d'une congestion cérébrale fugace, vous ne devez point perdre de vue un malade qui vous paraît guéri d'une congestion du foie.

Je garde le souvenir d'un **grand** nombre de cas où cette obstination chronique d'un état congestif tenait constamment mon attention en éveil. Mais le plus cu- rieux est bien certainement celui que je vais rapporter.

M. Auguste G. est un ouvrier d'une rare habileté pour la partie ferrée des voitures. Il est très-laborieux par in- termittences ; les entr'actes trop nombreux sont absorbés par les alcools. Du reste, bon ami et fort aimé de ceux

qui l'approchent. Pendant deux ans, il a eu fréquemment
des indispositions se caractérisant par une douleur à l'hypocondre droit, fièvre, frissons, perte d'appétit, quelques vomissements bilieux, sensibilité ou gêne à l'épaule
gauche. Ces indispositions, soignées quelques jours par
un confrère estimable, s'amendaient sensiblement. Mais
le malade revenait avec un zèle égal, alternativement, au
feu de sa forge et aux ardeurs de ses alcools.

De chute en chute, il en arriva à une maladie sérieuse
pour laquelle je fus appelé.

M. Auguste a vingt-huit ans environ. En percu-
tant l'hypocondre gauche, on sent une matité qui re-
monte vers la poitrine, envahit l'épigastre, devient plus
saisissante vers l'hypocondre gauche où la palpation fait
reconnaître la présence d'un corps dur très-résistant, dont
la proéminence la plus avancée se fait à environ quinze
centimètres de distance de la ligne blanche de l'abdomen. Cet énorme engorgement hépatique était accompagné d'une sensibilité modérée, mais cependant assez forte,
sous la pression des doigts. Il y avait fièvre continue avec
redoublement vers le soir, soif assez vive surtout aux
heures du redoublement de la pyrexie, quelques vomissements le matin, lorsque la fièvre diminuait et après
les sueurs qui étaient toujours fort abondantes la nuit.

Il fallait, avant de commencer la thérapeutique de ce

cas qui est resté célèbre dans mes souvenirs, se rendre
bien compte de la nature des accidents dont le foie était
aujourd'hui le siége. D'abord, dans le passé, cet organe
avait été pendant deux ans atteint de congestions presque permanentes. Comment appeler inflammation, même
légère, un état pathologique qui a pu exister tant de
temps sans produire un foyer purulent? Ces deux ans qui
viennent de s'écouler n'ont évidemment produit sur le
foie que quelques inflammations passagères qni ont successivement disparu, en laissant toujours l'organe congestionné sous l'influence des mêmes causes. Cependant,
le dernier accès de ce genre, qui a eu lieu un mois et
demi avant ma visite, a persisté, quoique sous une forme
peu sensible, et il a travaillé à la manière des inflammations chroniques, de sorte à produire, en même temps
qu'une hypertrophie, une induration de l'organe. Aujourd'hui, les signes de réaction générale fébrile sont
l'indice d'un travail inflammatoire plus prononcé, et
cette phlegmasie agissant sur un parenchime déjà altéré par une inflammation chronique, il est à craindre
qu'il ne se forme un abcès, redoutable par son étendue.
Quoiqu'il en soit, nous pouvons encore espérer une résolution complète. A la vérité nous n'y comptons guère, et
M. le docteur Macartney, qui a la bonté de faire une
visite à mon malade, n'a pas non plus une grande con-

üance dans la terminaison] heureuse de ce cas, évidemment grave, par sa durée d'abord, et par l'étendue du mal
aujourd'hui.

Que faire contre lui? Quoique ce ne soit pas là seulement une phlegmasie aiguë, il y a indication d'une déplession sanguine, vu la recrudescence récente du mal.
Nous y avons recours.

Mais que faire ensuite? Il faut agir sagement pour
combattre à la fois, d'un côté, l'acuité révélée par la fièvre récente et la sensibilité locale, d'autre part, ce fond de
chronicité qui nous est décélée par la durée, la tenacité
aux rechutes et l'induration de l'organe. Après l'émission sanguine, voici donc ce que nous arrêtons : un grand
vésicatoire ; on le laissera sécher promptement. Après
quatre jours de répit, on en appliquera un second qu'on
pansera avec de l'onguent napolitain. Quand il voudra
sécher, on le stimulera en mélangeant l'onguent mercuriel avec de la pommade de mezereum. On entretiendra la
liberté du ventre par l'application d'un minoratif renouvelé selon le besoin, si le calomel à petites doses ne relâche pas les intestins ; car nous donnerons du calomel :
10 centigrammes par jour en trois pilules. Nous aurons
soin de surveiller la bouche, car nous ne voulons point
un ptyalisme gênant. Cependant nous désirons qu'au bout
de quelques jours les gencives s'engorgent, comme preuve

que le mercure en est arrivé à agir sur le système glandulaire.

Des bains tièdes seront donnés au malade tous les jours, pendant une heure et demie.

Il ne fallut pas moins de quinze jours pour obtenir un commencement de rémission dans les symptômes. Jusque-là : même fièvre, mêmes vomissements, mêmes douleurs à l'hypocondre. Enfin, après deux septenaires, le pouls baisse, les redoublements nocturnes sont moins forts, la sensibilité moins grande à la pression est moindre aussi quand le malade tousse. Sa toux, du reste, est moins intense. Mais le volume du foie, loin de diminuer, est plus considérable. Nous ordonnons toujours le calomel et les purgatifs, les bains tièdes, les pansements au mercure du grand vésicatoire, autour duquel on appliquera de temps en temps des vésicatoires volants. Nous passons ainsi deux autres septenaires, après lesquels il n'y a plus de fièvre, plus de vomissements, plus de sueurs, plus de toux. Mais le foie, maintenant insensible, conserve le même volume. Le grand vésicatoire est séché. Le calomel a produit depuis huit jours une stomatite ; il a été suspendu.

En commençant le cinquième septenaire, le malade est laissé en repos pour cinq jours, au bout desquels nous prescrivons ce qui suit : un séton sur la partie ma-

lade, un bain sulfureux tous les deux jours et un bain
amylacé dans l'intervalle ; iodure de potassium pendant
trois jours, alternant avec trois autres jours d'administration du calomel à la dose de 10 centigrammes dans les
vingt-quatre heures. Ce traitement a été soutenu pendant un mois, au bout duquel le malade ne fournissait
plus aucun signe de maladie. Nous crûmes prudent, cependant, de lui prescrire un peu d'iodure de potassium,
qui eut l'avantage, pendant trois mois, de remplacer l'habitude moins saine du *petit verre*. Le séton fut aussi
maintenu pendant ce même temps.

Un an et demi s'était écoulé à mon départ de Mexico,
sans que M. Auguste se fût de nouveau ressenti de ses
longues souffrances, malgré la rage des alcools et l'action
du feu de forge.

J'ai dit que voilà un cas remarquable. Il l'est en effet,
parce qu'il offre l'exemple de congestions hépatiques permanentes pendant deux ans, avec plusieurs atteintes
d'inflammations passagères, avec inflammation indurée
à la fin ; volume énorme, état aigu et fièvre intense,
frissons et sueurs. Tout ce tableau de symptômes, cette
énorme durée des accidents, sans aboutir à une suppuration ou à une induration incurables, sont bien dignes
d'exciter notre étonnement.

Cette maladie, sous l'influence d'un empoisonnement miasmatique et de la chaleur de la côte, n'aurait pas pu durer si longtemps sans dépasser les ressources de l'art.

Quelle est la cause de ces congestions si fréquentes sur les Altitudes ? elle est tout entière dans la rareté de l'air. Rappelons-nous que dans notre étude sur la physiologie des hauteurs, nous avons fait remarquer que les rapports normaux se perdaient souvent entre l'activité respiratoire et l'accélération du cours du sang. Tandis que, d'un côté, les mouvements du cœur dépassent de beaucoup leur rythme naturel, les mouvements de soulèvement du thorax, d'autre part, se font avec lenteur et paresse. Aussi le sang ne reçoit-il dans le poumon qu'une revivification imparfaite, au contact d'un air si peu renouvelé et déjà appauvri. Les tissus qu'il baigne s'en activent à peine et réagissent sur lui faiblement. La trame veineuse qui s'engorge ne rend qu'imparfaitement ce qu'elle a reçu. C'est dans le système abdominal que cette paresse circulatoire élit son siège de prédilection ; et sous l'influence de cette stagnation, le foie imbibé outre mesure, reçoit et garde le sang que son inertie ne peut chasser.

Cette explication est si vraie, que la fréquence des congestions hépatiques est en rapport avec les circonstances qui font augmenter la raréfaction de l'air. C'est ainsi que nous les voyons souvent pendant les chaleurs du printemps et qu'elles sont communes au milieu des occupations champêtres sous un soleil brûlant. On les voit également parmi les ouvriers qui s'approchent des feux de forge, auprès desquels les abcès les plus graves trouvent leur origine fréquente.

Aussi pouvons-nous affirmer que, de toutes les maladies que l'on observe sur les Altitudes, la congestion du foie est la plus naturellement endémique. Comme on le pense bien, ces congestions ne sont pas toujours innocentes. Leur transformation en phlogose est même une chose assez commune. Le praticien en est prévenu par tous les symptômes de l'hépatite. Il n'entre point dans le plan de cet écrit de décrire l'inflammation classique du foie, que l'on peut voir partout ailleurs ; mais c'est un devoir d'appeler l'attention sur certains phénomènes exceptionnels qui ne sont pas vulgaires et pourraient entraîner des erreurs de diagnostic, s'ils n'étaient pas dévoilés. Les voici :

Il est des inflammations du foie à marche insidieuse, qui se terminent souvent par des abcès redoutables, sans avoir présenté les signes habituels de cette maladie. Point d'augmentation du volume de l'organe, point de douleur locale, soit spontanée, soit à la pression. Mais les symptômes généraux ne manquent pas : fièvre plus ou moins intense avec exacerbations irrégulières, frissons et sueurs. La langue, d'ailleurs, est saburrale, la bouche est amère et il y a de fréquentes envies de vomir.

Comment croire, sur ces signes seulement, à l'existence d'une affection grave du foie? D'autant que des douleurs obstinées, souvent loin du mal, détournent votre attention de sa vraie nature et vous mènent bien loin du diagnostic. Une inflammation centrale du foie peut cependant couver ainsi sans signes locaux, miner insensiblement l'organe et faire tout à coup une explosion périphérique lorsque la maladie a dépassé les limites de l'action de l'art. Nous en avons eu beaucoup d'exemples; en voici un bien remarquable.

Observation. — Madame M... a cinquante-cinq ans. Un accès de fièvre s'est déclaré après des frissons violents. Elle a eu quelques envies de vomir. Du reste, elle n'accuse de douleur nulle part. Pendant un septenaire, des exacerbations fébriles, avec frissons irréguliers et sueurs abondantes, font croire à l'existence de fièvres d'accès; mais le sulfate de quinine reste sans effet. Au commencement du second septenaire, des douleurs assez violentes se font sentir dans le trajet des muscles des membres abdominaux. Ces douleurs, vives spontanément, augmentent par la contraction des fibres sous l'influence de la marche, et la station debout est difficile. Cet accident, caractérisé de rhumatisme par le confrère qui vit alors la malade, ne céda à aucun des moyens qui furent alors employés, et durait depuis plus d'un mois et demi déjà lorsque je fus appelé.

La malade a toujours la fièvre avec des exacerbations nocturnes; elle tousse souvent, sans que les efforts de cette toux causent de douleur nulle part. Les douleurs des membres abdominaux, remontant au rachis, se font maintenant sentir aux bras et gènent partout les mouvements. Elles ne sont pas constantes et leur disparition, presque absolue à certaines heures, empêche de porter l'attention sur une affection des enveloppes du rachis.

La palpation de l'épigastre et du rebord des fausses côtes ne fait rien reconnaître. Je m'étudiais à observer la malade sur laquelle je ne pouvais hasarder un diagnostic, lorsque, vers le sixième jour de mes observations, deux mois de maladie, l'hypocondre devient douloureux à la pression; l'épigastre se tuméfie, rend un son mat à la percussion, et le doute n'est plus permis sur l'existence d'une maladie grave du foie. Mais, en même temps, des suffocations prennent la malade, une douleur se fait sentir dans la moitié inférieure du thorax; il y a grande

matité dans cette région, et, comme si le poumon était
en ce point comprimé, on n'y entend plus le murmure
respiratoire. La malade s'affaisse rapidement et meurt le
troisième jour.

L'autopsie n'a pas été permise. Mais en avons-nous
besoin?

Évidemment, c'est un cas d'inflammation et d'abcès
dans le centre du foie. Le pus, se faisant jour à travers
le diaphragme, est venu s'épancher dans la plèvre, et,
pendant que cette perforation avait lieu, ce travail de déplacement déterminait partout, au foie comme sur la
membrane pleurale, une inflammation étendue qui de-
venait promptement mortelle.

Ces abcès du centre de l'organe, produits par une inflammation lente dont le travail ne se fait jour vers la
périphérie par aucun signe sensible, se présentent plus
fréquemment qu'on ne saurait croire. Le cas que nous venons de rapporter n'est pas l'unique où nous ayons constaté des douleurs aiguës loin du siége du mal. Mais nous
n'en avons jamais observé qui nous aient présenté, comme
celui-ci, les souffrances, isolées au début, des membres
abdominaux. Il est vrai que, plus tard, ces douleurs se
sont propagées vers l'épine dorsale, où elles sont deve-

nues intenses, et alors nous avons pu croire que leur point de départ n'était guère différent d'un phénomène fréquemment observé pendant la marche des abcès graves du foie.

Nous voulons parler des douleurs rachidiennes. En voici un exemple.

Observation. — M. A... s'occupe à Mexico du commerce de détail en nouveautés. En 1857, il fut atteint d'une hépatite aiguë qui céda aux émissions sanguines, à l'emploi de plusieurs vésicatoires volants et à l'administration du calomel donné à petites doses jusqu'à un commencement de stomatite. On put le croire guéri; mais son soulagement n'était pas complet, et, ainsi que son inflammation aiguë avait été précédée de gênes congestives qui durèrent plusieurs mois, la résolution du mal fit place aux mêmes phénomènes que le malade ne soigna pas d'une manière convenable.

Au bout d'un an, M. A... fut atteint tout d'un coup d'une douleur très-vive à l'hypogastre non loin de la symphise pubienne. Cette douleur n'augmentait pas à la pression et elle s'accompagnait de vomissements répétés. Comme elle s'irradiait vers les lombes, on pouvait croire à l'existence et à la migration de quelque calcul urinaire,

et notre esprit s'arrêta d'autant plus volontiers sur ce
diagnostic, qu'aucun autre symptôme n'appelait l'attention autre part. Au surplus, la douleur était si vive que
le soin de la calmer devait occuper avant toute autre
chose. Des lavements fortement opiacés s'en rendirent
maîtres un moment ; mais elle reparut bientôt avec la
même intensité, et, dès le lendemain, elle cédait insensiblement sur le point primitif, pour se porter presque
tout entière vers la partie moyenne du rachis.

Le pouls, d'ailleurs, devint fébrile ; les vomissements
continuèrent ; il y eut frissons, sueurs, céphalalgie. Cependant l'hypocondre droit et l'épigastre explorés avec le
plus grand soin ne faisaient rien découvrir d'anormal, ni
en sensibilité, ni en augmentation de volume. Mais le
souvenir de l'hépatite précédente et des congestions qui
l'avaient suivie portèrent mon attention sur le foie. Je le
crus le siége d'un travail phlegmoneux central, et je fis à
mon malade une copieuse saignée de bras. Les raisons
que j'eus alors pour porter ce diagnostic, dans l'absence
de tout symptôme local, furent les suivantes :

La certitude que le malade n'avait pas une autre affection ; la fièvre intense avec redoublements et rémissions ;
les sueurs, les vomissements ; enfin, cette douleur même
qui primitivement avait égaré mon diagnostic, mais qui
le fixait aujourd'hui en prenant son siége sur le rachis,

car j'avais eu occasion de l'observer d'autres fois; à la
vérité, jamais avec la violence que je la vis se développer
chez mon malade actuel. Ce fut là son tourment de chaque instant pendant deux mois avec des exacerbations
qui lui arrachaient des cris malgré son caractère fort et
résolu.

A la fin du deuxième septenaire, l'inflammation du
foie se généralisa tout à coup. L'organe augmenté de volume devint partout sensible à la palpation.

Du reste, rien ne put vaincre la maladie. L'abcès qui
en fut la conséquence s'ouvrit spontanément dans l'intestin, et le malade mourut au milieu du huitième septenaire, plus abattu par les souffrances dorsales qu'é-
puisé directement par la suppuration.

Ces douleurs, du reste, sont-elles le résultat de corres-
pondances nervoso-sympathiques? viennent-elles de congestions rachidiennes? Ce dernier point aurait pu être
éclairci par l'autopsie, et je regrettai vivement qu'elle
ne fut pas possible.

Quoiqu'il en soit, le diagnostic des phlogoses et des
abcès du foie n'est pas toujours facile; les symptômes locaux font complètement défaut, et bien souvent, quoique
l'éveil soit naturellement donné sur ces maladies dans un

pays où elles sont communes, elles passent inaperçues pour les praticiens les plus prudents. Leurs manières de débuter sont d'ailleurs multiples. Quelquefois ce sont des selles dyssentériques irrégulières, tenaces, qui devront nous tenir en alerte. Il est aussi des diarrhées, simples d'abord, venant plus tard avec les signes d'une phlogose du petit intestin, qui sont le point de départ d'inflammations dont la migration vers le foie, par les conduits biliaires, n'est pas douteuse. Dans ces cas, on ne sait presque jamais quand l'hépatite commence, et l'on en est averti lorsque les ravages sont presque irrémédiables vers le centre de l'organe.

Aussi, avais-je pris l'habitude, dans ma pratique, de traiter par des émissions sanguines périnéales toutes les selles sanguines qui ne me donnaient pas les signes d'une dyssenterie franche et qui ne provenaient pas de tumeurs hémorrhoïdales. Je suis sûr que j'ai conjuré ainsi bien des maladies du foie, et je n'ai certainement fait aucun mal aux personnes chez lesquelles ces émissions sanguines étaient inutiles. Je donnais en même temps de petites doses de calomel ou de masse bleue, et pour peu que la langue fut saburrale, j'administrais l'ipéca à doses vomitives. Je ne saurais dire combien les secousses de ce médicament donné à propos régularisent la circulation portale et jouissent du pouvoir de dissiper des congestions hépatiques dangereuses.

Mais lorsque les moyens employés n'ont pu vaincre le mal à l'état de congestion ou de phlogose, lorsque l'abcès se forme enfin, le pronostic, grave alors, est bien loin d'être toujours funeste. On ne saurait croire, quand on n'en a pas l'expérience, combien l'art est encore utile dans ces cas et combien la nature y est puissante.

Observation. — Un Anglais fort recommandable, M. Ch..., tenait à Tabasco une maison de commerce, lorsque j'eus le plaisir de le connaître en 1848. Mon honorable confrère et ami M. Payro me le présenta en consultation pour une affection du foie, qui se termina par un abcès. Le pus se fit jour par le poumon, et M. Ch... parfaitement rétabli de cette affection grave, se fixa plus tard à Vera-Cruz. Il y fut atteint en 1851 d'une nouvelle hépatite, pour laquelle il vint à Mexico réclamer les soins de notre excellent confrère et ami M. le docteur Macartney, qui me le fit voir.

Le foie, fortement augmenté de volume, dépassait de beaucoup, en bas, le rebord des fausses côtes et formait une tuméfaction considérable vers l'épigastre. Des inégalités de surface faisaient diagnostiquer des abcès multiples et prévoir qu'ils se réuniraient en un foyer unique;

accessible à l'instrument à travers les parois abdominales. Telle fut en effet la terminaison de cet abcès, qui
fut ouvert très-heureusement par un confrère estimable
de Mexico.

M. Ch... se rétablit pour la seconde fois et jugea prudent de se soustraire aux causes qui produisaient sur lui
des effets si funestes. Il revint en Angleterre où, marié
aujourd'hui, il jouit d'une excellente santé.

Observation. — Mais voici un cas remarquable qui
prouve que la nature a des ressources infinies, et qu'il
ne faut pas facilement désespérer dans les cas graves
d'abcès hépatiques.

M. Émile est Français. Il réside à Mexico depuis deux
ans ; comme M. Auguste G..., qui est le sujet de notre
première observation, il est forgeron et se livre avec trop
d'ardeur à l'usage de l'alcool.

On l'apporta à la maison de santé française, que je di-
rigeais alors, dans l'état suivant :

La face, d'un jaune terreux, est grippée et osseuse ; le
regard est terne, indifférent ; les lèvres, les dents, la langue sont sèches et recouvertes d'un enduit fuligineux. A
toutes les questions qu'on lui adresse, le malade répond
invariablement : Comme vous voudrez, Monsieur. Évi-

demment en délire, il est dans un état typhoïde marqué.

L'abdomen est météorisé, mais malgré son ballonnement énorme, l'hypocondre et l'épigastre sont mats, et la palpation y fait reconnaître une tumeur dure s'avançant beaucoup dans le côté opposé. La matité s'élève aussi vers le thorax jusqu'à la partie moyenne environ. Nul doute que nous n'ayons affaire à une affection du foie ; mais il est impossible d'obtenir du malade aucun renseignement sur les souffrances qui ont précédé son arrivée. Occupé à des travaux d'installation d'une scierie qui se trouve à douze lieues de Mexico, c'est là que le mal l'a saisi, et le manque de soins a eu pour conséquence cet état général putride dont nous venons de parler. L'homme peu intelligent qui l'accompagne nous dit que la maladie dure depuis quinze jours, parce qu'il fait remonter à cette date l'époque où le malade a cessé de travailler.

Quoiqu'il en soit, M. Émile présente un cas d'hépatite avec commencement probable d'un foyer purulent, et un état général des plus mauvais. Je prescrivis du vin, du quinquina, des lavements minoratifs et des bouillons.

Pendant huit jours, l'état fut constamment le même. Après ce délai, l'intelligence parut se rétablir, le pouls prit de l'ampleur et la bouche devint humide. Le ventre, moins météorisé, laissa percevoir l'énorme augmentation du volume du foie qui, dur partout, n'offrait encore aucune indication à l'emploi de l'instrument.

Un large vésicatoire fut ordonné au malade sur le siége du mal, et on le tint à l'usage du vin d'Espagne et du quinquina.

L'état général se soulagea promptement. Vers le quinzième jour après son entrée à la maison de santé, M. Émile, revenu complètement à lui, put nous faire l'histoire des événements qui avaient précédé son délire. Depuis longtemps, il sentait une gêne vers l'hypocondre droit, et cette gêne le faisait tousser. Il y a un mois environ, ce symptôme devint une douleur vive et le malade dut se coucher. Il eut des vomissements, des frissons, de la céphalalgie, et enfin la connaissance se perdit.

Notre malade a donc été atteint d'une hépatite aiguë succédant à des congestions prolongées sous l'influence de l'Altitude, du feu de forge et de l'alcool.

Du reste, maintenant, à la suite des soins qui lui sont prodigués, son état s'améliore. Du quinzième au trentième jour de son séjour à la maison de santé, le rétablissement de ses forces m'a permis de lui administrer un peu de calomel et d'entretenir vigoureusement la révulsion de l'hypocondre. Le volume du foie s'en est considérablement amoindri. Mais au début du second mois.

M. Émile est pris tout à coup d'une toux opiniâtre, et
après deux jours d'efforts, il rend des crachats, sangui-
nolents d'abord, couleur lie de vin ensuite, qui ne laissent aucun doute sur leur provenance. Les matières ex-
pectorées furent du reste peu abondantes. Le malade reprenait des forces, et il put se lever vers le milieu de son
deuxième mois de séjour près de nous.

Cependant le pouls était fébrile; les frissons étaient
fréquents ; le foie ne faisait pas depuis quinze jours de
notables progrès dans la réduction de son volume. Deux
mois environ s'étaient écoulés depuis l'arrivée du malade,
lorsque à la suite de quelques coliques, il fait une garde-
robe très-abondante de pus hépatique. Après quelques
heures d'une grande faiblesse, M. Émile se sentit soulagé
et quand je le vis, le lendemain, la tuméfaction de la
glande était de beaucoup réduite.

Voilà donc deux abcès distincts, l'un vers la partie
convexe, l'autre vers la concavité, s'ouvrant tous deux
spontanément, le premier dans les bronches, le second
dans l'intestin. La suppuration de ce dernier se maintint
abondante pendant plusieurs jours; assez pour abattre
les forces du malade que nous soumîmes à l'usage de
l'huile de foie de morue, tout en le nourrissant le mieux
possible.

M. Émile resta six mois dans la maison de santé. Les

deux foyers se tarirent insensiblement presque en même temps, quinze jours avant sa sortie.

M. Emile jouit d'une parfaite santé depuis la fin de son traitement, c'est-à-dire depuis le milieu de l'année 1858.

Je n'ai pas tort, je crois, de présenter ce cas comme curieux et consolant à plus d'un titre. Je dois appeler l'attention sur l'usage abondant qui fut fait de l'huile de foie de morue. J'ai employé ce précieux médicament dans d'autres cas analogues avec des résultats heureux. Je ne doute pas que l'huile n'agisse à la fois, comme analeptique et comme fondant, au double point de vue de la nutrition générale et de la résolution hépatique.

Quoi qu'il en soit, j'ai voulu présenter à l'attention de mes lecteurs deux cas graves d'hépatite terminée par des abcès, pour mieux faire comprendre que les ressources de l'art et de la nature peuvent beaucoup en faveur de ce genre de malades. Les cas de guérison ne sont pas aussi rares qu'on le croit généralement. Les espérances d'une heureuse terminaison varient, du reste, en raison des désordres que l'abcès a produit dans l'organe et plus encore par le travail qui est indispensable pour qu'il se fasse jour au dehors.

La suppuration une fois formée peut s'épancher spon-

tanément dans le thorax ou dans l'abdomen. Ce qui paraît
plus naturel dans l'un et dans l'autre cas, c'est que
l'épanchement se fasse dans les cavités de la plèvre ou du
péritoine. Dans le fait, cependant, cet accident, toujours
possible, est assez rare. Le point le plus culminant de
l'abcès, celui qui doit bientôt donner passage au pus ac-
cumulé, s'enflamme outre mesure, produit la phlogose
des tissus voisins, et détermine sur les points du péritoine et de la plèvre, qui lui correspondent le plus immédiatement, une sécrétion adhésive de lymphe coagu-
lable. C'est ainsi que des adhérences s'établissent sur le
foyer avec le poumon et le foie par l'intermédiaire du diaphragme, d'une part ; avec l'intestin, d'un autre côté ; et
pendant que l'escarrhe d'ouverture se prépare, l'inflammation éliminatrice qui s'établit tout autour rend plus
indissolubles les liens nouvellement formés.

C'est ainsi que la nature protège les cavités séreuses
dans lesquelles l'épanchement déterminerait des accidents
promptement mortels. Ce travail adhésif peut être mis à
profit dans les abcès qui sont assez superficiels pour indiquer le lieu où l'instrument peut les atteindre. Une ouverture pratiquée dans l'espace où le foyer adhère aux
parois des cavités naturelles peut ainsi épancher au
dehors une collection purulente que la nature est plus
lente à conduire par d'autres voies.

Les cas heureux de cette intervention chirurgicale deviennent chaque jour plus marquants. Nos confrères Mexicains, chargés des hopitaux de la ville, acquièrent en ce genre de pratique une habileté croissante. De vastes abcès ouverts par eux dans les espaces intercostaux ou sur les parois abdominales arrivent souvent à des résultats consolants. Parmi ces foyers étendus, il en est qui se tarissent difficilement d'une manière spontanée et qui trouvent un secours puissant dans les injections iodées.

Quant à ceux qui s'ouvrent un passage spontanément, croirait-on que la voie pulmonaire n'est pas la plus dangereuse? Beaucoup de malades guérissent par cette terminaison, lorsque les foyers purulents ne sont pas très-étendus. Mais, à ce propos, je ne crois pas qu'il soit sans importance de faire remarquer que le diagnostic de la suppuration du foie par les bronches n'est pas toujours des plus simples. Souvent les mucosités pulmonaires et le sang qui s'épanche par le trajet sont beaucoup plus considérables que le pus lui-même. Le malade tousse d'ailleurs beaucoup; il maigrit; il a des frissons, des redoublements de fièvre, des sueurs. Il m'est arrivé d'hésiter en présence de ces cas; d'autant que les antécédents ne fournissent quelquefois aucun signe qui mette sur la voie du diagnostic. Nous avons dit, en effet, qu'il est des abcès qui se forment sourdement, sans symptômes locaux bien sensibles.

Dans ces circonstances douteuses, il est rare cependant que l'hésitation du praticien soit de longue durée. Ces foyers purulents qui s'ouvrent à travers la poitrine auront, sans doute, excité dès le début des sympathies sur le diaphragme, et des vomissements apparaîtront dans le commémoratif. Il y aura d'ailleurs eu quelques douleurs à l'épaule droite ou sur le rachis. Et maintenant, l'auscultation et la percussion dénoteront le parfait état de santé de presque tout le poumon, surtout de sa moitié supérieure. Vers sa base, parfois, mais rarement, quelque souffle et quelque matité indiqueront un état congestif. Ce phénomène ne sera pas constant. Ces signes et d'autres encore pourront néanmoins vous indiquer l'urgence d'agir sur le parenchime pulmonaire traumatiquement affecté, si je puis ainsi dire ; mais vous ne resterez pas longtemps dans le doute sur le siége réel de l'affection.

Quant aux abcès qui s'ouvrent dans l'intestin, l'épuisement de leur foyer peut en être la conséquence heureuse. Mais le plus souvent ils ont une terminaison funeste, qui tient surtout à ce qu'ils sont d'ordinaire plus vastes que ceux qui sont situés vers la convexité.

Si nous jetons maintenant un coup d'œil général sur la pathologie de l'organe hépatique des pays tropicaux, dont nous nous occupons dans cette étude, nous aurons lieu de dire que les maladies du foie y sont fréquentes, mais de natures peu variées. L'inflammation franche les domine au niveau de la mer dans les lieux chauds dont le sol est sec et l'air humide. L'hypertrophie simple d'abord, susceptible d'induration redoutable de résolution difficile, accompagne l'intoxication paludéenne. La congestion et les abcès de cette glande sont l'apanage des Altitudes.

Que si nous avions à considérer ce genre de malades loin du foyer climatérique auquel ils doivent le commencement de leurs souffrances, en Europe par exemple, nous dirions : les sujets qui viennent des Altitudes n'ont pro-probablement qu'un habitus congestif et guériront spontanément, peut-être après de longs retards, mais sans accidents graves : ceux qui viennent des climats chauds du niveau de la mer auront des indurations d'une résolution difficile, pour lesquelles les pays froids seront de peu de secours et sans autre avantage que la soustraction de l'élément palustre.

Nous ne saurions terminer cette étude sur les maladies du foie sans dire notre pensée relative au traitement. Quel que soit le lieu où on les observe, dès lors qu'elles sont congestives ou inflammatoires, une considération

doit dominer toutes les autres dans leur thérapeutique :
c'est que l'organe affecté est un des éléments indispensables à la circulation sanguine, et que par le calibre des
vaisseaux qui y affluent et par les ramifications nombreuses dans lesquelles le sang circule parmi ses tissus,
il est, après le poumon, le foyer le plus intéressant et le
plus compliqué des élaborations s'opérant sur ce liquide.
Qu'on juge alors de l'importance de tout obstacle qui
s'opposerait à sa circulation libre. Or, est-il difficile de
reconnaître que dans les congestions, simples ou inflammatoires, l'accumulation du sang est elle-même une
barrière qu'il est urgent d'enlever à tout prix, si l'on ne
veut voir survenir les accidents les plus graves?

Aussi ne peut-il y avoir une autre maladie où l'indication des émissions sanguines soit plus manifeste. Elles
doivent être pratiquées sans retard. Générales, d'abord,
elles demandent à se répéter sur l'organe lui-même par
les sangsues et les ventouses, sans faire grand cas de
l'effet débilitant qu'elles peuvent avoir sur l'organisme ;
parce que, si elles étaient un mal dans ce sens, les conséquences de leur omission seraient un mal plus grave encore. Ce n'est d'ailleurs pas l'hépatite qui est susceptible
de produire sur l'économie ce collapsus dont la pneumonie nous a offert l'exemple. A côté des saignées, à parts
égales et sans pouvoir se remplacer mutuellement, ap-

paraît le mercure. Il doit être donné toujours, non dans les congestions, mais dans les inflammations franches. Les doses doivent en être graduées, dans ce cas, de manière à produire en quatre jours une légère stomatite. Jusque-là on n'aurait pas la certitude qu'il agit sur le système glandulaire. Mais aussitôt que la gencive se plombe, diminuez les doses ou suspendez absolument son emploi.

Si les symptômes diminuent dans la fièvre et la douleur locale, réjouissez-vous, mais ne criez pas victoire. Un point central du foie peut rester induré et vous donner plus tard des résultats funestes. Appliquez un large vésicatoire volant qui prendra la moitié de l'hypocondre et, deux jours après qu'il sera séché, occupez l'autre moitié de la région par un second vésicatoire, que vous panserez avec de l'onguent mercuriel simple. Cette manière d'appliquer le mercure est excellente. Elle produit rarement le ptyalisme et elle agit très-bien localement. L'inconvénient qu'elle a de sécher trop vite les vésicatoires disparaît, si l'on veut, par l'addition d'un épispastique.

Que si le foie, au lieu de se résoudre, reste gros et s'indure, appliquez un séton et de petits vésicatoires volants tout autour, renouvelés tous les deux jours. Faites prendre à vos malades des bains gélatineux et plus tard minéralisés avec le sulfure de potasse.

Et surtout, donnez constamment le mercure sous forme de masse bleue.

Art. 2. — Congestions en général.

Après cette étude beaucoup trop succincte des congestions du foie, nous pouvons nous livrer à des pensées plus générales sur ce genre d'affection, que le séjour sur l'Anahuac nous a rendu familier. Les troubles du système nerveux, si communs dans les lieux élevés, les réactions imparfaites de l'organisme par un sang artériel mal oxygéné et les stagnations veineuses pour cette double cause, telles sont les occasions d'engorgements sanguins qui font élection de domicile dans certaines parties, prédisposées déjà par leurs fonctions ou par leur structure intime.

Ainsi nous avons déjà vu le sang, mollement accueilli et paresseusement chassé par les centres nerveux, congestionner le cerveau et la moelle épinière d'individus faibles, déjà maltraités par le climat. Nous dirons les troubles de plus d'un genre du tube digestif, dont plusieurs devront leur origine au ralentissement circulatoire et aux engorgements capillaires du système veineux intestinal. L'utérus a réveillé notre attention pour des phénomènes de même nature. Nous prendrons occasion de dire ici que les congestions pulmonaires sont fréquentes à Mexico, et trop souvent mortelles. Enfin, plus fréquemment que tous les autres organes, le foie s'imbibe de sang et puise à cette source mille accidents, dont les conséquences déplorables comptent fréquemment parmi les causes de mort.

Ainsi donc, plus de doute, l'altitude favorise les stases veineuses. Quand elles sont superficielles, on ne saurait nier que la diminution de la pression de l'air n'agisse, pour ce résultat, dans un sens purement mécanique. Les réseaux capillaires superficiels, privés de leur soutien extérieur naturel se laissent dilater avec une facilité d'autant plus grande que le poids est plus amoindri. Si à cette première cause vous rattachez un sang, trop peu stimulant du côté des artères, trop abondant en général du côté des veines, vous arrivez à la trinité étiologique : adjuvant extérieur amoindri, paresse organique, engorgement général du système veineux ; trinité dont les effets se porteront tour à tour sur différents points de l'organisme, selon que les troubles de l'innervation les auront préalablement disposés.

Et ce ne sera pas toujours par des signes identiques que le médecin en pourra être averti. De l'apoplexie foudroyante à la congestion cérébrale fugace, il y a loin, et les points intermédiaires sont nombreux. On peut s'exprimer de même relativement aux degrés extrêmes et aux phénomènes moyens des congestions des autres organes. Plusieurs dispositions locales et l'importance diverse des fonctions font varier beaucoup, selon les parties affectées, la gravité actuelle et les conséquences futures de ce genre d'affections qui, sous bien des aspects, ne sauraient se prêter à une étude générale. Mais il est des vérités nombreuses qui peuvent être généralisées sur ce sujet intéressant. La première et la plus importante, c'est la ténacité des phénomènes congestifs. D'ordinaire, nous avons des moyens assez efficaces pour combattre avec fruit un état inflammatoire, et quelques soins consécutifs, après la guérison, nous assurent le rétablissement durable de la santé. Il n'en est pas de même de la congestion simple. A Mexico, lorsque l'innervation troublée et le stimulus affaibli ont permis au sang mal aéré de s'accumuler sur un organe, il vous sera donné peut-être de l'en soustraire un moment par des moyens dont la violence même ne vous permet pas l'emploi durable; mais bientôt les mêmes causes non détruites produiront les mêmes résultats locaux. En général, vous ne pouvez rien contre un mal, lorsque la réaction naturelle de l'organe affecté et un bon état nerveux ne vous aident pas et laissent isolés les moyens dont vous faites usage. Ainsi arrive-t-il dans les congestions. Aussi est-il toujours probable qu'un organe, une fois congestionné, continuera à l'être malgré vos soins, ou le redeviendra promptement quand vous l'aurez cru tout à fait rétabli.

Il est une autre vérité générale aux congestions, c'est que l'élément inflammatoire vient presque toujours les compliquer. Au niveau des mers, il paraît impossible qu'il en soit autrement, pour peu que la congestion soit durable. Mais sur les Altitudes, il n'en est pas de même. L'état congestif simple, sans phlogose, sans gravité dans les désordres organiques, peut durer fort longtemps. C'est précisément ce qui explique la facilité avec laquelle guérissent, dans un voyage, certains malades de l'Anahuac dont les organes, à cause de la longue persistance du mal, paraissaient devoir être anatomiquement affectés.

Nous en pourrions citer plusieurs exemples. Nous avons surtout, près de nous, deux Méxicains distingués dont une affection hépatique mal définie a fait donner longtemps les plus tristes pronostics. Ces malades venaient de l'Anahuac et n'avaient que des congestions simples. La prolongation du séjour à Paris les a radicalement guéris.

Combien il y aurait à dire encore sur les congestions de l'Altitude. Mais les intentions de ce livre se refusent aux longs développements. Il suffira d'avoir fait ressortir l'influence particulière des lieux élevés comme cause de ce genre d'affection, en laissant à d'autres ou en nous réservant à nous-même le soin de donner à ce sujet vraiment intéressant l'amplification qu'il demande.

CHAPITRE V.

EMPOISONNEMENT MIASMATIQUE.

La dyssenterie existe à Mexico ; mais elle n'a pas une physionomie spéciale et elle n'est pas d'une fréquence assez marquée pour qu'on puisse la considérer comme une conséquence du climat des Altitudes. Nul doute cependant qu'elle ne doive être inscrite au nombre des maladies qui s'observent souvent, surtout sur les enfants, parmi lesquels elle fait chaque année des victimes. Mais, bien loin de croire que les hauteurs aient influé pour ce résultat, nous puisons dans notre expérience la conviction des bons effets de l'Altitude contre la gravité de cette maladie. Elle est, en effet, très-intense sur les côtes du Golfe. Nous ne saurions perdre le souvenir d'une épidémie terrible qui fit périr à Campèche 4,000 personnes en 1843, sur une population qui s'etait élevée accidentellement à 20,000 âmes.

En dehors de cette époque calamiteuse, nous avons souvent observé des cas isolés de dyssenterie aiguë d'une marche rapide et d'une terminaison fréquemment funeste. C'est le souvenir de cette pratique des pays chauds qui·nous montre comme évidente la bonne influence de l'Altitude sur la dyssenterie, puisque nous n'avons pas vu sur le plateau la gravité et la fréquence auxquelles la maladie nous avait habitué sur les bords du Golfe.

Mais il est important de faire observer qu'ici la raréfaction atmosphérique est étrangère par elle-même à la production de cette influence heureuse. Celle-ci paraît plutôt provenir de l'abaissement de température; car l'engorgement vasculaire intestinal, qui est la conséquence d'une respiration imparfaite, serait plutôt une circonstance fâcheuse au point de vue de l'étiologie de cette maladie. Nous pensons même que les cas, encore assez nombreux, qu'on observe dans les Altitudes du Mexique, s'alimentent à cette source qui cause d'ailleurs tant d'autres maux; mais puisque, malgré cet état défavorable de l'air, la dyssenterie est moindre sur le plateau qu'au niveau de la mer, nous en devons forcément conclure que ce soulagement est le fait d'une température plus basse.

Mais cette heureuse influence, au point de vue de l'étiologie, est loin de s'exercer sur les malades qui vien-

nent sur les hauteurs avec une dyssenterie acquise en
pays chaud. Ces changements de lieux impriment au
contraire une force nouvelle aux symptômes de l'affection. Combien nous avons vu de victimes de cette
croyance : qu'il faut se hâter de transporter sur les hauteurs les malades qu'une dyssenterie aiguë vient d'atteindre dans des zones moins élevées ! Cette pratique est presque un arrêt de mort. Il arrive même bien souvent que
le germe, non encore développé chez les personnes qui
résident dans la zone torride, germe qui d'ailleurs pourrait disparaître sans causer aucun trouble pendant que
les sujets restent sous les mêmes influences, se développe tout d'un coup et cause des dyssenteries d'une
acuité extrême aussitôt que l'on passe des localités chaudes à des points plus élevés. C'est là un genre d'action
qui n'est pas observé uniquement dans cette maladie.
On le voit produire ses effets au même titre dans les fièvres intermittentes et dans le vomito prieto.

Ainsi, des individus d'une santé parfaite et qui en ont
toujours joui dans des pays chauds et marécageaux du
niveau de la mer, émigrent tout à coup sur les hauteurs.
Peu de jours après leur arrivée à Mexico, ils sont atteints
de fièvres intermittentes. Un cas curieux m'a permis de
constater que ces fièvres présentent le type du pays d'où
le malade est parti. Après six mois de séjour dans l'Etat

de Tabasco où règnaient alors les accès paludéens avec
une physionomie spéciale, je vins me fixer à Mexico avec
ma famille. Je passai trois jours en mer, quatre jours à
Vera-Cruz, cinq jours de Vera-Cruz à Mexico en y comprenant deux jours passés à Jalapa. Une personne de
ma famille fut atteinte de fièvres intermittentes dont le
premier accès commença le lendemain de notre arrivée.
Je pus reconnaître dans cette maladie la physionomie caractéristique qui m'avait frappé à Tabasco avant notre
départ.

J'ai également observé à Mexico des cas de fièvre bilieuse
se développant sur des personnes qui venaient d'Acapulco. J'ai vu cette même maladie attaquer un Piémon-
tais parti quinze jours auparavant de la Nouvelle-Orléans

Ceci nous prouve deux choses : 1° la durée considérable d'action des miasmes des pays torrides bien loin de
leur foyer de production; 2° un travail physiologique, favorisé par le climat, pour l'élimination de ces miasmes
ou pour résister à leurs effets.

Nous croyons que les sueurs abondantes du jour et la
perfection exagérée de la respiration pendant la nuit
sont les éléments principaux de destruction des effluves
absorbés dans les pays chauds. Nous avons démontré que,
de ces deux éléments de résistance, le dernier surtout faisait défaut sur les Altitudes. C'est pour cela, sans doute,

que les produits paludéens, absorbés par l'économie et transportés ainsi sur les Altitudes, produisent leurs effets morbides habituels aussitôt qu'ils cessent d'être aux prises avec un oxygène abondant et facilement respiré.

Quoiqu'il en soit, ces accès fébriles qui atteignent, à Mexico, les personnes venant des zones chaudes du pays, n'ont jamais la ténacité des fièvres qui se développent à la côte. Le sulfate de quinine en fait promptement justice, et nous n'éprouvons de difficultés que pour vaincre les empoisonnements dont les effets s'étaient déjà prononcés avant que les malades eussent franchi les Altitudes.

Les accès qui atteignent ainsi les nouveau-venus à Mexico sont d'autant plus dignes d'attention, que les maladies de ce genre s'y observent rarement comme conséquence de l'influence locale.

Si nous voulons, cependant, porter nos regards sur les environs de la ville de Mexico, tour à tour submergés par les débordements des lagunes et desséchés par une évaporation rapide, nous y verrons le type le plus franc des pays paludéens. Qu'à ces circonstances de localité, si clairement marécageuses, vienne maintenant s'ajouter l'influence de la température, et il deviendra hors de doute qu'en raisonnant d'après l'expérience acquise partout ailleurs, l'infection miasmatique sera la base présumée

de la pathologie de Mexico. En est-il ainsi en réalité?
Evidemment non.

Non-seulement la constitution médicale de cette ville
n'est pas ce que l'examen des lieux nous fait attendre,
mais l'expérience nous enseigne que l'intoxication des
marais ne s'y observe que fort rarement. On y voit cependant des phénomènes intermittents, mais les engorgements spléniques leur font le plus souvent défaut, et
d'ailleurs, l'impuissance du sulfate de quinine en indique
l'origine bâtarde et la nature pséudo-palustre. Ainsi, dans
l'hiver de 1857, qui fut d'une rigueur exceptionnelle,
nous vîmes se généraliser à Mexico des affections intermittentes présentant des nuances diverses. Elles cédaient
la plupart à l'usage de l'ipécacuanha, et le plus grand
nombre étaient rebelles au quinquina. Dans presque tous
les cas on voyait dominer des phénomènes d'embarras
gastrique, et quelques-uns faisaient découvrir dans la région du foie une matité s'étendant au delà des limites
normales. Aussi crûmes-nous à l'existence d'une influence atmosphérique s'exerçant sur cet organe, la saison
d'un froid rigoureux ne nous paraissant d'ailleurs pas
propice à la production et au dégagement des effluves
marécageux.

Il y a cependant des fièvres intermittentes dans la ville;
mais les cas en sont comptés. On en voit davantage dans

les environs, surtout dans les lieux où l'inondation et le
retrait des eaux se succèdent et présentent des foyers
peu interrompus d'émanations. Alors ces accès se mon-
trent peu rebelles à une médication appropriée, et rarement ils affectent assez l'économie pour produire une
diathèse franche se caractérisant par la chloro-anémie et
les engorgements glandulaires abdominaux. Nous n'en
avons vu qu'un seul cas bien avéré. Il nous fut fourni
par le gardien du cimetière que les résidents anglais
ont établi au faubourg de San-Cosme pour l'inhumation
des protestants.

J'ai souvent parcouru, en chassant, les alentours de la
capitale. J'ai eu soin de visiter les habitants des mauvaises cabanes et des maisons humides qui sont bâties
sur les lieux les plus marécageux. Leurs enfants se portent bien. Ils n'ont pas l'abdomen volumineux, les bras
grêles, les jambes infiltrées comme j'avais eu occasion de
le voir dans l'État de Tabasco. Ils ne présentent point, à
la vérité, les couleurs roses des jeunes sujets de nos campagnes d'Europe; mais c'est là un fait qui se généralise
partout sur les Altitudes, sans une prédilection plus marquée pour les localités paludéennes. Sur les hauteurs du
Mexique, les belles couleurs du jeune âge ne s'observent
que sur les montagnes où des circonstances météorologiques exceptionnelles entretiennent des pluies constantes.

Nous sommes donc fondé à croire que les Altitudes modifient la production sur les marais et l'absorption par l'homme des effluves paludéens. Ce que l'expérience a prouvé, le raisonnement le faisait prévoir. Nous avons dit, en effet, que les miasmes sont des produits nocturnes. Ce qui se passe aux environs de Mexico confirme à merveille cette vérité. La chaleur solaire y serait plus que suffisante pour engendrer, de jour, ces émanations délétères, tandis que les nuits, toujours fraîches, ne s'élèvent presque jamais au degré thermométrique capable de développer la fermentation qui les dégage.

Le peu qui s'en produit ne trouve point dans l'air l'humidité nécessaire à leur condensation, et la légèreté de l'atmosphère n'en facilite l'absorption ni par le poumon ni par la peau. Nous voyons donc sur les Altitudes une double raison d'innocuité au point de vue des fièvres intermittentes : faible production des effluves et leur absorption difficile.

Il n'est pas dénué d'intérêt d'examiner si les Altitudes, qui sont un obstacle à l'absorption des effluves paludéens, agissent de même sur les miasmes auxquels nos croyances attribuent le germe d'autres maladies pestilentielles.

Nous avons déjà vu que la fermentation morbide qui produit le typhus n'en est nullement amoindrie. Il n'en est pas de même de la fièvre jaune. Tandis que nous voyons le principe qui engendre cette maladie étendre ses ravages au niveau des mers bien loin de son foyer normal de production, il n'a jamais eu le pouvoir de franchir 3,000 pieds sur le versant de ces montagnes dont il désole les bases constamment infestées.

Les Altitudes n'ont pas joui de cet heureux avantage contre le choléra morbus. J'ai été témoin d'une de ses épidémies dévastatrices en 1850, dans cette ville de Puebla, où le ciel pur, la légèreté de l'air, la lumière éclatante ne diminuèrent en rien les ravages de ce cruel fléau, qui déjà avait désolé le nord du plateau et qui s'achemina plus tard lentement vers le sud jusqu'aux rivages des deux océans. Dans cette course terrible, ses prédilections ne se dévoilèrent sur aucun niveau, et depuis les cîmes escarpées des Andes jusqu'aux lieux humides qui bordent la mer, invariable dans la direction de sa marche du nord au sud, il monta, descendit, remonta, descendit encore, sans s'arrêter aux barrières montagneuses qui s'offraient à son passage, et sans puiser nulle part des éléments de force ou de faiblesse.

Je fus encore témoin à Mexico, en 1854, d'une autre épidémie qui, non-seulement ne fit nul cas de l'Altitude, mais encore parut se rire des soins d'hygiène en montrant sa prédilection pour la classe aisée ou riche de la population. Là périt une artiste célèbre, partout regrettée et si digne de l'être. Mme Sontag, comtesse de Rossi, exhala ses dernières mélodies et son soupir suprême sous le beau ciel de l'Anahuac.

La petite vérole y a fait en tout temps de cruels ravages, et encore aujourd'hui, malgré les soins qu'on porte à propager le vaccin, cette maladie fait de nombreuses victimes.

Bien plus, on peut affirmer que nulle part au monde peut-être, aucun pays ne donne un plus fort cachet aux constitutions médicales régnantes. D'où résulte que toutes les maladies y peuvent prendre et y prennent souvent un caractère épidémique. C'est un phénomène commun à toutes les saisons, mais qui paraît avoir sa prédilection spéciale pour les chaleurs du printemps. Loin donc que la grande densité de l'air doive être considérée dans d'autres pays comme une cause qui puisse favoriser les constitutions épidémiques, la tendance de ces états morbides à se généraliser sur les Altitudes aux époques dont les chaleurs rendent l'air plus rare, prouverait au contraire que l'atmosphère lourde du niveau des mers est moins favorable au développement des maladies pestilentielles.

Ces lignes étaient déjà depuis longtemps écrites, lorsque j'ai eu le plaisir de voir à Paris M. le docteur Buron, confrère estimable qui exerce avec un grand succès dans la station thermale de Cauterets. Il a été vivement frappé de la lecture de mon manuscrit au sujet des affections typhoïdes qui désolent le plateau de l'Anahuac. C'est que, dans les étés où la chaleur est extrême, il n'est pas rare de voir, à l'Altitude de Cauterets, des typhus dont la physionomie présente une analogie frappante avec les maladies de ce genre que l'on observe sur les hauteurs du Mexique. Afin de ne pas être un sujet de frayeur pour les malades que cette station intéresse, je m'empresserai de dire que les typhus qui s'y développent sont généralement peu graves, puisqu'ils n'ont jamais donné lieu jusqu'ici à des accidents mortels. Mais il importe aux médecins de connaître cette analogie d'action entre les Altitudes tropicales et les hauteurs d'Europe aux mois de l'été. Nous reviendrons sur ce sujet à propos de la phthisie pulmonaire.

CHAPITRE VI.

Pour observer l'état nerveux à Mexico et à Puebla, il faut oublier le point de vue sous lequel on se place quand on fait la même étude au niveau de la mer. Dans les grandes villes d'Europe où les passions bouillonnent, excitent, exaltent au plus haut degré, on comprend combien le moral de l'homme ainsi altéré doit agir pour modifier l'innervation et l'asservir. Sur les hauteurs de l'Anahuac au contraire, le calme, la quiétude d'esprit, l'indifférence habituelle ou l'oubli facile à l'égard de tout ce qui peut émouvoir, impressionner l'âme vivement; tous ces éléments réunis nous permettent de considérer l'état nerveux comme produit climatérique, isolé de ces nombreuses influences que le moral exerce ailleurs pour le tenir sous son empire.

Nous ne pensons pas qu'il y ait un pays au monde,

qui ouvre un champ plus vaste et mieux fourni aux
études pathologiques sur le système nerveux. Accidents cérébraux graves ou fugaces, depuis le vertige
le plus simple jusqu'à l'apoplexie foudroyante; vagues
douleurs spinales sans conséquence, ou ramollissements médullaires; vapeurs hystériformes, ou attaques
épileptiques indomptables; tout cela se croise, se heurte
sous les yeux du praticien, affectant mille formes, se
nuançant de couleurs infinies et se combinant sans cesse
pour entrelacer le fond de la clinique d'un tissu de déceptions et d'amertumes.

ARTICLE 1. — Vertiges.

Rien n'est commun à Mexico comme le vertige. Sans
cause appréciable, on croit tout à coup perdre l'équilibre
et, comme les tremblements de terre sont assez fréquents,
on rapporte ces sensations à ce phénomène terrestre; vous
êtes ramené à la réalité par le calme des personnes qui
vous entourent. Ce trouble est passager; mais il peut revenir fréquemment par suite d'une disposition individuelle, souvent aussi sans motif apparent, comme conséquence d'un état atmosphérique spécial qui se révèle par
le grand nombre de personnes chez lesquelles on ob-

serve en même temps les même symptômes. Cet état atmosphérique mérite notre plus sérieuse attention.

Aux mois d'avril et mai 1857, les vertiges ont été observés fort souvent. Beaucoup de personnes me disaient :
« J'ai la tête étrange, comme vide ; je n'ose me hazarder
dans la rue ; j'ai peur de tomber ; il me semble que la
terre tremble à chaque instant. »

En considérant avec attention leurs visages, j'y remar-
quais plus de pâleur que d'habitude ; leur conjonctive
était nette. Il y avait parfois douleur à la tête ; mais cette
douleur rarement fixe et persistante, consistait, d'habitude, en élancements passagers et plus souvent en une
lourdeur incommode et un resserrement des tempes. Ces
malades voyaient clair ; mais des bleuettes passaient devant leurs yeux. La pupille était parfaite, mobile, sans
dilatation ni rétrécissement. Nous n'avons pas observé
qu'il y eut nulle part d'affaiblissement musculaire ni
d'altération de la sensibilité. Quelques fourmillements
se sont fait sentir, mais sans siége fixe, apparaissant sur
le tronc comme sur les membres, changeant de lieu et
ne persistant nulle part.

Les digestions se faisaient bien ; cependant l'appétit
était un peu diminué et la langue généralement saburrale.

On ne peut vraiment voir aucun caractère de gravité

dans de pareils phénomènes. On s'en préoccupe pourtant
bien souvent non sans raison ; car nous avons vu des cas
de mort subite dans les temps où ces vertiges se généra-
lisent ; ce qui prouve que l'état atmosphérique qui les
produit agit fatalement sur certains individus en provoquant des phénomènes d'autre nature. Ce mélange d'accidents graves et de troubles sans importance produit
une confusion déplorable et un embarras pénible dans la
pratique. Cet embarras augmente encore lorsque les vertiges au lieu d'être passagers, comme ils sont d'habitude,
se manifestent par des caractères que nous allons décrire
par des exemples.

Observation. — Mme N. N. femme du cocher d'une
riche maison a trente-trois ans ; elle est grande, grosse
jusqu'à l'obésité ; du tempéramment des gens obèses de
Mexico, plus lympathique que sanguin. Elle vit presque
dans l'immobilité comme beaucoup de femmes de sa classe,
dont les maris gagnent pour la subsistance du ménage.
Elle est bien réglée ; elle ne souffre pas habituellement de
la tête et elle n'a pas eu jusqu'ici de vertiges. Le 10 mai
au matin, voulant se lever à l'heure habituelle, elle s'ap-
perçoit que tout tourne autour d'elle aussitôt qu'elle
veut lever la tête qui est lourde, quoique sans douleur.
Elle s'asseoit ; à l'instant des nausées surviennent. La
position horizontale reprise immédiatement fait cesser

18

vertiges et nausées. Nous sommes appelé le lendemain.

La malade est couchée ; sa face a une expresion naturelle ; elle est un peu pâle ; ses yeux ne sont pas injectés. Elle a dormi toute la nuit comme d'habitude, sans agitation, sans rêves. Elle a perdu l'appétit ; la langue est jaunâtre ; l'épigastre n'est pas douloureux ; l'abdomen est souple ; les selles ont eu lieu naturellement tous les jours ; il n'y a pas eu ingestion d'aliments auxquels la malade ne soit pas habituée. Son pouls faible, facilement dépressible, bat soixante-cinq pulsations par minute. Sa peau ne présente rien de spécial, ni dans sa température, ni dans son état hygrométrique.

La malade dit qu'elle se sent bien, mais que tout semble tourner autour d'elle aussitôt qu'elle relève la tête ; elle a vomi la veille, en voulant persister à rester assise.

Elle n'est bien que couchée.

J'ordonne un gramme d'ipéca. Soixante centigrammes de calomel avec huit centigrammes d'extrait de belladone formeront six pilules à prendre une toutes les deux heures. On donnera vingt gouttes d'acétate d'ammoniaque toutes les deux heures aussi, dans les intervalles des pilules. De l'infusion de feuilles d'oranger, s'il y a soif — une soupe si la malade la désire, avec un petit verre de vin de Bordeaux — faire quelques efforts pour rester assise.

Lendemain, 12. La malade a été trois fois à la garde-robe. La journée d'hier s'est passée comme la veille. Aujourd'hui la malade se sent mieux quoique les vertiges et les nausées continuent toujours.

J'ordonne six pilules contenant chacune cinq centi-grammes d'aloès, vingt-cinq milligrammes de valérianate de zinc et un centigramme d'extrait de belladone, à pren-dre toute les deux heures. Même boisson que la veille — des synapismes aux jambes ou aux bras trois fois par jour.

Le matin du 13, j'apprends que la malade a bien dormi comme les nuits précédentes, mais qu'il lui est impos-sible de rester debout. Assise, les vertiges sont moins forts et les nausées déjà nulles. Les aliments sont dé-sirés.

Je prescris les mêmes pilules que la veille et deux soupes suivies d'un peu de vin.

Ces mêmes pilules ont été administrées pendant trois jours encore et ont produit deux selles toutes les vingt-quatre heures. Les vertiges ont diminué progressivement.

La station debout a été possible le 15, et le 17 la malade était rétablie. Elle n'éprouvait plus d'évanouissements, mangeait et digérait à merveille.

Voilà un cas que nous appellerons type du genre. Au-dessus et au-dessous de lui, nous voyons souvent des

degrés moindres et des accidents plus intenses et plus
durables de la même affection. Dans tous, le vertige domine les autres symptômes; et après lui, un état saburral
de l'estomac et les nausées qui l'accompagnent ajoutent
un caractère saisissant à la maladie qui, sous ce rapport,
simulerait assez bien une fièvre gastrique. Mais d'autres
signes la distinguent de cette affection des climats chauds
et empêchent toute confusion; ce sont l'absence de fièvre,
les vertiges, le calme ordinaire de l'estomac dans la position horizontale. Cette même succession de calme ou
d'exagération des symptômes, selon que le malade est
couché ou debout, l'absence habituelle de céphalalgie,
l'intégrité des forces musculaires, l'état des yeux, la pâleur de la face, sont autant de signes qui ne permettent
pas de confondre le vertige que nous décrivons avec la
congestion cérébrale. C'est bien une maladie *sui generis*
dont nous devons chercher le siége à la fois dans la tête
et dans l'abdomen. Expliquons notre pensée.

Ces accidents sont plus fréquents à Mexico depuis le
mois de février jusqu'à la fin de mai. C'est la saison des
chaleurs les plus fortes, comme nous avons déjà eu occasion de le dire. Il est bon de redire aussi que l'air est
alors d'une sécheresse extrême et que ses couches inférieures se trouvent extrêmement dilatées par la chaleur intense du sol. La respiration déjà si difficile en tout

temps arrive à son *summum* d'imperfection à cette époque de l'année. La transpiration insensible s'augmente
par la chaleur et par la sécheresse atmosphérique. Que
doit-il arriver sous l'influence de ces puissantes causes? le sang mal aéré engorgera le système veineux et
cet engorgement, sous l'influence du froid produit sur la
peau par la transpiration, se portera de préférence vers
la circulation de la veine porte ; de là état particulier du
foie et des veines de l'estomac pour prédisposer cet organe au vomissement. C'est encore cet appel de sang vers
l'abdomen qui produit l'anémie des centres nerveux,
anémie dont l'intensité diminue momentanément par
la position horizontale.

L'étude des causes qui produisent cette maladie nous
autorise à la considérer comme endémique des Altitudes,
et nos idées sur sa nature nous la font désigner par le
nom de *cerebro-anémie vertigineuse aiguë*.

Nous en avons observé un cas remarquable par sa durée et l'obstination de ses symptômes. Les vomissements
et les vertiges rendirent la station verticale impossible
pendant quinze jours et ces troubles, à un moindre degré, durèrent deux semaines encore. Le sujet de cette
observation est une dame remarquable par ses qualités
physiques et morales, femme d'un des généraux les plus
probes et les plus désintéressés du parti libéral.

Les stimulants aromatiques, les diffusibles, les purgatifs doux ne furent pas suffisants dans ce cas. L'ipeca-
cuanha lui-même, si puissant pour activer la circulation
portale et régulariser le cours du sang par ses secousses
perturbatrices, resta sans résultat dans ce cas rebelle. Il
fut indispensable d'avoir recours aux révulsifs cutanés.
Les synapismes sur les membres et deux vesicatoires volants sur le rachis donnèrent enfin le dernier coup à cette
attaque vraiment sérieuse.

Serait-il possible que cette maladie eut des résultats
funestes? Nous ne l'avons pas vu, mais nous le croyons
sans peine. Après plusieurs jours de durée, une réaction dangereuse pourrait s'établir sur les centres
nerveux et avoir des conséquences fatales. Nous expliquons même de la sorte les cas d'apoplexie qui ne sont
pas rares aux époques où l'on voit régner le vertige; mais
n'anticipons pas sur ce que nous avons à dire à cet
égard.

Parlons d'abord de l'anémie vertigineuse chronique.
Elle est extrêmement commune à Mexico, où malheureusement elle est souvent aggravée par des saignées
inopportunes et un régime alimentaire qui repose sur un
faux diagnostic.

Prodromes. Sans cause appréciable, les digestions jusque là faciles se troublent et se prolongent. Une lassi-

tude générale pénible les accompagne. Le ventre se constipe et la langue devient saburrale. Le malaise qui en résulte réagit sur la tête qui est lourde et moins apte aux travaux intellectuels. Souvent la marche est interrompue par des palpitations de cœur, qui quelquefois apparaissent aussi dans l'état de repos.

Invasion. Tout à coup au milieu de ces signes précurseurs, au moment où rien ne le peut faire prévoir, des bourdonnements d'oreille vous saisissent, tout tourne autour de vous, la terre est vacilante et vos mains s'étendent involontairement pour chercher un appui. Du reste, il n'est point vrai que vous ayez perdu l'équilibre et ce trouble d'un moment une fois passé, vous ne sentez ni malaise, ni céphalalgie, ni rien enfin qui puisse raisonnablement vous inspirer de l'inquiétude. Mais ce vertige passager revient souvent. Vous vous en préoccupez alors malgré vous, d'autant plus que les palpitations de cœur sont plus fréquentes, les digestions plus prolongées, les bourdonnements d'oreilles plus incommodes.

La tristesse vous gagne ; votre figure pâlit et prend une teinte légèrement ictérique ; votre sommeil est moins bon, et tout travail, physique ou intellectuel, vous fatigue et vous afflige en vous démontrant votre impuissance.

Dans cet état, l'auscultation des carrotides ou de la

sous-clavière fait souvent reconnaître un bruit de souffle ;
mais pas toujours, et en ce cas les battements sont secs,
petits, sans plénitude, comme si le sang n'était plus en
proportion avec le calibre des vaisseaux.

Diagnostic. Et c'est en effet exact : la quantité du
sang est vraiment diminuée ; il y a anémie véritable sans
altération dans les rapports des éléments normaux de ce
liquide. Quelquefois la proportion de ces éléments est altérée ; c'est alors à une chloro-anémie qu'on a affaire. Et
dans les deux cas le cerveau privé de son stimulus normal devient paresseux, rend mal ses impressions et
affaiblit assez son influence pour que les sujets tombent en syncope. Le vertige est un symptôme qui naît
de cet état de choses. A notre avis, il ne peut être
mieux designé que par la dénomination de *cérébro-
anémie vertigineuse.*

Ce vertige peut donner des inquiétudes par son analogie avec un phénomène semblable qui accompagne
les congestions cérébrales. Mais quand il est fugace, qu'il
se présente chez un individu qui en a déjà eu d'autres,
qu'il ne laisse après lui ni céphalalgie, ni somnolence, ni
rougeur de la face et des yeux ; que les sujets qui en sont
atteints sont anémiques, troublés dans leur digestion...
Vraiment, alors, la confusion ne nous paraît pas possible.

Pronostic. Cette maladie finit souvent d'elle-même

par le rétablissement des fonctions digestives et sous
l'influence alors d'une alimentation plus parfaite. Quelquefois elle est fort rebelle et il devient nécessaire de
changer de climat pour en voir la fin. Que si l'on s'obstine
dans le séjour des Altitudes, des stases d'un sang mal
aéré sur un cerveau sans réaction peuvent faire craindre
des conséquences funestes.

Nature et causes. Car il n'est pas douteux que la
cause unique de cette affection vraiment endémique des
Altitudes ne soit tout entière dans une imperfection de
l'endosmose respiratoire. Aussi est-elle plus commune
sous l'impression de l'air raréfié par les chaleurs extrêmes du printemps et puise-t-elle quelque soulagement
dans la fraîcheur et l'humidité de la saison des pluies.

C'est ici que je pourrais donner place à l'histoire de
mes souffrances personnelles. Je n'ai jamais pu m'acclimater aux influences des lieux élevés. Demandant sans
cesse à la plus grande activité physique l'ampliation
constante des voies respiratoires, mes poumons n'ont
jamais puisé dans cette atmosphère que des ressources
insuffisantes. Revivifié plusieurs fois, mais passagère-
ment, aux climats du niveau des mers, j'ai toujours
promptement succombé à l'insuffisance d'air à laquelle
me soumettaient mes retours sur le plateau où me rame-
naient sans cesse mes sympathies pour le site et pour ses

habitants. Faiblesses, lypothimies, vertiges, palpitations,
insomnies, digestions pénibles, idées funestes, humeur
hypocondriaque ; j'ai tout éprouvé dans ce séjour que
tant d'autres causes contribuaient à me rendre si doux,
jusqu'à ce qu'enfin la conviction d'une lutte impossible
m'arracha violemment de cette vallée d'où mon cœur
n'est jamais sorti.

On peut cependant beaucoup faire pour ceux qui souffrent de cette maladie, malgré la persistance de la cause
qui lui donne naissance.

Faciliter la liberté du ventre au moyen de la magnésie,
pour éviter la stagnation du sang dans la circulation portale ; exciter l'appétit par les amers ; nourrir par les bonnes viandes et les bons vins rouges ; fortifier l'endosmose
respiratoire par le fer ; activer la peau par les bains
froids ; tels sont les moyens qui soulagent et souvent guérissent ; mais le voyage au niveau de l'océan est la ressource souveraine.

Art. 2. — Hémorrhagie cérébrale.

L'hémorrhagie cérébrale est malheureusement fréquente
à Mexico. En promenant dans les rues de la ville, vous êtes
effrayé de la quantité de personnes paralytiques que le

hazard fait passer devant vous. Ce n'est pas sans étonnement que vous remarquez leur constitution faible, leur
visage généralement pâle, et malgré vous la curiosité vous
demande pourquoi cette maladie qui, au niveau de la mer,
sévit sur les tempéraments sanguins et les gens robus-
tes, recrute ici ses victimes parmi les hommes que leur
faiblesse constitutionnelle devrait en préserver. La raison
est facile à donner. L'anémie habituelle prive le cerveau
de son excitation normale. L'organe affaibli pour l'accomplissement de ses fonctions physiologiques, se trouve,
à fortiori, hors d'état de réagir contre les engorgements
veineux que des circonstances exceptionnelles dans la
température ou dans le régime auront momentanément
produits. La circulation ainsi ralentie presse les parois
des vaisseaux et les rompt, voilà l'hémorrhagie cérébrale
des Altitudes. Combien nous avons d'exemples qui con-
firment l'exactitude de cette théorie !

Une des personnes que j'ai le plus affectionnées à Mexico,
Mme X., nous a donné la douleur de cette fin malheureuse. Elle a cinquante-huit ans. Depuis plusieurs années,
elle souffre de gastralgies incessantes qui altèrent ses
digestions et portent un trouble grave à sa nutrition
générale. Elle est faible, anémique, amaigrie et nous
afflige par sa tristesse et son découragement.

Un matin ses parents assemblés autour de son lit lui

tiennent compagnie avant son lever. Elle se sent faible,
mais non souffrante. Tout à coup, elle dit que tout tourne
autour d'elle, elle sent un évanouissement passager qui ne
lui fait pas perdre absolument connaissance ; sa parole
s'embarrasse et peu à peu sa langue se refuse à articuler
sa pensée.

Cependant ses membres obéissent à sa volonté ; elle
comprend tout ce qui se dit autour d'elle ; mais les soins
les plus empressés ne peuvent empêcher les progrès de la
paralysie qui vers quatre heures de l'après midi avait pris
les proportions d'une hémiplégie complète.

La vie et l'intelligence se conservèrent plus d'un an
encore ; mais les mouvements ne revinrent jamais.

Ce cas déplorable est le type d'un malheur commun
sur les Altitudes. Il serait facile de grossir ce volume par
le récit d'un grand nombre d'accidents analogues. Nous
le croyons inutile à l'intérêt de cet opuscule dont le but
se trouve satisfait par un exemple qui établit le genre
d'action de la constitution pathologique.

Mais je n'ai pas prétendu dire que les congestions sanguines cérébrales ne se voient jamais à
Mexico que chez les sujets anémiques. Telle n'est pas
ma pensée. Des congestions actives s'observent aussi
sur les Altitudes ; mais elles ne se présentent pas avec une
physionomie originale qui mérite une mention dans ce

livre; tandis que les hémorrhagies cérébrales sur les sujets affaiblis constituent par leur fréquence et leur prédilection pour ces individus une véritable originalité climatérique.

Art. 3. — Maladies de la moelle.

Ce genre d'affection observée à Mexico formerait seul un livre intéressant, et c'est là le vrai théâtre pour en faire une monographie qui servirait la science en l'enrichissant. Quant à nous, l'impossibilité d'observations nécroscopiques, genre d'études presque exclusivement réservé aux hopitaux, nous ferme la bouche sur un sujet que nous voudrions voir à l'ordre du jour dans la pratique des hopitaux de l'Anahuac. Faute de mieux, il suffira au but de ce livre de signaler la fréquence des affections du rachis, pour indiquer l'influence étiologique que les Altitudes exercent sur elles.

Art. 4. — Névroses diverses.

Les convulsions hystériques sont fréquentes ; mais ce n'est pas au point qu'il en faille signaler l'existence comme produit climatérique. Nous pourrions ajouter

que la fréquence de cette maladie n'est pas en rapport
avec les altérations générales du système nerveux, ce qui
nous ramènerait à dire que les passions vives et les sensations exquises contribuent à son développement beaucoup plus que la climatologie.

Nous en pouvons dire autant de l'aliénation mentale,
dont les cas cependant ne sont pas très-rares. Notre conviction est que s'il en était fait une statistique sérieuse,
le nombre en serait inférieur à ce que l'influence générale du climat sur le système nerveux ferait naturellement prévoir. Nous en prendrons occasion de renouveler
les réflexions, que l'article antérieur nous a suggérées, de
l'action puissante des passions et des grandes émotions
de l'âme sur la production de ce genre de maladies.

Il n'en est pas de même de l'épilepsie. Le génie de cette
maladie se trouve à l'aise au milieu de l'air raréfié des
Altitudes ; et tandis que l'hystérie et l'aliénation mentale
paraissent trouver leur raison d'être, en dehors de toute
influence du climat, dans les émotions morales vives ;
l'épilepsie prend volontiers sa source dans les conditions d'atmosphère, dont nous nous sommes entre-
tenu dans ce livre, indépendamment des mouvements
passionnés de l'esprit et du cœur.

Nous en dirons autant de la chorée qui est surtout fréquente dans la seconde enfance.

ART. 5. — Névroses de l'estomac.

Si maintenant, des dérangements généraux du système
nerveux nous rappelons notre attention sur les névropathies mieux localisées, nous trouverons dans les désordres de l'estomac un sujet intéressant d'études.

Qui peut se flater à Mexico et à Puebla d'avoir longtemps des digestions heureuses? c'est au contraire un
malheur ordinaire que celui qui consiste dans une per-
version plus ou moins déplorable de cette fonction. Les
uns se plaignent de dégoût pour les aliments, les autres
mettant à profit une disposition flatteuse qui leur fait
désirer le repas, se voient ensuite plongés dans l'inaction
pour plusieurs heures sous l'influence de digestions la-
borieuses et prolongées. Ceux-ci mangent et digèrent
comme dans l'état de santé ; mais une douleur sourde se
fixant à l'épigastre abat leurs forces physiques et morales
et détruit les bons effets d'une alimentation d'ailleurs
suffisante. Ceux-là vivent dans les tortures sous l'impression de douleurs aiguës prenant leur point de départ à
l'estomac et s'irradiant ensuite pour troubler la fonction
respiratoire. La gastralgie, en un mot, affecte toutes les
formes connues ailleurs ; sa ténacité et sa fréquence dé-

passent de beaucoup ce que l'on voit sous ce rapport au niveau de la mer. Les révulsifs, la morphine, le fer, la dominent un moment ; mais les malheureux qui en sont atteints sont sujets à de fréquentes rechutes, et pour l'ordinaire, ils se voient dans la nécessité d'aller demander à un autre climat le terme de leurs souffrances.

Du reste il est vraiment curieux de voir la rapidité avec laquelle disparaissent les gastralgies aussitôt que les malades se sont soustraits aux climats des Altitudes.

Nous avons connu en France M. A. L. qui a longtemps vécu à Mexico. En 1849, après de longues souffrances d'une vivacité extrême à la région épigastrique, il en était arrivé à des troubles digestifs et à des phénomènes morbides qui jouaient, à s'y méprendre, une affection cancéreuse. D'habiles praticiens qui lui donnaient leurs soins s'y méprirent, en effet et, à tout perdre, lui conseillèrent de retourner en France. M. L. prit le chemin de sa patrie, laissant ses amis dans une tristesse extrême sur son sort.

Cependant, le premier jour du voyage le soulagea notablement, et chaque journée lui apporta son contingent d'amélioration, jusqu'à une guérison absolue qui ne se fit attendre que quelques jours. Aujourd'hui sa santé est parfaite et ne pèche que par un embonpoint exagéré.

M. F. E. natif de Mexico, a fait plusieurs voyages en France où il se trouve aujourd'hui. Il y est fort bien portant, et d'autres fois il y a joui de même d'une excellente santé. Cependant, l'expérience lui a appris qu'il ne peut rentrer à Mexico sans y être victime de la fatale influence du climat sur ses digestions. Des douleurs le prennent plusieurs fois par jour à l'épigastre ; ses forces baissent rapidement ; son moral s'affaisse en proportion, et si les médicaments toniques et narcotiques le soulagent un moment, il retombe aussitôt qu'on en abandonne l'emploi.

Je dois faire un récit identique sur M. I. T. qui s'étant trouve très-bien portant en France, languit tristement aujourd'hui à Mexico, comme il y languissait avant d'être venu à Paris, sous la ténacité de douleurs épigastriques constantes.

Ces malades me viennent à la mémoire, parce qu'ils sont des mieux placés dans mon amitié ; mais à côté d'eux j'en pourrais inscrire par douzaines, qui exigeraient de ma plume un récit absolument semblable.

Et remarquez que pour demander à un autre climat le rétablissement de leur santé, il n'est nullement besoin qu'ils viennent en Europe. Il leur suffit de descendre l'Anahuac pour se sentir soulagés, tout comme ils sont presque sûrs d'une rechute s'ils retournent à Mexico.

19

Est-ce bien là une affection qu'on puisse considérer comme endémique des Altitudes? Nous croyons pouvoir l'affirmer. Comme première raison qui sert de base à nos convictions, nous constatons l'absence à peu près absolue de cette maladie sur le littoral du golfe du Mexique, où les désordres fonctionnels du tube digestif font place aux affections d'un autre ordre, dûes, tantôt aux empoisonnements miasmatiques, tantôt aux phlegmasies et quelquefois aussi aux conséquences sympathiques d'altérations diverses de la rate et du foie.

Il n'est pas impossible, d'ailleurs, d'expliquer directement cette prédilection du climat de Mexico pour les névroses et les désordres fonctionnels de l'estomac. Un phénomène physiologique constant y domine la pathologie et nous permet d'en comprendre et d'en interpréter les nuances diverses. L'absorption de l'oxygène est imparfaite; la combustion respiratoire ne saurait donc s'accomplir d'une manière absolument satisfaisante. De là séjour prolongé des aliments respiratoires dans le sang et insensiblement refus de l'estomac, du duodenum, du foie et du pancréas d'élaborer les substances qui appartiennent à cet ordre. Dès lors aussi, troubles de l'innervation luttant contre cette anomalie et accidents névropathiques d'autant mieux explicables, que l'état nerveux général y prédispose et que les engorgements congestifs du foie par excès de circulation portale sont une nouvelle cause de trouble pour l'appareil digestif.

Ce ne sont pas là des raisons illusoires. Nous avons déjà dit, en effet, que les aliments respiratoires sont mal digérés à Mexico. Le beurre reste longtemps sur l'estomac et cause des vertiges; les étrangers ne peuvent digérer les sauces graisseuses de la cuisine nationale; les substances amylacées et les sucres pris en abondance rendent la bouche pâteuse, la langue saburrale et coupent l'appétit. L'alcool reste longtemps dans la circulation; on n'en peut douter à la persistance des phénomènes, vulgairement connus, qui accompagnent les effets de son contact sur les organes de l'innervation; et on en trouve une preuve de plus dans la répugnance qu'éprouvent les gens raisonnables à faire usage des liqueurs fortes et des vins spiritueux.

Nul doute, pour ces raisons, que les névroses du système digestif ne soient endémiques des Altitudes. Nous trouvons donc là une nouvelle confirmation des croyances qui attribuent en tout pays ces affections à un affaiblissement général, et signalent à leur soulagement l'usage des toniques et d'une hygiène fortifiante.

ART. 6. — Considérations générales sur les maladies
du tube digestif.

A côté de cette névrose commune et de ces aberrations dans les fonctions digestives, plaçons une irritabilité extrême de la membrane muqueuse de tout le canal gastro-intestinal. L'éréthisme nerveux de bien des personnes vivant sur les Altitudes se concentre sur les filets délicats qui viennent s'épanouir sous l'épitélium. Il en résulte une excitabilité extrême que la moindre cause vient exaspérer. La circulation intestinale en reçoit un surcroît d'action. Mais le système capillaire obéit difficilement à ce travail exagéré; il se gorge de sang veineux et la congestion commence.

Ceci nous explique les diarrhées souvent très-rebelles qui se rencontrent sur l'Anahuac. Leur acuité dans certains cas exceptionnels supporte à merveille la dénomination d'enterite franche; mais la pratique rencontre plus souvent des entérorrhées qui affectent une physionomie spéciale dénuée de réactions vives et plus remarquable par la défaillance de toutes les fonctions que par l'exagération vitale dont les états inflammatoires savent ailleurs les entourer. C'est alors que le pouls baisse au lieu de présenter une circulation plus active. La peau se refroidit et s'infiltre. Le sang devient séreux. Les forces s'épuisent et le malade meurt aux degrés extrêmes du marasme.

Que si vous ouvrez alors les cadavres, les désordres qui sont habituellement le résultat d'inflammations franches ne vous manqueront pas. Vous trouverez des ulcérations, des ramollissements; mais gardez-vous de laisser égarer votre esprit par ces désorganisations de tissus. Elles sont bien plus le résultat d'un engouement passif de la circulation que les produits d'un surcroît d'activité vitale due à un travail inflammatoire.

Cela est si vrai, que bien souvent des diarrhées opiniâtres de l'Anahuac, dont la durée aurait lieu d'inspirer le plus déplorable pronostic, guérissent en peu de jours aussitôt qu'on soustrait les malades à l'influence des Altitudes. Ces résultats heureux prouvent incontestablement que les maladies dont nous parlons se soutiennent longtemps sous l'empire de désordres fonctionnels, avant que les tissus en reçoivent des atteintes graves et irréparables.

On en est d'autant plus surpris dans les climats où notre longue pratique a puisé les éléments de cet écrit, que les diarrhées du niveau de la mer ont une marche plus franche et plus rapide. Pendant que sur le plateau élevé de l'Anahuac vous remarquez chez vos malades une muqueuse buccale décolorée, un teint pâle et blafard, une peau flasque et froide, un pouls petit et lent; les côtes du Golfe, en dehors des lieux marécageux, vous présentent un facies souvent animé, une bouche ardente et rouge, une chaleur vive et mordicante sur toute la surface du corps, un pouls plein et accéléré. Ici la soif est vive et l'abdomen endolori; là bas les boissons sont repoussées et le ventre est le plus souvent insensible à la pression, lors même qu'il est le siège de douleurs spontanées qui sont fréquentes. A la côte, la marche des diarrhées chroniques est souvent entrecoupée d'accidents aigus, et il n'est pas rare que la mort y puise les éléments d'une terminaison inattendue. Sur les hauteurs, le malade, lentement consumé, s'achemine sans secousses à une fin non moins funeste, mais toujours éloignée.

Lorsque donc nous viendra à Paris, des hauteurs tropicales de l'Amérique, un malade languissant depuis longtemps sous l'impression de douleurs gastriques, de digestions pénibles et même de diarrhée avec douleurs abdominales, gardons-nous de porter notre attention sur les désordres que les pays chauds apportent si souvent aux fonctions digestives. Ceux-ci sont d'un autre ordre comme nous l'avons déjà dit. S'ils tiennent quelquefois à des névropathies, ils font plus souvent soupçonner ces lésions fréquemment anatomiques que les empoisonnements des miasmes et la chaleur elle-même causent dans la rate, le foie et les intestins. Ces désordres entraînent un pronostic sérieux, sont longs à guérir et exigent une médication active; tandis que pour l'ordinaire, les accidents dont nous venons de nous occuper des malades qui ont vécu sur les hauteurs tropicales, sont purement fonctionnels, demandant des conseils hygiéniques, des soins affectueux qui fassent prendre patience, quelques toniques et une expectation éclairée.

CHAPITRE VII.

DIATHÈSES.

Article. 1. — Phthisie pulmonaire.

Nous arrivons à la partie la plus intéressante de notre œuvre. De toutes les maladies, en effet, qui empruntent un haut intérêt aux considérations prophylactiques dont le climat qui nous occupe puisse être la base, la tuberculisation pulmonaire doit sans nul doute s'inscrire au premier rang. En devons-nous être surpris? Nous avons dit que l'anémie est l'état habituel des hommes qui peuplent les grandes élévations, l'anémie par imperfection de l'acte respiratoire, ne l'oublions pas. S'il est naturel d'admettre *à priori* que cette anomalie doit avoir une influence nécessaire sur l'invasion, la nature et la marche des maladies en général, avec combien plus de raison devons-nous prévoir que l'organe qui préside aux fonctions respiratoires en sera le premier influencé? Le pou-

mon, en effet, se trouve en présence d'un air raréfié, sec
et ne recevant qu'en partie la pression barométrique. Ces
trois conditions de raréfaction, de sécheresse et de légèreté
de l'atmosphère rendent évidemment moins facile l'endosmose de l'oxygène destiné à alimenter la respiration.
Mais s'il est vrai de dire d'une manière générale que le
stimulant le plus naturel d'un organe, c'est l'élément
même où sa fonction s'alimente, nous pouvons affirmer
sans crainte de contradicteurs, que le poumon se trouve
sans cesse moins stimulé sur les hauteurs qu'au niveau
de la mer.

Avant, donc, d'avoir formé ses convictions sur la nature de la tuberculisation pulmonaire au point de vue de
l'état sténique ou hyposténique qui a précédé son invasion
et préside à sa marche, on prévoit sans peine que la vie
des hauteurs influe nécessairement sur cette maladie dans
un sens favorable ou funeste. Ce que le raisonnement
nous fait prévoir, l'expérience l'a confirmé. La phthisie
pulmonaire est modifiée par les grandes élévations et
disons tout de suite que cette modification est un bien
pour l'humanité.

La phthisie pulmonaire, en effet, est rare sur le plateau de l'Anahuac. Nos observations à cet égard portent
principalement sur les deux villes de Puebla et de Mexico, c'est-à-dire sur une population de 270 mille

habitants. Mais il est à remarquer que ces deux capitales placées à la hauteur de 7,500 et 7,700 pieds, égales par conséquent au point de vue de l'élévation, se trouvent dans des conditions d'hygiène dont la différence mérite notre plus sérieuse attention. Puebla, bâtie sur un plan incliné à terrain sec laisse écouler au dehors de son enceinte les eaux quotidiennes de la saison d'été. A un kilomètre de distance coule l'*Atoyac*, rivière qui porte la fertilité dans la campagne qui avoisine la ville. Ce cours d'eau est peu abondant; il ne déborde jamais que pour l'arrosement artificiel des champs cultivés.

Le sol sur lequel repose la ville de Puebla n'a donc rien d'humide. Il est aride et sec dans ses environs, à l'exception d'un espace fort limité qu'arrose l'Atayac. L'atmosphère contient si peu de vapeur d'eau que tout se dessèche pour lui en fournir. Rien ne pourrit sur le sol; tout se momifie.

Pour l'ordinaire, l'air est calme. Les vents ne soufflent guère qu'au commencement du printemps, La température est douce. Elle varie de 12 à 20 degrés centésimaux à l'ombre, sans brusquerie, sans accidents météorologiques imprévus. Si parfois les matinées son fraîches, le thermomètre en fait peu mention et l'on ne s'en plaint que parce qu'on est *gâté*.

L'hiver est tempéré par un ciel toujours radieux. On n'y connaîtrait par la gelée si le rayonnement vers les espaces planétaires n'en était le trop fréquent auteur. Du reste, cette température accidentelle se limite aux surfaces; l'atmosphère ne l'accuse jamais au même degré.

Mexico est moins favorisé par sa situation géographique. Vallée profonde, formant un entonnoir dont la capitale occupe le fond, sa campagne est éminemment marécageuse.

Nous ne saurions nous empêcher de redire que plusieurs lacs la découpent en tous sens. La surface de leurs eaux hausse et baisse alternativement selon que les pluies abondent ou tarissent. De vastes champs sont tour-à-tour inondés ou desséchés; tantôt marécages immenses, tantôt terrains éclatants de blancheur par le natron qui s'y cristalise à l'époque de l'évaporation des eaux. Rarement vous y voyez une végétation utile.

La ville de Mexico est au-dessous du niveau des lagunes principales. De sorte que, dans ce pays où l'incurie administrative est proverbiale, chaque saison de pluie vient mettre en question la solidité des digues destinées à préserver de l'inondation cette magnifique capitale. N'oublions pas que l'eau arrive presque au niveau du sol sur lequel elle est bâtie, et qu'il faut creuser quatre-vingts centimètres seulement pour l'atteindre à l'époque la plus éloignée de la saison des pluies. Celles-ci commencent en juin pour finir en octobre. Elles sont abondantes et ont rarement autant de régularité qu'à Puebla.

La température de Mexico est douce comme celle de l'autre ville. Les vents plus fréquents y apportent cependant quelques troubles. Mais le thermomètre s'y montre peu sensible. Les plaintes que j'ai entendu faire souvent sur ces variations m'ont toujours prouvé que l'habitude du bien-être rend les gens difficiles. L'hiver cependant y est un peu moins bénin qu'à Puebla. Il y gèle quelquefois vers quatre heures du matin. A son réveil on se trouve surpris de voir de la glace que la température ne permet déjà plus de comprendre. J'ai même vu neiger une fois. Ce fut un grand événement pour la ville; les vieillards portèrent leurs regards en arrière pour trouver dans les souvenirs d'enfance une semblable merveille.

Puebla et Mexico, si différentes sous le rapport hygrométrique, sont différemment partagées aussi au point de vue de la tuberculisation pulmonaire. Dans l'une et l'autre ville, les cas de cette maladie sont peu nombreux, presque nuls dans les familles auxquelles les commodités de la vie sont permises comme conséquence de leur fortune ou de l'aisance que donne le travail. A peu près tous les cas, à Mexico comme à Puebla, s'observent dans la classe indigente, classe que la paresse naturelle, les habitudes

acquises et le défaut d'organisation sociale rendent très-
abondante dans cette république. Mais à Mexico l'indigent souffre davantage. Ce que nous avons dit de l'état
hygrométrique de cette capitale fait assez comprendre les
inconvénients qui en doivent résulter pour les habitations. Répétons-le, les maisons bases et les rez-de-chaus-
sées des maisons à étages sont d'une humidité constante
dont la mauvaise influence se centuple par la malpropreté et la nonchalance naturelle des gens qui les habitent.

Il n'en est pas de même des maisons élevées. Les courants d'air, et la libre et puissante ascension de la vapeur
d'eau vers les montagnes boisées qui bordent la vallée
dessèchent l'atmosphère des étages supérieurs au-delà de
toute supposition. Il faut un temps couvert, une pluie
constante pour qu'un hygromètre y montre quelque sensibilité ; tandis qu'à quelques pieds du sol, si l'air est
tranquille, tout pourrit dans une humidité constante.
C'est là que vit de nuit et dort une partie du jour l'indigent qui peuple la capitale du Mexique. Pour compléter
le tableau de son hygiène ajoutez qu'il se vêtit fort mal,
qu'il fait usage pour aliment d'un porc d'une qualité
immonde, enflammé par un piment sans égal, le tout
accompagné de haricots dont la cuisson est toujours imparfaite, de pain de maïs mal cuit aussi et de vin d'agave

mal fermenté. C'est parmi ce peuple qu'on voit à Mexico la tuberculisation pulmonaire. Dans la ville de Puebla l'humidité n'existe pour aucune habitation; tout y est propreté, air libre, grande lumière, et l'indigent y jouit d'une meilleure santé. La phthisie y est plus rare qu'à Mexico. Nous osons formuler une espérance: c'est que cette maladie sera dans les deux villes plus rare encore, lorsqu'une administration clairvoyante aura retiré de la consommation un porc qui est toujours farci d'hydatides.

Le jour où les hommes s'aideront, ce beau ciel de l'Anahuac éteindra la tuberculisation du poumon; car, à Mexico, comme à Puebla, quand les habitants s'entourent de quelques soins d'hygiène, la phthisie est à peu près nulle. Ce fait ne se prouve pas; il se constate.

Fait immense, d'une portée d'autant plus grande, qu'à quelques lieues de distance, au penchant de la cordillère, en descendant vers le niveau de la mer, cette terrible maladie suit les progrès de l'ascension barométrique pour se présenter à la côte avec l'intensité que nous avons déjà décrite dans une partie de ces récits. L'immunité de Mexico et de Puebla n'est donc pas le privilège d'une latitude favorisée; Vera-Cruz se trouve sous le même parallèle. L'élévation et l'état de l'air qui en est la conséquence doivent seuls nous donner l'expli-

cation de cette influence heureuse qui peut être mise si
utilement à profit pour la santé de l'homme. Nous ne
doutons pas que des sujets, ailleurs prédisposés, ne puissent échapper au danger dans les climats jusqu'ici mal
connus des Altitudes, et nous espérons même y puiser
une ressource utile pour ceux que l'invasion du mal aurait déjà inscrits parmi les tuberculeux.

En voyant combien la phthisie pulmonaire est rare à
Puebla et à Mexico, il est sage en effet d'admettre que ce
qui est innocuité pour les habitants natifs de ces villes
doit se traduire en influence heureuse pour des sujets
qu'un climat moins favorisé et une prédisposition naturelle laissent à découvert contre une affection si redoutable. Il serait sans doute hors de raison de penser que,
pour que cette préservation ait lieu, la condition d'un séjour de toute la vie fut indispensable. Certes, cette disposition favorable des lieux, agissant depuis la naissance,
assure des résultats constants aux sujets qui en ont reçu
toujours l'influence ; mais est-ce à dire que pour se présenter avec moins de garanties en faveur de malades qui ont
reçu le jour dans d'autres pays, cette chance heureuse de
prolongation de la vie devrait être abandonnée pour eux ?
Nous sommes dans le vrai en repoussant une conclusion
si peu rationnelle.

Nous portons plus loin nos prétentions et notre espé-

rance. De même que nous voyons les climats du littoral
de la Méditerranée soulager les phthisiques qui viennent
de pays lointains, nous avons la conviction que les
grandes élévations seront favorables aux tuberculeux
dont l'affection aura pris naissance au niveau de la mer.
Mais remarquez bien qu'en faisant ce rapprochement
nous voulons en retirer cette utile leçon : que souvent
les localités dans leurs bonnes comme dans leurs mauvaises influences, agissent plus puissamment sur les
étrangers que sur les naturels. Les habitants de Nice,
en effet, ne sont pas à l'abri des tubercules pulmonaires ;
la phthisie n'est pas rare sur le littoral de la Méditerranée. Les hommes qui sont nés dans ces contrées, habitués
aux heureuses dispositions des lieux au point de vue de
la santé du poumon, vivant dans cet équilibre que la résidence prolongée établit entre les actions extérieures et
les réactions physiologiques, ne trouvent en eux rien
d'exceptionnel qui puisse les prémunir contre certaines
causes accidentelles de maladie. Leur organisme cédera
d'autant plus facilement à ces causes, que l'uniformité
d'une douce température ne lui aura point donné l'habitude d'une résistance puissante. Vienne au contraire
sur ces lieux favorisés de la nature l'individu qu'un climat rigoureux a longtemps éprouvé ; toutes ses fonctions
se trouveront à l'aise au milieu d'une température plus

douce ; la peau se livrera à un travail qui l'excite, et dans cette réaction nouvelle, l'excitation du poumon trouvera un dérivatif d'un résultat salutaire. La respiration, d'ailleurs, y sera modifiée d'une manière favorable, comme nous l'expliquerons plus loin.

Ainsi pensons-nous que le climat des hauteurs agira sur les tuberculeux venus du niveau de la mer. La fonction pulmonaire y sera d'autant plus ralentie, que l'habitude d'agir sous une atmosphère dense ne l'aura pas préparée à l'endosmose d'un oxygène aussi peu comprimé. Un phthisique des régions basses de l'air se trouvera donc sur les hauteurs dans des conditions plus favorables que les naturels eux-mêmes, et la raison indique qu'un séjour prolongé lui assure non-seulement les avantages dont ceux-ci ont joui depuis leur naissance, mais encore les profits immédiats du manque d'habitude.

Cette assertion n'est pas illusoire. Parmi les étrangers qui peuplent les hauteurs de l'Anahuac, les Allemands, les Français, les Anglais, les Italiens, nous ne voyons que fort rarement des phthysiques. Les Espagnols en offrent plus d'exemples, et cela se comprend ; les hommes de cette nationalité adoptent en arrivant des coutumes qui les assimilent, quant à l'hygiène, aux basses classes de la population mexicaine. La plupart sans ressources à leur arrivée, ils entrent au service du petit commerce d'épiceries et de marchands de liqueurs. Ils passent leur journée dans des comptoirs sales, mal aérés, et se retirent la nuit dans des chambres basses et fort humides. Du reste, sobres, laborieux, économes et désireux de parvenir, ils travaillent avec zèle et se nourrissent, non par lésinerie, mais par habitude nationale, d'aliments qui, à Mexico, ne suffisent pas à leur hygiène. Une graisse de mauvaise qualité entre pour une trop grande part dans leur art culinaire.

En outre de ces causes de maladie, il faut faire observer que plusieurs de ces jeunes gens estimables et pleins de zèle vont demander leur avenir aux travaux qui s'exécutent dans les climats chauds de la République, et plusieurs en reviennent tuberculeux.

En dehors des habitudes et des occupations que nous venons de signaler, cette race si vivace des Espagnes conserve une santé parfaite, et pour elle, comme pour les hommes des autres nations, on peut affirmer que les hauteurs préservent les étrangers de la phthisie pulmonaire.

Prouvons maintenant que les étrangers tuberculeux ou prêts à l'être trouvent du soulagement dans les climats des Altitudes.

Quelques faits consignés dans des notes imparfaites prises sans but arrêté, nous permettent de fournir une base aux convictions de nos confrères. Quant à nous, nos souvenirs sont précis, et s'ils ne suffisent pas à donner à chaque cas particulier la forme rigoureuse d'une observation écrite, ils gravent en se groupant dans notreesprit des convictions inébranlables. Ces souvenirs nous autorisent à placer les hauteurs du Mexique à la tête des lieux qui préservent de la phthisie pulmonaire, en modifient la marche, en diminuent les symptômes et en préviennent les fatales conséquences.

En 1853, je fis un voyage qui, du plateau de Puebla et par une pente fort douce, devait me conduire au district d'Izucar, riche par la culture des champs de canne à sucre. Je passai la nuit dans une *hacienda*, administrée alors par M. de Los M..., qui me fit l'accueil le plus hospitalier. Sa fille, personne d'une amabilité exquise, portait sur ses traits une empreinte de souffrance. Je m'empressai de lui offrir mes services en la priant de me parler de sa santé qui me paraissait altérée. « Je souffre, en effet, me dit-elle; mais c'est ma faute, cette fois; j'aurais dû entreprendre plutôt mon voyage de Puebla. » Et comme je la pressai par de nouvelles questions, voici ce que j'appris :

Mlle de Los M... est née dans le district d'Izucar, c'est-à-dire à 2,500 pieds environ d'élévation au-dessus du niveau de la mer. Elle a vingt-huit ans. Il y a six ans, elle fut prise tout à coup d'hémoptisie ; de la toux s'ensuivit, sèche d'abord et peu intense, forte bientôt et s'accompagnant parfois d'expectoration catharrale avec des stries de sang. La relation faite par la malade est vague et donne un commémoratif confus ; mais on y voit briller ce renseignement précis, qu'elle eût souvent des frissons vers le soir, accompagnés de fièvre et de sueurs abondantes. Ces symptômes ne cédèrent pas à l'usage du sulfate de quinine : la malade maigrit ; sa toux devint progressivement plus intense. Les parents s'en effrayèrent et lui firent entreprendre le voyage de Puebla. Mlle M... sentit du soulagement peu de jours après son arrivée dans cette ville. Elle reçut, il est vrai, les soins d'un médecin ; mais au dire de la malade, la médication conseillée fut des plus simples, et elle-même resta convaincue que le climat seul l'avait guérie ; car elle éprouva un tel bien être, qu'elle crut à sa guérison.

Mais peu de jours après qu'elle fut descendue à son pays natal, les symptômes recommencèrent et suivirent une marche progressivement croissante, jusqu'à ce qu'elle entreprit un second voyage à Puebla. Elle y séjourna quelques mois avec le même résultat que la première fois. La récidive de sa maladie suivit de près son retour à Izucar, et un soulagement nouveau fut la conséquence de son troisième voyage à Puebla. Mais de nouvelles souffrances l'attendaient pour la quatrième fois sur les terres chaudes à l'époque où j'y fis mon voyage.

Je l'examine avec soin, et la seule chose dont je garde aujourd'hui le souvenir, c'est qu'une masse tuberculeuse avait déjà suppuré, et la caverne qui en résultait ne donnait plus de suppuration au moment où je fis l'examen de la malade. Je lui donnai le conseil de fixer à Puebla sa résidence définitive. Je suis persuadé qu'elle n'aura pas suivi mon conseil et qu'elle aura été victime de son obstination à résider dans un climat qui lui était si contraire.

Quelque vague qu'il y ait dans cette observation, une chose est certaine, c'est qu'elle offre l'exemple d'une phthisique qui trouvait du soulagement dans la vie des hauteurs.

En 1849, je fus consulté par M. B. de Jalapa, qui avait entrepris le voyage de Mexico pour y voir un confrère fort recommandable. En passant à Puebla, le malade se trouva si mal des conséquences de trois jours de voyage, qu'il se vit dans l'impossibilité de continuer sa route. Je vois son nom inscrit sur mes notes d'alors avec ces simples mots : — tuberculisation pulmonaire ; une caverne au côté droit ; d'autres masses à l'état de crudité ou déjà ramollies au sommet du poumon gauche.

Je donnai mes soins à M. B... Son amélioration fut très-rapide. Sa fièvre et ses sueurs disparurent, son appétit revint ; il prit de la force, de l'embonpoint, et se

décida à ne pas continuer son voyage. Il passa quelques
mois à Puebla content, trop content, puisque sa joie lui
fit croire à sa guérison, et qu'il retourna à Jalapa pour y
mourir.

Des exemples de cette nature de soulagement de la maladie et d'obstination des malades pour retourner prématurément au climat qui les tue, j'en possède dans mes
souvenirs un grand nombre de cas. Peu de médecins parmi
les estimables confrères qui exerçaient à Mexico jugeaient
la phthisie que nous voyions chez ces malades de la côte
de la même manière dont je la jugeais moi-même. La diversité dans notre jugement venait de ce que nous obser-
vions nos malades à des points de vue différents. Pour
eux, le résultat final était le seul qui fut mis en question ;
tandis que mon esprit s'arrêtait satisfait à la vue d'un
changement presque subit dans la marche de la maladie
chez les tuberculeux du niveau des mers. C'est que j'a-
vais eu l'occasion d'observer pendant sept ans ces malheureux phthisiques des régions chaudes de la République, et lorsque je les voyais à Puebla et à Mexico, je ne
dirai pas guéris, mais moins malades après un séjour de
six mois, je ne pouvais oublier que ce temps eut été suf-
fisant dans le pays de leur naissance pour les conduire
infailliblement au tombeau. En présence de ces pensées,
je me demandais souvent si le séjour absolu n'aurait pas

enfin vaincu la maladie, que quelques jours ou peu de mois parvenaient à soulager.

L'exemple suivant prouvera combien j'avais raison.

En 1849, M. Hydrac, de Bordeaux, marchand drapier résidant à Puebla, me demanda si je croyais que le séjour de notre ville put être favorable à son fils, jugé phthisique par des médecins recommandables de Paris. Sur ma réponse affirmative, il prit les mesures nécessaires pour que ce jeune homme se mit aussitôt en voyage. Mme Hydrac accompagna son fils. La traversée produisit l'effet habituel, je veux dire que le malade s'en trouva bien, au grand contentement de la mère, dont les craintes étaient vives au moment du départ.

Son fils, en effet, malade depuis environ deux années, arrivé aujourd'hui à l'âge de vingt ans, avait eu avant de partir des hémoptisies alarmantes qui l'avaient beaucoup affaibli. Il toussait d'ailleurs beaucoup, avait une fièvre intense et suait abondamment toutes les nuits.

A son arrivée, en outre que le diagnostic était pour moi facile, le malade se trouvait porteur d'une note d'un des médecins éminents de Paris, que je puis résumer par ces mots : « des tubercules suppurés, d'autres en voie de progrès. »

Je prescrivis au malade quelques calmants pour lui donner des nuits meilleures, je lui fis prendre des bains

légèrement sulfurés que les sources de Puebla nous fournissent, je donnai mes instructions pour le régime alimentaire et j'attendis les effets du climat. Ils furent des
plus heureux. Les crachats continuèrent d'être purulents
pendant quelque temps ; mais la fièvre et les sueurs nocturnes se calmèrent avec beaucoup de rapidité et le jeune
Hydrac put promptement se livrer tous les matins à
l'exercice à cheval. Ses forces se rétablirent comme par
enchantement. Au bout de six mois il ne toussait et ne
crachait presque plus. Après un an de séjour, il était
tout-à-fait bien. Il avait repris de l'embonpoint et ne
présentait plus aucun symptôme de sa redoutable affection.

Il jouit pendant un an d'une santé parfaite. Malheureusement, une imprudence lui causa une pleurésie violente avec épanchement, et il en fut victime. Je ne le vis
par alors. J'avais quitté la ville de Puebla pour le séjour
de Mexico.

Il est fâcheux sans doute que la mort nous ait ravi si
vite le sujet d'une observation aussi intéressante. Nous
ignorons si cet heureux effet du climat aurait été
durable. Nous le croyons, cependant ; notre conviction à
ce sujet se corrobore par des antécédents qui ne nous sont
pas personnels et qui sont pour nous du plus grand
poids.

En 1846, dans un premier voyage que je fis en France, après trois ans de séjour sur les côtes du golfe du Mexique, j'eus occasion de connaître M. le docteur Jecker, à qui je fis part de mes observations sur la phthisie aiguë des pays chauds. Je lui demandai en même temps de dissiper mes doutes relativement à l'influence des hauteurs sur cette maladie. Cet estimable confrère qui exerça longtemps avec éclat à Mexico, me dit dès lors que la phthisie était fort rare dans cette capitale et que les tuberculeux de la côte y trouvaient du soulagement. Son expérience proclamait des résultats plus intéressants encore, en affirmant que plusieurs malades sous ses yeux s'étaient rétablis de cette affection si redoutable et avaient joui ensuite d'une santé parfaite. Je prends plaisir à rappeler ici les pensées de ce médecin distingué qui a laissé au Mexique la réputation d'un grand observateur et d'un praticien dévoué à la science.

Des étrangers phthisiques dans leur jeunesse, qui sont arrivés à une vieillesse avancée, sans la moindre souffrance, sous le beau ciel de Mexico! Nous en avons connu beaucoup; nous avons entendu parler d'un plus grand nombre encore.

M. L. est mort sous nos yeux à l'âge de soixante-deux ans d'une hemorrhagie cérébrale. Natif de Bordeaux, il fut condamné dans sa jeunesse à une mort prématurée

par les médecins distingués qui le virent et le déclarèrent
atteint de la phthisie tuberculeuse. Il partit pour le
Mexique sous le coup de cet arrêt funeste. A peine arrivé
sur les hauteurs, son soulagement fut des plus visibles
et son rétablissement absolu ne se fit attendre que quelques mois. Il a joui, depuis, d'une excellente santé et
mené une vie des plus heureuses.

La maladie n'oserait atteindre ses enfants, et quoique
l'un d'eux présente cet aspect maladif et cette organisation extérieure, qui feraient craindre ailleurs l'invasion
de la maladie qui nous occupe, les années qui pouvaient
la faire craindre pour lui sont déjà passées sans qu'aucun
signe ait démontré sa présence.

M. C. W. anglais fort recommandable, qui jouit aujourd'hui à Mexico de l'estime de tous, a soixante ans
environ et se porte à merveille. Dans sa jeunesse il fut
un de ces sujets abandonnés par les médecins comme
destinés à la mort par la phthisie. Des voyages à Malte et
dans d'autres ports de la Méditerranée n'avaient fait
qu'accroître ses hémoptisies et sa toux opiniâtre. A quel
degré en étaient ses tubercules, nous l'ignorons; mais il
n'est pas douteux que des médecins recommandables en
avaient désespéré.

Transporté sur l'Anahuac, il s'y rétablit promptement
et il y a passé une existence heureuse. Nous l'avons vu

malade, il y a bientôt deux ans, mais d'affections bien différentes et dont il s'est rétabli par un voyage en Europe.

M. le docteur Edmond, médecin anglais fort recommandable, gémissait dans son pays sous les coups d'une phthisie pulmonaire avancée. Ni lui, ni ses amis, ni ses confrères ne croyaient déjà plus à la possibilité d'une guérison.

Il partit pour le Mexique avec l'emploi de médecin de la compagnie minière de Real del Monte.

Peu de mois suffirent à son soulagement. Il exerça, depuis, la médecine avec succès dans la ville de Guanajuato, et aujourd'hui, il jouit dans son pays d'une santé parfaite.

Du reste on ne peut avoir aucun doute relativement aux effets immédiatement heureux du climat des Altitudes, sur les tuberculeux qui viennent des pays situés au niveau des mers. Les convictions seront sur ce point uniformes, lorsqu'on aura soin de s'informer de la marche que suivait la maladie avant que le phthisique changeât de résidence.

Le nouvel état du malade comparé à sa situation antérieure fera voir clairement le résultat du changement de localité. C'est pour avoir négligé d'établir ce parallèle que souvent un bien réel et incontestable s'est opéré devant nos yeux, sans graver dans notre esprit un souvenir favorable à la thèse que nous venons aujourd'hui soutenir.

Si du reste l'on n'a pas le bonheur d'enregistrer un grand nombre de cas assez heureux pour se classer parmi les guérisons parfaites, cette lacune provient d'abord de la difficulté qu'il y a, même dans les circonstances les plus favorables, pour arriver à une guérison absolue, et ensuite de ce que notre attention ne s'est pas encore fixée assez sérieusement sur ce point intéressant. Nous sommes convaincu qu'on arrivera à des résultats plus heureux lorsque la confiance des médecins et des malades sera plus uniforme. Alors les idées qui nous dominent venant à se généraliser, d'un côté les phthisiques ne seront plus aussi inconstants sur leurs pensées de séjour; d'autre part les médecins se trouveront à l'aise à côté de la ferme résolution des tuberculeux d'obéir plus longtemps aux conseils de la science. Alors aussi nous n'aurons plus à soigner sur les hauteurs uniquement des phthisies avancées, mais des masses tuberculeuses à peine à leur début et, ce qui sera plus favorable encore, des prédispositions héréditaires réveillant les craintes de la famille et de la science chez de jeunes sujets qui n'ont pas encore éprouvé les atteintes de la maladie. Nous avons la confiance qu'alors nous verrons merveilles. Les distances sont nullifiées par les progrès de la vapeur. Des Européens eux-mêmes viendront nous demander le rétablisse-

ment d'une santé pour laquelle des accidents avant-coureurs auront inspiré des craintes. Tous les jours on voit
des Américains du Nord fuir le climat de Boston, de
New-York, de Baltimore etc., pour demander un soulagement à la Louisiane, à Cuba, au risque d'y puiser des
maux plus dangereux encore. Nous ne saurions leur crier
trop haut qu'à Puebla et à Mexico, tout en jouissant d'un
climat plus agréable, ils trouveraient au point de vue des
maladies du poumon, des garanties qui n'existent nullement ni à Cuba, ni à la Louisiane.

Je veux encore raffermir leurs espérances par le récit
de quelques cas heureux de prédispositions héréditaires
s'éteignant sous le beau ciel de l'Anahuac. Mon attention
se porte tout d'abord, avec mes souvenirs les plus ardents
sur une dame dont je n'inscris pas ici le nom et que tous
mes amis auront reconnue à l'expression de mes regrets
les plus amers. Née dans le Yucatan, elle appartenait à
une famille respectable où l'on compte plusieurs victimes de tuberculisation intestinale. La mère mourut de
cette maladie et j'ai la conviction que le poumon lui-
même fut atteint dans ses derniers jours. Un frère nous
fut ravi en 1847 de phthisie pulmonaire aiguë.

Quant à elle, ses premières années furent maladives et,
dès l'âge de douze ans, elle eut souvent des catharres
pulmonaires. Un voyage qu'elle fit en France en 1845

l'en soulagea visiblement ; mais le retour au pays natal
ramena ces indispositions avec plus de fréquence. En
1847 et 1848 la toux fut constante. L'amaigrissement faisait des progrès rapides, le pouls était habituellement accéléré, l'expiration se prolongeait notablement. Pouvait-
on voir sans frémir un pareil tableau en présence des souvenirs de famille ? je me livrais, sur le pronostic, à des
pensées fort tristes, lorsque je formai le projet de franchir l'Anahuac à la fin de 1848. J'ai résidé à Puebla deux
ans et dix années à Mexico. Mon intéressante malade en
ressentit un bien extrême et, depuis 1856 jusqu'à 1859
que j'ai eu la douleur de la perdre d'une maladie aiguë,
je ne l'ai jamais entendue tousser, Elle avait de l'embonpoint, de la fraîcheur de visage, et reprenait tous les
airs de la plus belle jeunesse, à l'âge de trente-trois ans.

Quelque brillant que soit ce beau résultat qu'on me
permette de n'en pas dire un mot de plus.

Aussi bien mon attention se porte sur d'autres personnes soulagées sur l'Anahuac et que les décrets moins
sévères de la Providence conservent encore dans ce
monde avec le bonheur d'une belle santé.

M. G. a vu mourir de phthisie aiguë plusieurs de ses
frères et sœurs. Approchant de l'âge fatal à sa famille, il
quitte les bords du golfe pour franchir l'Anahuac ; son
teint pâle, sa figure bouffie, sa respiration fatiguée, sa

prononciation saccadée, de la toux fréquente pouvaient réellement inspirer des craintes sérieuses à quiconque portait ses souvenirs sur la fin prématurée de ses frères. Cependant M. G. passa à Mexico sans le moindre trouble les trois ans dont on craignait pour lui l'influence funeste. Depuis cinq ans il voyage ; il a résidé souvent à Paris, et sa santé ne laisse rien à désirer.

Deux de ses cousines nous offrent encore un exemple frappant des bons effets de l'Altitude sur les personnes prédisposées à la phthisie pulmonaire. Ces deux dames résidaient dans l'un des ports du Golfe. En 1856, elles inspirèrent de vives craintes à deux médecins recommandables qui en firent un examen sérieux et m'en remirent le résultat rédigé avec le plus grand soin. Au tableau qu'ils me firent, je ne pus m'empêcher de partager leurs craintes et je conseillai le séjour du plateau de l'Anahuac. Je ne vis ces dames qu'après un an de résidence à Puebla. Elles se trouvaient dans l'état le plus brillant de santé. Plus de toux, plus de sueurs ; bon appétit, bon aspect, embonpoint académique.

Elles sont aujourd'hui mariées et l'une d'elles est déjà mère.

Le frère aîné de ces demoiselles est mort phthisique en Europe. Un autre frère âgé aujourd'hui de vingt ans souffrait à la côte de catarrhes constants. Résidant à Mexico depuis cinq ans, il ne tousse jamais et s'y porte à merveille.

Il serait extrêmement facile de recueillir en grand nombre des preuves de cette heureuse influence sur les sujets prédisposés. C'est en cela que le climat brille. Envoyez à Puebla ou à Mexico un de ces jeunes sujets qui préludent par des bronchites légères et par des sueurs nocturnes à la formation des tubercules ; il ne toussera plus, ou toussera moins, dès le moment qu'il aura franchi, le plateau. Ceci est très-sérieux, très-digne de notre plus grande attention.

Ému par le spectacle consolateur de cette heureuse influence des grandes élévations sur la santé des tuberculeux, j'en ai souvent cherché l'explication dans un but d'utilité pratique. Plusieurs éléments se sont groupés devant mon esprit pour la résolution de ce problème difficile. D'un côté, je vois dominer une vérité incontestable déjà proclamée comme fait général dans une autre partie de cet écrit : c'est que la chronicité dans les inflammations est incompatible avec le climat des Altitudes. D'autre part, je porte mes regards sur la raréfaction, la légèreté et la sécheresse de l'air. Le calme qui en résulte pour le poumon exclut toute idée d'excitation permanente de cet organe. Je considère que c'est au milieu de ces circonstances que la poitrine trouve des garanties

contre la phthisie pulmonaire, tandis qu'à la côte, sous
un air lourd et humide qui oxyde tout, une prédisposition générale à l'état inflammatoire chronique favorise
la marche du tubercule. Mon esprit s'arrête devant l'importance de ces faits curieux, et il en tire irrésistiblement
cette conséquence : qu'il faut aux tubercules pulmonaires
un élément inflammatoire pour suivre les phases diverses de leur existence. C'est donc l'absence de cet élément
dans les hauteurs qui rend difficile, si non impossible,
la production tuberculeuse. Ce n'est là ni une hypothèse
gratuite, ni une affirmation vaine sans résultat pour la
thérapeutique de la maladie qui nous occupe.

De grands esprits ont mis souvent en question si le
tubercule est, ou n'est pas, un produit inflammatoire.
Sans juger ce débat d'une manière directe, on peut affirmer que l'inflammation n'est jamais étrangère aux
progrès comme aux transformations de la matière tuberculeuse. On aurait réellement de la peine à comprendre
que les bronchites et les pneumonites fréquentes des
phthisiques, la chaleur constante de leur peau, la fièvre
et les sueurs nocturnes ne sont pas les indices non équi-
voques d'un élément inflammatoire général ou localisé.
Le tempérament scrofuleux n'est certes pas une inflammation. Cela n'empêche pas que beaucoup de manifestations sensibles de ce tempérament ne se fassent par

21

des affections locales, qui ont tous les caractères des phlegmasies. De même, la tuberculisation peut être considérée comme étant la conséquence d'un état général qui n'a de signes sensibles et de vrais progrès, que par le secours de phlegmasies localisées. Admettez, si vous voulez, que le tubercule n'est pas le produit direct de l'inflammation; mais il faudra reconnaître qu'il ne peut se former, s'élaborer sans elle. Cette hypothèse, que les observations faites sur les hauteurs présentent comme une vérité incontestable, est la base d'indications thérapeutiques du plus grand intérêt. Elle nous conduit à diviser le traitement de la maladie qui nous occupe en deux éléments distincts. L'un tendrait à combattre la phthisie dans son essence, l'autre chercherait à enrayer son développement et ses progrès en appelant à son aide tous les moyens propres à prévenir une excitation pulmonaire.

Continuons donc à chercher le spécifique de la phthisie comme nous sommes à sa poursuite pour la scrofule, pour le cancer, etc.; mais, en attendant, faisons d'un autre côté les efforts dictés par la raison et l'expérience, pour mettre un frein aux progrès d'un mal dont l'essence est encore un mystère. C'est pour arriver à ce dernier résultat que l'hypothèse de l'existence d'un élément inflammatoire dans tout progrès tuberculeux nous sera

réellement d'une grande utilité pratique. En tirerons-
nous la conséquence, amenée par l'analogie, que les
moyens antiphlogistiques conviennent seuls aux tuberculeux? Ce n'est pas notre idée, loin de là. En admettant
que l'inflammation est indispensable aux progrès de la
phthisie, nous ne nous aveuglons pas au point d'oublier
que le tempérament qui se prête le mieux au développement de la tuberculisation est lui-même, par sa nature
débilitante, une contre-indication à une thérapeutique
hyposténisante. Il faut au médecin la sagacité de recon-
naitre quel est l'élément qui domine dans chaque cas
particulier, afin de donner à sa conduite une base rationnelle. Mais jamais il ne pourra être autorisé à faire usage
de stimulants thoraciques. Les calmants des voies respiratoires seront toujours indiqués avant les toniques
qui doivent porter leur action sur l'état général, chez des
sujets épuisés par une marche lente de l'affection. C'est
ainsi que les hauteurs agissent. Elles calment l'excitation pulmonaire en diminuant le travail d'endosmose et
en ne fournissant à la respiration qu'une dose modérée
d'oxygène. L'expérience des lieux élevés transforme cette
hypothèse en vérité presque sans réplique.

Que dire alors de cette prétention de guérir la phthisie
au moyen des bains d'air comprimé? Nous pourrions
tout au plus admettre que cette pratique produise un bien

passager chez des sujets chlorotiques. Nous avons même quelque peine à le comprendre. Si le système Pravaz guérissait la phthisie, les tuberculeux devraient mourir vite à Mexico; soyons conséquents.

Telles sont nos convictions sur la manière d'envisager la phthisie, au point de vue de l'état inflammatoire qui, selon nous, envahit le poumon. Mais si nous voulons entrer plus avant dans l'examen des agents essentiels de cette inflammation, l'oxygène atmosphérique vient dominer notre pensée et nous apparaît comme élément indispensable de toute tuberculisation.

Quel est alors son genre d'action? et comment, au delà de toute phlogose locale, parvient-il, d'une part, à désorganiser le poumon, et d'un autre côté, à consumer l'organisme tout entier? C'est ce que nous allons nous efforcer d'interpréter.

Mais nous avons besoin, pour procéder avec mesure, de revenir sur nos pas et de porter notre attention sur la pathologie des bords du Golfe, afin de voir si la marche et les symptômes aigus de la phthisie tuberculeuse du Yucatan ont quelque rapport avec l'état de l'air. Nous devrons encore rechercher les causes de l'innocuité du pays marécageux de Tabasco pour cette maladie et démontrer que les phénomènes de respiration y présentent quelque analogie avec les Altitudes, sinon dans la forme, au moins quant aux résultats.

Pour cela, il s'agira de prouver que l'endosmose respiratoire est augmentée dans le Yucatan, diminuée au contraire dans l'État de Tabasco.

Quelques auteurs qui se sont occupés tout récemment, d'une manière si remarquable et si digne d'éloges, de l'influence des pays chauds sur la santé, sont tous d'accord pour juger les effets funestes des climats tropicaux sur la marche de la phthisie. Mais ils considèrent que ces conséquences meurtrières ont pour cause la raréfaction de l'air due à la chaleur extrême des couches inférieures de l'atmosphère. Ainsi, M. Laure nous dit à propos du climat de Cayenne : « Les affections thoraciques sont communes dans les pays froids, s'appaisent dans les pays tempérés et galopent sous l'équateur, *où l'air est insuffisant.* »

M. le docteur Rochard, dans son mémoire justement couronné par l'Académie en 1855, s'exprime dans le même sens dans ce passage de son écrit (page 47) :

« Si l'air a partout la même composition, il n'a pas partout la même densité. Lorsqu'une haute chaleur le raréfie, il renferme, sous un même volume, moins d'oxygène que lorsqu'il est condensé par le froid. Or, il faut

que l'hématose s'accomplisse sous toutes les latitudes,
et que, dans un temps donné, le sang absorbe une quantité déterminée d'oxygène. La capacité de la poitrine
n'augmente pas avec l'élévation de la température, et, si
l'air est plus rare, il faudra qu'il en passe une plus
grande quantité par les poumons dans le même laps de
temps. L'activité des phénomènes mécaniques de la respiration devra donc s'accroître en proportion de la chaleur,
et ce résultat pourra s'obtenir sans fatigue pour les organes qui en sont le siége. L'air ainsi raréfié est, pour le
poumon tuberculeux, ce qu'est, pour un estomac malade,
un aliment peu riche en principes nutritifs. Il faut,
dans les deux cas, en consommer une plus grande quantité pour atteindre le même but et imposer un surcroît de
travail à des appareils qu'il est si important de mé-
nager. »

Le même raisonnement conduit M. le docteur Dutroulau à une interprétation identique dans son ouvrage
d'ailleurs si utile et si consciencieusement rédigé sur les
maladies des Européens dans les pays chauds (p. 103) :

« C'est, dit-il, par l'élévation constante et exagérée de
tous ses éléments et par son peu de variabilité, que s'explique ici encore l'influence de la météorologie, à part les
causes hygiéniques et locales qui ont aussi leur importance. La chaleur, aidée d'une pression presque invaria-

ble, d'une humidité et d'une tension électrique toujours prononcée de l'atmosphère, a pour effet de raréfier l'air, et de causer le sentiment d'étouffement qui résulte des efforts de respiration nécessaires pour compenser, par la quantité, la moindre oxygénation de l'air inspiré ; efforts qui n'aboutissent qu'à une hématose imparfaite, à la fatigue des agents mécaniques de la fonction, et à l'excitation continuelle du tissu pulmonaire par un air brûlant, c'est-à-dire à la débilitation organique et à l'activité morbide. »

Ces idées sont en contradiction avec notre expérience des Altitudes. Si la raréfaction de l'air chaud produisait la phthisie au niveau de la mer, les tuberculeux devraient être nombreux et promptement victimes de leurs souffrances sur les plateaux élevés du Mexique. Si l'atmosphère raréfiée des tropiques était une cause de tuberculisation pulmonaire, comment expliquer la fréquence de la phthisie sous l'influence de l'air lourd et condensé du littoral de la Manche ?

A notre avis, cette interprétation n'est pas fondée.

La perfection de l'acte respiratoire n'est pas en rapport avec le plus ou moins d'air que l'on respire dans un temps donné ; elle est dans l'équilibre justement établi entre les combustions physiologiques et nos besoins de calorification et de réparation organique. D'où il suit qu'un air rare et une respiration lente peuvent être un bienfait quand le milieu ambiant nous échauffe au lieu de nous refroidir ; d'où il suit encore que, pour un pays donné, la respiration peut être considérée comme exagérée avec des éléments qui, ailleurs, la rendraient insuffisante. La quantité d'air nécessaire à la fonction est donc une quantité. relative. Quoique faible dans sa dose, elle peut être trop forte et partant excitante, dans certains milieux exceptionnels.

Ces bases incontestables une fois posées, examinons ce qui se passe dans les pays chauds.

Nous avons déjà dit que la densité de l'air varie, selon qu'on la considère aux heures fraîches de la nuit ou sous l'impression de la chaleur du jour. Quand le soleil est sur l'horizon, l'atmosphère se raréfie et présente aux poumons une quantité modérée d'oxygène. Mais, pour l'ordinaire, cette raréfaction ne dépasse pas les proportions de nos besoins. D'une part, en effet, le peu d'aliments qu'on est dans l'habitude de consommer offre peu d'éléments à la combustion respiratoire, et d'autre part, la chaleur ambiante ne demande à l'organisme aucun rayonnement thermique qui l'oblige à produire beaucoup de calorique. La raréfaction de l'air, dans de certaines limites qu'elle n'a guère l'habitude de dépasser, est donc un bien pour l'habitant des pays chauds, et ce

n'est donc pas d'elle que M. Dutroulau a pu déduire
« l'excitation continuelle du tissu pulmonaire par un air
brûlant » (page 103). L'air chaud et raréfié est au contraire un calmant des voies respiratoires.

Mais les nuits des tropiques sont humides et fraîches.
L'air s'y condense, et acquiert sous l'influence de la vapeur d'eau, qui passe à l'état liquide, des propriétés oxy-
dantes dont les effets s'exercent aussi sur le poumon en
l'excitant et en activant son endosmose respiratoire. C'est
là que se trouve le danger réel pour les habitants, car
alors les phénomènes de combustion et de calorification
dépassent les besoins physiologiques et de rayonnement.
C'est alors aussi que nous devons craindre pour eux l'influence funeste de cette respiration exagérée, au point de
vue de la tuberculisation pulmonaire.

Loin de considérer l'état de l'air dans les pays chauds
comme une cause d'abaissement respiratoire, nous croyons
donc que les fonctions pulmonaires s'y exercent pendant la nuit au delà des besoins physiologiques, et cette
conviction nous fait voir sans surprise la fréquence
et la marche aiguë de la phthisie tuberculeuse dans
les climats dont nous nous occupons en ce moment.
Cette idée d'un surcroît nocturne d'activité respiratoire puise, du reste, une confirmation digne d'intérêt dans la différence extrême des phénomènes mor-

bides chez les phthisiques, selon qu'on les considère
aux heures du jour ou sous l'impression de la fraîcheur
des nuits. Bien loin de sentir du calme au contact d'une
atmosphère refroidie et plus dense, les phthisiques s'y
réchauffent davantage; leurs nuits sont agitées, anxieu-
ses; la fièvre s'y exaspère; la sueur les inonde sans les
rafraîchir; la toux les tracasse sans cesse et les prive de
sommeil; le retour du jour les trouve abattus et pire que
la veille; tandis que, à mesure que le soleil s'élève sur
l'horizon, le calme paraît renaître; la respiration est
plus tranquille; la toux se modère; la peau se rafraîchit;
la sueur diminue ou se tarit complètement, et l'on voit
luire sur le visage du malade comme un rayon de consolant espoir.

L'interprétation que nous venons de donner de la variété d'influence atmosphérique des jours et des nuits,
reçoit un appui nouveau de l'innocuité des climats marécageux pour la phthisie tuberculeuse. Nous en revenons au rapprochement de cette maladie et des fièvres
paludéennes.

Voilà que déjà plusieurs fois dans notre écrit nous
mettons en présence deux maladies que leurs natures diverses devraient cependant tenir bien à distance. Le mot
d'antagonisme s'est placé entre elles pour indiquer que,
différant dans leur essence, elles s'excluent l'une l'autre

dans le champ de la pathologie. Elles ont cependant des
. traits de ressemblance au point de vue de leurs manifestations sensibles. Ainsi le phthisique, comme le fébri-
citant, éprouve des alternatives de froid et de chaleur. La
fièvre les brûle tous deux par accès intermittents ; tous
deux ils puisent la fraîcheur et le calme dans des sueurs
abondantes, celui-ci après ses stades régulières, celui-là
après des nuits sans sommeil. L'esprit ne se porte-t-il pas
involontairement sur l'identité de ces phénomènes, pour
y puiser une interprétation qui les confonde dans une
même cause ?

Les deux maladies, en effet, se rapprochent et se ressemblent par des combustions morbides qui n'ont de différence que dans l'élément brûlé. Dans l'empoisonnement
paludéen l'oxygène normal de la circulation se porte sur
le miasme pour le détruire ; c'est une élimination nécessaire. Dans la phthisie, l'oxygène absorbé avec plus de
force aux approches du soir cherche sur l'organisme un
aliment à sa voracité ; c'est une consomption des éléments de la vie. Ici, c'est l'organisme qui se détruit ; là
c'est le poison qui est brûlé. Mais dans l'un comme dans
l'autre cas, nous voyons une combustion exagérée, une
accumulation de calorique et des sueurs bienfaisantes
qui viennent le modérer.

C'est là que gît tout le secret de l'antagonisme des

deux maladies : l'influence funeste des nuits tropicales sur la phthisie tuberculeuse est combattue par la présence des émanations palustres.

Les propriétés excitantes de l'air par sa densité et par l'excès d'oxygène se nullifient au contact des miasmes ; car la combustion de ces produits dans l'intérieur des vésicules pulmonaires et des ramifications capillaires des bronches ne laisse à l'endosmose qu'un air appauvri et presque asphyxiant. Et il est à remarquer qu'il existe une coïncidence heureuse entre la condensation de l'air et la production nocturne des émanations paludéennes. De telle sorte que se balançant l'une par l'autre, elles laissent souvent le poumon assez en repos et l'organisme assez à l'abri de l'intoxication miasmatique pour que la phthisie pulmonaire y soit, d'une part, impossible et que la fièvre paludéenne, d'autre part, y trouve une cause efficace de préservation.

C'est lorsque l'équilibre de ces deux influences se détruit que l'une ou l'autre de ces maladies peut apparaître. C'est ainsi que nous pouvons expliquer que la phthisie tuberculeuse se fasse jour dans les climats marécageux dont l'influence est modérée, et sévisse dans les pays paludéens qui ne possédent d'émanations délétères que pendant deux ou trois mois de l'année. Mais alors, la maladie recevra quelque calme sous l'influence de ces produits et sa marche y sera moins aiguë.

Ainsi donc la *diète respiratoire* des Altitudes. si favorable aux poitrinaires, se trouve reproduite dans les pays chauds marécageux avec les mêmes avantages pour la santé des tuberculeux. Et d'autre part, les climats qui paraissent agir d'une manière utile contre cette maladie, comme Madère, se distinguent par l'uniformité de température entre le jour et la nuit. Dans ces climats, d'ailleurs, l'air est peu humide et c'est encore là une circonstance favorable qui, jointe à la précédente, assure à la respiration nocturne un calme égal à celui que les journées produisent.

Il est donc hors de doute qu'il faut demander aux phénomènes de respiration, dans leur rapport avec la densité de l'air et les proportions d'oxygène, l'explication des influences qui président à la formation et à la marche de la phthisie tuberculeuse.

Si, maintenant, détachant notre attention des causes extérieures, nous portons nos regards sur les prédispositions individuelles et les altérations fonctionnelles qui préparent l'invasion et accompagnent la marche de la consomption pulmonaire, nous nous trouverons en présence de ces constitutions prédestinées par l'hérédité,

ou ruinées par une mauvaise hygiène. Il est du plus
haut intérêt de rechercher alors les circonstances individuelles qui favorisent cette maladie. Nous ne pensons
pas que ce problème étiologique soit simple. Nous
croyons, au contraire, qu'il en faut demander la solution
à des éléments divers.

Et d'abord, de même que les voies digestives ne sont
pas aptes, également chez tous les hommes, à l'absorption alimentaire, la vésicule du poumon ne serait-elle
pas organisée de manière à présenter des différences au
point de vue de sa perméabilité pour l'oxygène? C'est
d'autant plus probable, que les fonctions en général s'accomplissent à des degrés de perfection qui établissent des
nuances infinies dans les phénomènes individuels de la
vie. Il ne serait donc nullement surprenant qu'il y eût
des poumons à travers lesquels l'oxygène s'infiltrât avec
une facilité démesurée, et ce serait là une occasion pour
lui d'agir sur les combustibles alimentaires et organiques en dehors de toute proportion avec les nécessités de
la vie et le maintien de la santé.

Qu'arriverait-il, en effet, dans ces cas d'une perméabilité vésiculaire exceptionnelle? D'abord le poumon,
lui-même le premier, en recevrait une excitation extrême, et je ne doute pas que des phénomènes de combustion ne devinssent inévitables au détriment de sa nu-

trition propre. S'il n'en est point ainsi lorsque ses fonctions s'accomplissent avec régularité, c'est parce que le sang se trouve organisé de manière à retenir l'oxygène dans un état de fixité qui ne permet aux différents tissus de se l'approprier que dans de certaines mesures. Mais ce gaz se trouvant en excès dans ce liquide, il n'y rencontre plus les éléments propres à le retenir tout entier ; la partie libre doit alors agir avec une puissance sans limites, et il est naturel d'admettre que le poumon soit le premier à en être victime. Nous rapportons la plus grande partie des cas de phthisie héréditaire à cette perméabilité exagérée des membranes qui président à l'endosmose vésiculaire. Vous voyez ces sujets, ainsi prédisposés, maigrir aux approches de la puberté. Leur peau est chaude; ils suent souvent la nuit. Leur poitrine est étroite, et, malgré l'exiguité de ses proportions, veuillez remarquer que l'action respiratoire ne fait que de très-minimes efforts pour la remplir. On est dans l'habitude de se préoccuper gravement de cette conformation imparfaite du thorax, et mille prescriptions médicales, relatives à l'hygiène gymnastique, tendent sans cesse à remplacer par une ampleur forcée ces dimensions incomplètes imposées par la nature. N'est-ce pas une erreur grave, glissée dans la pratique par une interprétation peu fondée? Nous le croyons.

Le développement imparfait du thorax, en effet, nous paraît être, dans ce cas, non le résultat direct d'un tempérament héréditaire, mais la conséquence naturelle de l'amoindrissement du travail inspiratoire. Dès l'enfance, la nature, satisfaite de la quantité d'oxygène que la perméabilité exagérée du poumon puise dans un volume réduit d'air atmosphérique, impose à la poitrine. des mouvements qui sont en harmonie avec l'exiguité de ses besoins. De là résultent une paresse musculaire, un ralentissement de travail et une diminution de nutrition qui laissent le diamètre du thorax au-dessous des proportions normales. L'inquiétude qui s'attache à cet état de choses inspire aux médecins l'idée d'activer ce que la nature prévoyante s'étudiait à ralentir dans de saines mesures. Mais voyez ce que deviennent ces jeunes sujets après les exercices violents auxquels vous les condamnez. Ils sont fatigués, haletants; ils vous demandent grâce pour des manœuvres qui les torturent, et si vous n'écoutez pas leurs prières, loin de trouver dans le repos du soir ce calme qui délasse des fatigues du jour, ils passeront des nuits agitées, fébriles, et ils se lèveront le lendemain faibles et courbaturés. Avouez que vous n'avez jamais préservé un tuberculeux héréditaire par une semblable conduite; et, quant à moi, je reste persuadé que vous avez hâté l'invasion définitive du mal funeste qui a déjà fait des victimes dans sa famille.

Je disais tout à l'heure que je faisais des hypothèses.

Je me trompais. Puisque, à n'en pas douter, la respiration imparfaite des Altitudes prévient le développement des tubercules chez les sujets prédisposés, deux choses sont, non pas hypothétiques, mais évidentes : c'est qu'au niveau des mers, les tuberculeux respirent au delà de ce que leurs besoins exigent, et c'est une pratique blâmable que celle qui consiste à les faire respirer au delà de l'exagération, déjà acquise, de leurs fonctions pulmonaires.

On aurait tort de se récrier contre de pareilles assertions. Elles sont, en effet, d'accord avec l'opinion de quelques praticiens judicieux qui conseillent le repos aux phthisiques. Elles applaudissent à la pensée, si non à la pratique de la paracentèse du docteur Marsh, qui cherche l'immobilité de la partie malade du poumon au moyen de la compression de l'air sur la face pleurale. Elles ne se trouvent pas non plus en contradiction avec de certains cas spéciaux auxquels l'exercice gymnastique assure des résultats que je suis loin de contester. L'attention a été attirée, en effet, dans ces derniers temps, par M. Bazin, sur l'influence des tempéraments scrofuleux pour produire des tubercules pulmonaires empreints des caractères de la diathèse à laquelle ils doivent naissance. C'est pour ce type exceptionnel que l'hygiène des mouvements et des inspirations forcées a pu produire des résultats satisfaisants; mais, en dehors de cette entité morbide, nous croyons prudent de favoriser les tendances de la nature, en modérant l'ampliation pulmonaire chez des sujets prédisposés.

Si les efforts pour activer l'endosmose respiratoire étaient utiles aux phthisiques ou à ceux qui sont près de le devenir, l'atmosphère raréfiée et légère de l'Anahuac leur devrait être nuisible. La conséquence serait rigoureuse, et il n'est pas moins judicieux de conclure aux dangers pour les tuberculeux d'une respiration trop parfaite, lorsque l'expérience nous a prouvé les bienfaits qu'ils retirent d'un air peu riche en éléments respirables.

Mais ce n'est pas l'unique leçon que nous ait donnée l'expérience des Altitudes; elle ouvre un champ fertile à d'autres déductions d'un intérêt incontestable. Pour que ces déductions soient bien comprises, nous avons besoin de porter l'attention sur un fait de physiologie respiratoire, obscur encore et dont l'importance mérite qu'on fasse les efforts les plus persévérants pour y porter quelque clarté.

Méditons le remarquable passage suivant de M. le professeur Gavarret, sur les *sources de la chaleur animale*, page 130 :

« D'une part, l'air étant toujours à sa sortie de la cavité thoracique, chargé de la même quantité pondérale
de vapeur, et, d'autre part, au moment de l'inspiration
et à état hygrométrique semblable, l'air contenant d'autant plus de vapeur d'eau que la température est plus
élevée, il en résulte que, pour un même nombre d'inspirations de même volume, l'évaporation à la surface pulmonaire est moins abondante en été qu'en hiver, dans
les climats équatoriaux que dans les régions polaires. En
se rappelant, en outre, que plus l'air est froid au moment
où il est inspiré, plus il a besoin d'emprunter de chaleur
aux organes respiratoires pour se mettre en équilibre
avec eux, on arrive à une conclusion qui semble para-
doxale au premier abord, mais dont l'exactitude est incontestable : le passage des gaz à travers la cavité thoracique, déterminé par les mouvements d'inspiration et
d'expiration, cause en général à l'économie une déperdition de chaleur d'autant plus considérable que la température extérieure est elle-même plus basse. Les phénomènes *purement mécaniques* et *physiques* qui se passent
dans les voies respiratoires sont donc, *dans tous les cas,
une cause de refroidissement ;* mais ils ne peuvent prêter
à l'animal qu'un bien faible secours pour tempérer les
effets d'une atmosphère trop chaude, puisque leur action
réfrigérante diminue d'intensité à mesure que, du de-

hors, une plus grande quantité de chaleur arrive à l'économie. »

Il est donc incontestable que les bienfaits qui résultent,
pour la calorification générale, de la respiration d'un air
froid et dense sont précédés d'un inconvénient réel pour
les organes thoraciques et pour le sang qui s'y trouve contenu. Cet air, en effet, entré dans le poumon à une basse
température et à l'état hygrométrique inférieur que cette
température comporte, doit emprunter *ipso loco* la chaleur qui lui est nécessaire pour élever l'air inspiré à 38 degrés centigrades, et à la saturation hygrométrique complète
de ce nouvel état thermique. Or, par des froids intenses,
cet abaissement de température supporté par le poumon
et le sang qu'il contient dépasserait les limites compa-
tibles avec la vie, et quoique les expériences entreprises
d'abord par M. Malgaigne aient prouvé que le sang qui revient du poumon est plus froid que celui du cœur droit,
cette différence, à peine appréciable, ne donne nullement
l'équivalent de la déperdition réelle de calorique, qui a lieu
par l'exercice de la fonction respiratoire. La vie succomberait infailliblement à cette lutte incessante de la chaleur
des organes thoraciques contre l'action de l'air froid qu'ils
respirent, si les fonctions pulmonaires n'avaient aucun
moyen de la combattre. Nous croyons donc que le poumon est le siége d'une combustion d'autant plus active que

l'atmosphère est plus froide et moins saturée de vapeur.

Ce n'est pas que nous prétendions retomber dans l'erreur primitive qui plaçait dans le thorax les combinaisons de tout l'oxigène respiré. Il est démesurément démontré que ce gaz et l'acide carbonique circulent dans le sang, celui-ci comme produit, celui-là comme agent d'une combustion incessante dont le siége est partout l'organisme. Mais à côté de cette vérité incontestable nous trouvons place pour une combustion pulmonaire qui n'est pas absolument à l'état d'hypothèse, puisque une expérience de M. Bernard paraît la démontrer. Le savant professeur, dans ses recherches sur le sucre du foie, en prouve irrécusablement la présence dans la veine qui sort de cet organe, et il en perd la trace après le passage du sang dans le poumon. Aurions-nous tort de dire que cette expérience sert à deux fins : à démontrer, premièrement ce que M. Bernard voulait prouver, que le sucre est secreté par le foie; mais secondement aussi, que ce sucre, par suite d'une élaboration vitale exceptionnelle, est rendu propre à se combiner immédiatement avec l'oxygène et que cette combinaison a lieu réellement dans les capillaires pulmonaires ?

Ainsi s'expliquerait cet équilibre constant de température dans un organe que tant de causes tendent à refroidir, sans qu'il fut besoin pour cela de recourir à une

combustion dont les bases seraient prises — chose impossible — sur les éléments normaux du sang et sur le
tissu pulmonaire lui-même. Cet équilibre serait toujours
assuré, parce qu'il aurait pour base les lois de la nature
qui demandent pour la vie une chaleur uniforme, et pour
garant ce produit combustible sur lequel les besoins de
calorification régleraient eux-mêmes la mesure d'action.

Telle est notre pensée, et comme nous l'avons dit, elle
n'est point hypothétique. Qu'arriverait-il, si cet élément
de combustion fonctionnelle faisait accidentellement défaut dans le foie et dans le poumon ? Pensez-vous que les
tendances de la nature vers le degré thermométrique normal se laisseraient facilement abattre? Ne le croyez pas.
L'oxigène absorbé s'en prendrait à d'autres éléments pour
rétablir le degré naturel de chaleur prêt à se perdre, et cet
écart des voies régulières de la nature ne pourrait se faire
sans maladie : le poumon lui-même serait brûlé, et c'est
là un genre de consomption dont les preuves ne manquent pas.

Dans le diabète, en effet, l'autopsie démontre presque
toujours l'existence d'altérations pulmonaires, le plus
souvent de nature tuberculeuse. La consomption générale
est d'ailleurs évidente dans cette maladie. Or, qu'est-ce

que le diabète ? Sans doute une altération dans la fonction du foie, d'où résulte l'élaboration imparfaite du sucre nécessaire à l'accomplissement des fonctions respiratoires et aux phénomènes de calorification.

Pour que le sucre soit brûlé dans l'économie, il est indispensable qu'il soit travaillé par une action spéciale
qui en prépare l'état moléculaire de façon à le rendre aisément combustible. Détruire ce travail préalable par une
maladie de l'organe auquel il est réservé, c'est rendre
inutile aux fonctions de la vie le sucre qui circule alors,
s'accumule dans le sang et s'élimine par les voies urinaires.

Mais cet élément de combustion faisant défaut, la chaleur animale demandera sa raison d'être aux éléments
plastiques du sang, au grand détriment de la nutrition
générale dont les atteintes deviendront alors évidentes
par l'amaigrissement et la consomption progressive.
C'est ainsi que le poumon s'altérera lui-même avec d'autant plus de raison, qu'il sera doublement sous l'influence de l'oxygène au point de vue de sa nutrition organique et de ses besoins spéciaux de calorification.

Voilà comment nous comprenons les rapports qui existent entre le diabète et la phthisie. D'après ces idées, il est
naturel d'exclure de l'alimentation des diabétiques le sucre et les substances susceptibles de le fournir. Ce n'est

pas là un moyen curatif, mais une manière de soustraire de la circulation un produit inutile à l'organisme et embarrassant au point de vue de l'excrétion. Ce conseil est incomplet et demande, pour présenter une utilité réelle, qu'on signale, en même temps, à l'attention des malades l'usage des moyens propres à mettre à l'abri des atteintes de la combustion les éléments organiques mis à découvert par l'inutilité de la matière sucrée.

Les substances grasses en général rempliront avantageusement ce rôle. Le raisonnement l'indique, et l'expérience a prouvé leurs bons effets. Mais il faut surtout jeter sa prédilection sur l'huile de foie de morue qui, comme corps gras et comme produit hépathique, agit dans le sens des aliments respiratoires et dans le but de corriger les fonctions alterées du foie.

Quoiqu'il en soit, il n'est pas douteux pour nous qu'une élaboration imparfaite des substances amylacées et du sucre, en altérant les sources de calorification physiologique, amène la consomption générale et la tuberculisation pulmonaire. Nous ne pensons pas qu'il soit impossible d'établir une série d'expériences tendant à le prouver, sur des animaux tuberculeux, et nous croyons qu'il serait utile d'étendre ces expériences à la recherche

des substances grasses chez les individus atteints de cette
maladie. Une coïncidence, démontrée par les autopsies et
signalée par M. Louis, prouve encore une fois que la
glande hépathique et les aliments respiratoires jouent
leur rôle dans la phthisie, car ce médecin distingué a fait
remarquer que cet organe s'y trouvait presque toujours
atteint de la transformation graisseuse.

Une dernière preuve peut enfin s'ajouter aux précédentes pour démontrer le rôle que joue le sucre dans la
respiration ; c'est que cette substance se trouve dans l'u-
rine et en proportion exagérée dans le sang des personnes
qui sont mortes asphyxiées. Il est hors de doute que le
sucre, dans ce cas, est le résultat de la continuation des
fonctions du foie pendant le temps qui s'est écoulé entre
la cessation de la respiration et la mort du sujet asphyxié.

Nous croyons donc que nos fonctions altérées peuvent
ouvrir deux sources à l'invasion de la tuberculisation
pulmonaire : perméabilité exagérée des vésicules pulmonaires ; élaboration imparfaite des aliments respiratoires
et surtout du sucre.

Dans ces deux cas, l'air sec et raréfié des Altitudes agit,
par une véritable *diète respiratoire,* en modérant l'endosmose vésiculaire et la combustion morbide.

Telle est notre manière d'interpréter l'influence favorable des lieux élevés sur la phthisie. C'est avec crainte

et presque malgré nous que nous sommes entré dans la voie des hypothèses sans leur donner l'appui de l'expérimentation matérielle. Mais, en présence de raisonnements donnant à notre pensée une force qui nous a séduit, il nous a paru peu digne d'un sujet aussi sérieux de présenter le fait, quelqu'intéressant qu'il soit en lui-même, sans l'entourer des considérations qui en font saisir l'origine et en rendent les déductions faciles.

Nos explications, en effet, démontrent que toute méthode curative ayant pour base la modération de l'endosmose vésiculaire repose sur un point de départ rationnel ; que toute émanation gazeuse éminemment combustible, pouvant s'emparer dans les vésicules pulmonaires d'une partie de l'oxygène inspiré, soulagera les phthisiques en imitant les émanations paludéennes.

Tout récemment, un écrivain éloquent dans ses convictions, entraînant dans son enthousiasme, a prétendu démontrer la curabilité presque facile de la tuberculisation par les vapeurs de goudron. Si M. Salles-Girons prouvait que cette substance brûle dans les voies pulmonaires avant de s'absorber, il gagnerait évidemment son procès de la *diète respiratoire*. Si son goudron est absorbé avec l'oxigène, la fonction du poumon s'exerce sur la totalité de son aliment naturel ; la *diète* alors n'existe pas.

Mais les praticiens qui travaillent dans cette voie sont dans le vrai. C'est dans cet ordre d'idées que l'observation puisera des ressources qui conjureront bien souvent la phthisie avant son invasion, en modéreront la marche quand elle sera confirmée, et pourront, nous osons l'espérer, en prévenir quelquefois les conséquences funestes. Nous travaillons nous-même sans relâche dans le cercle de ces idées, et nous avons l'espoir de dire un jour le résultat heureux de nos efforts.

En attendant, un moyen incontestable est à la disposition des phthisiques pour arriver à un soulagement presque assuré : les Altitudes.

Après avoir démontré que l'atmosphère des grandes élévations est un recours utile contre l'invasion et les progrès de la phthisie pulmonaire, il est sans doute bien naturel de conseiller ce moyen à ceux qui sont à même de mettre à profit son efficacité incontestable.

Mais nous ne devons pas perdre de vue que ce secours puissant ne se saurait trouver en Europe. Les points assez élevés pour assurer un bon résultat y offrent en même temps une température qui est elle-même un danger grave. Seuls, les pays tropicaux peuvent donner à 6 ou 8,000 pieds d'élévation la régularité de chaleur nécessaire aux

tuberculeux. Nous ne voudrions pas cependant que notre
écrit, en dévoilant l'heureuse influence de ces régions
lointaines, n'eut que l'avantage de satisfaire la curiosité
de gens qui s'occupent de climatologie. Nous aspirons à
un but plus utile. Et d'abord, nous nous demandons si
la température de nos étés ne pourrait pas être mise à
profit pour faire vivre nos phthisiques quelques mois
sur les hauteurs de nos montagnes. Quelle élévation
faudrait-il en ce cas pour pouvoir en attendre quelque résultat? Ce que nous avons vu dans l'Anahuac nous permet de répondre à cette question d'une manière satisfaisante. Au Méxique, la vie végétale et la vie animale
changent d'aspect à 3,500 pieds d'élévation. Jalapâ nous
en offre l'exemple. La pathologie s'y harmonise avec le
cadre que présente la nature tempérée de ce lieu en-
chanteur et la phthisie ne s'y voit plus ni si commune
ni si aiguë qu'à Vera-Cruz.

Il est donc pour nous évident que quelques établisse-
ments thermaux, situés à 1,000 mètres au-dessus du niveau des mers, peuvent offrir en France un séjour utile
aux phthisiques. Et tout d'abord, un lieu cher à notre
enfance se place en tête de nos souvenirs : nous voulons
parler du Cauterets.

Personne ne met en doute l'utilité de ses eaux contre
les tubercules pulmonaires et les bronchites chroniques.

On est dans l'habitude d'attribuer en même temps une grande vertu à l'*air vif* des montagnes, et par ces mots on entend sans doute qu'il est stimulant et tonique. L'interprétation nous paraît fondée, quand elle se rapporte à des lieux d'une altitude modérée et surtout à des localités montagneuses très-rapprochées du niveau de la mer. Il n'en est pas de même lorsque l'on s'élève dans l'atmosphère au point où se trouve placée Cauterets. A cette hauteur l'air est assez raréfié pour influer sur la santé, non pas autant que le plateau de l'Anahuac, mais dans le même sens, surtout sous l'empire de certaines circonstances météorologiques qu'il est important d'apprécier.

Sur nos Pyrénées, le froid, à 3,000 pieds d'altitude, condense l'air atmosphérique ; l'humidité le fait absorber, et comme c'est là l'état climatérique pendant neuf mois de l'année, on doit comprendre que les habitants s'en ressentent dans le sens de la tonicité et de l'action corroborante. On s'en aperçoit aisément à leur teint coloré et au développement de l'organisme. Mais ce n'est pas en eux que nous devons chercher nos types pour apprécier l'influence de Cauterets telle que nous désirons l'étudier dans ses rapports avec une population passagère, qui n'y fixe son séjour que dans les mois chauds de l'été.

A cette époque de l'année, en effet, si les chances sont pour le beau temps, l'air se sèche, se raréfie par la chaleur du jour, et très-certainement alors l'endosmose respiratoire s'en trouve diminuée. C'est dans ces circonstances exceptionnelles qu'il faut considérer les malades qui vont y séjourner. Plusieurs d'entre eux vivent, d'habitude, dans des villes populeuses où l'air vicié stimule le poumon par mille corps gazeux ou divisés qu'il charrie en abondance. L'agitation de la vie, les passions dans les affaires et les plaisirs irritent certains organes et les enflamment au détriment de l'organisme entier qui s'affaisse. Transportez à Cauterets un sujet qui doit à ce milieu l'altération de sa santé : le calme du site, l'air pur de toute émanation malfaisante, l'oubli des plaisirs et des affaires, les repas réguliers sans les stimulants que l'ostentation y apporte dans les relations mondaines, les nuits données au sommeil, tout concourt pour entourer le baigneur des circonstances les plus favorables au rétablissement de sa santé.

Faites agir maintenant un air raréfié sur ces nouveaux habitants des montagnes. Est-ce un phthisique? Son poumon en sentira un bien extrême, si vous ne commettez l'imprudence de le stimuler au-delà de toute mesure par une grande dose d'eau sulfureuse et par un exercice immodéré. Que le tuberculeux ne se fatigue

jamais par des marches qui lui sont contraires, sous le
prétexte de chercher l'air pur et le rétablissement de ses
forces. — L'air pur? il est à sa fenêtre. Ses forces? elles
reviendront quand il sera guéri. Il lui faut du calme, non
de l'immobilité; des promenades à cheval, non des mouvements qui amènent au poumon une agitation et un
afflux de sang qui l'excitent.

Recevez-vous à Cauterets des hommes d'affaires et de
cabinet, adonnés aux sciences, à la littérature, aux occupations sédentaires? Leur tête congestionnée se déga-
gera sous l'influence d'un air raréfié; car nous savons
par expérience que les grandes élévations enfantent
l'anémie cérébrale. A eux l'exercice musculaire pour
attirer la vie vers les muscles au détriment du cerveau.
Mais les insolations leur sont funestes plus encore sur les
hauteurs qu'au niveau de la mer. Leur exercice doit se
faire au crépuscule et à l'aurore.

Une dame vient-elle vous demander la santé usée dans
des fêtes d'hiver par les bals, les spectacles, les nuits
agitées, les jours sans air, les passions bouillantes? Cauterets la soulagera. Est-elle chlorotique? un air pur, quoique raréfié, vaut mieux pour elle que l'atmosphère viciée
des grandes villes. Elle y sera revivifiée sans secousse.
D'ailleurs chez elle existe souvent une excitation générale, quelque inflammation localisée qui se trouve-

rait mal à l'aise sous la lourde atmosphère du niveau de la mer.

Viennent maintenant le sage usage des eaux, le régime, l'hygiène entière, se combiner avec cette heureuse influence atmosphérique. Que le médecin cesse de faire de l'usage des sources thermales sa préoccupation exclusive, et nous verrons des résultats surprenants se produire sous ces atmosphères des régions élevées. Ce ne sera pas le renouvellement du tableau de l'Anahuac; ni l'élévation de 3,000 pieds, ni la durée limitée du séjour ne nous permettent nullement de l'espérer; mais nous y voyons un secours utile et nous croirions manquer à notre devoir en oubliant de le signaler.

Quant aux phthisiques américains ou asiatiques qui habitent au niveau de la mer, qu'ils prennent sans hésiter le chemin de leurs montagnes; qu'ils y fixent leur séjour, et s'ils voient une amélioration s'y produire, qu'ils résistent à la tentation de regagner leur sol natal. Ce retour leur serait funeste. N'oubliez pas surtout la valeur remarquable que nous attribuons aux Altitudes contre les dispositions tuberculeuses du poumon. *Principiis obsta*, dit le précepte; nous sommes plus sage que lui; nous voulons prévenir le début même du mal en mettant obstacle à son invasion.

Nous ne pouvons passer sur ce sujet intéressant sans

porter nos regards sur ces voyageurs européens qui, tous
les jours, poussés par les conseils des hommes de science,
demandent aux changements de lieu le rétablissement de
leur santé altérée par des affections pulmonaires. Il en
est parmi eux qui ne redouteraient pas un long voyage
et ne se laisseraient pas intimider par les dangers plus
imaginaires que réels d'une longue traversée maritime.
Puisse le désir de vivre les conduire aux pays des Andes !
Dans un travail qui suivra de près cet écrit, je veux leur
dire les routes variées qu'ils peuvent suivre, et les périls
réels qu'ils doivent éviter.

Dès à présent je leur dois ma pensée sincère sur les
effets d'un voyage maritime, au point de vue de leur
maladie. Les travaux statistiques de nos confrères de
l'armée de mer ont prouvé que le séjour sur l'Océan est
loin d'être utile aux tuberculeux. Mais en envisageant le
sujet d'une manière plus restreinte, on ne saurait attribuer une mauvaise influence contre la phthisie à un
voyage dont la durée n'est pas considérable. En ce cas, au
contraire, la mer est irrécusablement favorable et sou-
lage, pour quelque temps, les tuberculeux. Cet élément
ne commence à être nuisible que lorsque l'acclimatement
maritime est complet, et ses mauvais effets ne peuvent
être éprouvés que par ceux qui font sur l'Océan un séjour indéfini.

C'est dire que nous avons foi dans les bons effets de la
mer pour un voyage de vingt, trente jours et plus encore.
Les malades qui voudraient entreprendre une traversée
américaine ne devraient donc pas, à notre avis, s'en
effrayer, au point de vue de ses effets immédiats sur la
tuberculisation du poumon.

J'ai la conviction, partagée par d'autres confrères estimables, que la grande majorité des jeunes gens prédes-
tinés par l'hérédité à l'invasion de la phthisie, échappe-
raient à la maladie par le séjour de Mexico. L'expérience
ne m'a pas démontré quel serait le temps nécessaire pour
que le retour au pays natal ne put plus être dangereux.
C'est là une question dont la réponse est difficile à préciser. Mais si l'on veut bien remarquer que, chez ces
jeunes gens prédisposés, la maladie affectionne surtout
les deux années qui précèdent et les cinq qui suivent le
développement complet de l'organisme, on pourra en
tirer la conséquence que le séjour des Altitudes devrait
se placer à cette époque de la vie. Il faudrait soumettre
les jeunes sujets à son influence aussitôt que les signes
avant-coureurs du mal montreraient ses premières atteintes. Mieux serait encore prévenir son apparition par
un voyage prématuré.

A compter de ce moment le séjour des lieux élevés exige au moins trois ans pour modifier les organes respiratoires et les modes d'assimilation, de manière à garantir l'avenir.

On se préoccupera peut-être de l'idée d'une si longue absence. Et pourquoi? Les pères de famille ne sont-ils pas dans l'habitude de se séparer de leurs enfants pour le collége, pour leur instruction professionnelle, pour les exigences d'une carrière qui les prive presque toute la vie de leur présence? pourquoi donc redouter une absence de trois ou quatre années?

Pour de fort jeunes sujets le temps ne serait pas, d'ailleurs, perdu. Des institutions respectables leur assureraient une éducation dont les parents pourraient être satisfaits. A une âge plus avancé, pour des jeunes gens sans fortune, le commerce, l'agriculture, plusieurs genres d'industrie offriraient les moyens de subvenir aux besoins de l'existence. Les sujets riches et instruits trouveraient mille manières d'occuper leurs idées, sous le charme d'un climat séduisant.

Pourquoi, d'ailleurs, se préoccuper de la distance? Eh quoi! vingt jours de mer sur des steamers magnifiques.... saluer en passant les Açores dont vous rasez les côtes, fouler les petites Antilles dans la belle rade de Saint-Thomas, contempler les approches de Saint-Do-

mingue, admirer les splendeurs de la Havane !.... Et, au
retour, s'extasier à l'aspect des gigantesques produits
de la liberté dans les cités des Etats-Unis, naviguer sur
les beaux fleuves de ce pays, voir les merveilles du Nia-
gara, s'embarquer à New-York, la reine des Amériques !...
Et après ce voyage... classer dans ses souvenirs, avec
une santé rassurée, le pays de Fernand Cortés, ses gigantesques cordillères, son splendide soleil ; les prodiges
de l'Union et ses villes coquettes, Baltimore, Philadel-
phie, Richemond ; l'opulente Havane avec son port majestueux !... est-ce donc un malheur qu'on doive redouter
quand la santé en est une récompense ! Et n'est-ce pas plu-
tot une félicité digne d'exciter l'ambition, même à travers mille périls !

Et je n'ai rien dit des Mexicains qu'on calomnie. Leur
politesse exquise, leur aménité dans les rapports sociaux,
leur hospitalité compatissante assureraient à nos malades
bon accueil et assistance affectueuse.

Et nos compatriotes de Mexico, que des rapports mal-
veillants et d'une inexactitude flagrante ont présentés souvent sous un jour mensonger !... Organisés en assistance
mutuelle, ils se font à deux mille lieues de leur France
mieux qu'une patrie, une grande famille, où celui qui
souffre est secouru. Je ne tarirais pas en éloges si je voulais m'étendre sur ce que je connais de leur existence la-

borieuse, pleine d'élan généreux et d'aspirations patrio-
tiques vers notre France partout aimée.

Ne craignez pas d'envoyer vos malades au milieu de
cette colonie respectable. Ils y trouveront des amis dé-
voués qui s'efforceront de leur faire oublier la souffrance,
des médecins instruits dont les bienfaisants secours s'a-
jouteront aux influences heureuses du climat.

Ici se terminent nos considérations théoriques et pratiques ; ici finirait aussi notre étude sur la phthisie pulmonaire, si nos regards avides de comparaisons ne se portaient
involontairement sur ce que nous avons dit de la pneumonie des grandes élévations. Dans ces climats curieux à
tant d'égards, n'est-il pas surprenant de rencontrer à la
fois l'immunité d'une part et d'une autre côté la fréquence
de deux maladies qui devraient, ce nous semble, marcher en se donnant la main ? Peu de phthisiques, des
pneumonies à chaque pas : ces mots résument sur l'Anahuac la pathologie des maladies du poumon.

Chez les tuberculeux que nous y observons, les pneumonites partielles dont ils sont parfois atteints n'ont
point ce génie hyposténisant qui amène de si malheureux résultats dans les pneumonies essentielles ; et d'un
autre côté, celles-ci sont rarement le germe de la tuber-

culisation. Les causes atmosphériques qui tendent à en-
flammer le poumon d'une manière si funeste dans la
pneumonie sont impropres à alimenter l'inflammation
lente qui préside à la marche du tubercule. Etendant plus
loin ce parallèle intéressant, nous voyons les maladies
tropicales de poitrine suivre un ordre inverse au niveau de la mer. Ici, moins de fluxions de poitrine et
beaucoup de phthisiques ; et de la part des malades :
résistance à la pneumonie, affaissement rapide sous l'action du tubercule.

Phénomènes surprenants ! Ne nous disent-ils pas que
les refroidissements subits, si puissants pour produire la
pneumonie, n'ont aucune influence dans la formation
du tubercule ? Aux sujets prédisposés à la phthisie, il
faut l'uniformité générale de température sans qu'on
puisse dire que ses écarts *momentanés* agissent sur eux
d'une manière funeste. La pneumonie, au contraire, ne
prend jamais naissance dans les variations qui portent
sur les saisons, aussi considérables qu'elles puissent être,
pourvu qu'elles s'établissent par degrés ; tandis qu'un
abaissement thermométrique subit, quoique à peine sensible par sa durée, est d'une puissance extrême pour engendrer cette redoutable affection.

Contre la phthisie, donc, l'uniformité annuelle de température.

Contre la pneumonie, l'absence de toute oscillation
thermométrique brusque.

Si, un jour, nous avions à traiter, en Europe, un phthisique des régions tropicales d'Amérique, il ne serait pas
indifférent de demander quel a été le lieu de sa résidence
américaine. S'il vient du niveau des mers, nous savons
que sa maladie en aura reçu une influence funeste qui
lui imprime une marche aiguë et rapide.

S'il a été atteint de la maladie sur les hauteurs de la
Cordillère, nous devrons présumer que le malade s'achemine à pas plus lents vers la terminaison habituelle de
cette redoutable affection.

Dans le premier cas, les sujets demanderont une médication active, et leur tempérament offrira une grande
résistance aux moyens débilitants. Une diète modérée
convient à leur genre de souffrance ; elle est, d'ailleurs,
dans leurs goûts et dans leur habitude. Les révulsifs cutanés modèrent les symptômes de leur mal ; la médication
antiphlogistique trouve souvent en eux les occasions d'une
application utile ; les toniques les agitent et le fer les tue.

Les phthisiques des hauteurs nous offriront un état général bien différent. Ils se présenteront à nous faibles,

minés par leur climat plus encore que par le mal dont
ils sont lentement les victimes. Ils réclameront de nous,
en général, des soins presque opposés à ceux que nous
venons de signaler pour les phthisiques du niveau des
mers. Les toniques, les aliments fortifiants conviennent
à leur système, à leur tempérament. Mais il est une chose
qu'on ne devra pas perdre de vue à leur propos. L'habitude de respirer une atmosphère appauvrie les rendra
très-sensibles à l'air comprimé de Paris. Ils s'en trouveront très-souvent excités, et plus d'une fois nous en prendrons occasion pour varier à leur égard les prescriptions
indiquées d'une manière générale.

On ne saurait nier que, chez eux, la consomption, qui
a trouvé ses raisons d'être au milieu de l'atmosphère appauvrie des Altitudes, puisera des éléments plus actifs
sous la pression barométrique absolue. Il est douteux
qu'ils puissent jamais trouver en Europe quelque soulagement à leurs souffrances, et la raison nous indique
que le retour au pays natal leur devrait être conseillé.

Art. 2. — Scrofule, syphilis, cancer, éléphantiasis tuberculeux.

La scrofule est rare à Mexico et nulle à Puebla. Dans
l'une comme dans l'autre ville, la lumière vive imprime

aux tempéraments des caractères qui détruisent les affections de ce type. Mais l'humidité reprend une part de son
empire, pour produire cette diathèse, dans les maisons
basses et les rez-de-chaussée qui reposent sur le sol
aqueux de Mexico.

L'incurie administrative a laissé prendre à la syphilis
des proportions redoutables. Les symptômes primitifs y
présentent rarement de la gravité ; mais la ténacité des
accidents secondaires est vraiment désespérante. Souvent nous sommes obligés de dépayser nos malades pour
produire en eux quelque soulagement. Ces émigrations
nous sont d'ailleurs très-faciles, puisque les lieux torrides se trouvent à très-peu de distance des hauteurs du
plateau.

Les accidents les plus invétérés et les plus rebelles reçoivent sans retard du soulagement sous l'action bienfaisante des pays chauds, et pendant que sur les hauteurs
les syphilitiques languissent longtemps sans résultat
sous les prescriptions inutiles de la médication la mieux
comprise et la plus rationnelle, la nature suffit souvent

pour guérir radicalement, en peu de jours, les malades qui se soumettent aux influences des bords du Golfe.

Dans un pays où les maladies du foie sont si communes, il serait intéressant de mettre en lumière si les accidents syphilitiques se localisent fréquemment dans cet organe. Je possède l'observation de plusieurs cas qui m'autorisent à résoudre affirmativement cette question. Je n'en veux rapporter qu'un seul.

Observation. — Le sieur X..., âgé de trente ans, ne se souvient pas d'avoir éprouvé d'accident primitif de syphilis, à moins qu'on n'accepte comme tel une gonorrhée qu'il aurait eue à l'âge de dix-sept ou dix-huit ans, gonorrhée du reste très-bénigne, qui disparut dans une douzaine de jours par l'usage des bains et des boissons mucilagineuses. A plusieurs reprises, il a eu d'abondantes hémorrhagies par l'anus, depuis l'âge de vingt ans jusqu'à trente. Il ne souffrait pas, qu'il sache, de tumeurs hémorrhoïdales. Sa santé, du reste, était habituellement fort bonne. Marié depuis sept ans, sa vie est des plus régulières : uniquement occupé de ses affaires (il est négociant en détail), il ne se livre à aucun exercice forcé, il n'obéit à aucune passion coupable. Tout à coup, vers la fin de 1843, il s'aperçut qu'il existait dans la région épi-

gastrique, vers le côté droit, une tuméfaction douloureuse
à la pression. Cette tuméfaction faisait peu de progrès,
mais elle était toujours douloureuse au toucher, et avec
son apparition coïncidait une inappétence très-prononcée
et une constipation assez opiniâtre. En même temps le
visage changea de couleur et prit une teinte jaunâtre, au
lieu du coloris brillant qu'il possédait avant cette époque. Alors aussi existait au talon du pied gauche, à la
partie postérieure et inférieure de la malléolle externe,
une *plaie* dont le principe avait pour cause une chaus-
sure trop serrée. Cette *plaie* existait depuis cinq ou six
mois, suppurait peu, mais ne cicatrisait point. Cependant, vers cette époque, pendant que la tuméfaction de
l'épigastre faisait des progrès, la suppuration du pied
diminua sensiblement, et en peu de temps se tarit tout à
coup. A cette époque on diagnostica, je crois, une maladie du foie, sans spécifier sa nature, et on appliqua un séton sur la partie tuméfiée. Fatigué de se voir dans le même
état le malade fit le voyage de la Havane, pour demander
à un autre climat et à des conseils nouveaux la santé qui le
fuyait ailleurs. Je ne sais quel fut le diagnostic du médecin qui le vit alors; il est seulement à ma connaissance
qu'on lui ordonna des pilules fondantes de savon, aloès,
calomel et rhubarbe. Le malade assure qu'il sentit alors
quelque soulagement. Soit que ce soulagement n'existât

pas, en effet, soit inconstance de la part du patient et désir de se réunir à sa famille, il revint de la Havane et abandonna complètement son traitement. C'était vers l'été de 1845. La tuméfaction de l'épigastre existait toujours , et plus qu'au principe, elle était sensible à la pression. Vers la fin de cette même année, le malade rendit par les selles des quantités notables de sang. Ces hémorrhagies augmentèrent avec intensité, et, dans le courant de 1846, elles devinrent alarmantes.

Je le vis pour la première fois le 1er décembre de cette année-là.

A cette époque, la vie était vraiment un pénible martyre pour M. X... Une tumeur s'était formée peu à peu sur la partie centrale du front; une autre s'élevait en même temps sur l'apophyse zigomatique du côté droit. Dures dès le principe, ces tumeurs croissaient insensiblement depuis plusieurs mois, causant au malade de vives douleurs qui s'étendaient à toute la tête et fatiguaient surtout le patient durant la nuit. Ces élévations morbides se ramollirent peu à peu, une fluctuation se présenta, et les deux abcès furent, à tort, ouverts en même temps. Au mois de novembre, la suppuration était très-abondante. Les téguments, décollés sur un diamètre de plus de deux pouces autour de l'ouverture, étaient extérieurement d'une couleur violacée; le frontal et l'apo-

physe zygomatique se sentaient avec un stylet au fond de
l'ulcère. A la partie supérieure gauche de la tête existait
une collection purulente. Je fus sur le point d'ouvrir ce
foyer; mais l'espoir de le voir se résoudre me fit changer
d'idée. Des douleurs continuelles, intolérables pendant
la nuit, poursuivaient sans relâche le malheureux X...;
elles siégeaient surtout dans les articulations, et elles
avaient ceci de particulier qu'elles diminuaient par la
station debout et augmentaient en intensité, de jour
comme de nuit, aussitôt que le malade se couchait. Le
sommeil était conséquemment impossible.

Le patient était pâle, sa face était bouffie, ses jambes
œdématiées. Le pouls était plein, dur, vibrant, accéléré
jusqu'à cent trente et même cent cinquante pulsations. Les
carrotides donnaient à l'auscultation un bruit de souffle
très-remarquable. La respiration était courte, la voix
brève et saccadée, l'appétit aboli, la constipation opiniâtre. La tumeur de la région épigastrique avait disparu, mais le siége en était resté douloureux à la pression.

Le malade, au milieu de tant de maux bien capables
d'aigrir le caractère, d'abattre la patience la plus rési-
gnée, plaisantait de ses souffrances, riait de son malheur
et n'en parlait que pour s'égayer.

Je le vis donc, pour la première fois, au mois de décembre 1846. Je diagnostiquai une diathèse syphilitique (accidents tertiaires).

Je mis le malade à l'usage de l'iodure de potassium et du lactate de fer, avec du sirop de houblon.

Une alimentation animale remplaça la nourriture végétale ordonnée antérieurement au malade. De l'eau rougie lui fut signalée pour boisson habituelle.

Après la première semaine de ce traitement, un mieux sensible se fit sentir : l'appétit revenait, les douleurs étaient moindres, la suppuration moins fétide et moins abondante; le malade dormait quatre heures par nuit, il se sentait plus de forces. Jamais je n'ai vu un changement s'opérer avec cette promptitude et d'une manière aussi évidente.

J'augmentai les doses d'iodure de potassium progressivement jusqu'à trois grammes par jour, dose qu'il n'a jamais dépassée. Sous l'influence de ce traitement, le malade changeait chaque jour à vue d'œil. Les ulcères prenaient un aspect plus satisfaisant, les décollements de la peau diminuaient avec rapidité, des bourgeons charnus de bonne nature s'élevaient, couvrant le frontal exfolié; chose admirable, la collection purulente de la partie supérieure et latérale de la tète disparaissait sans laisser de traces de son existence, les douleurs s'appaisaient, le sommeil durait la nuit entière, le visage reprenait son coloris, et tout cela, avec une rapidité telle, qu'au bout de deux mois de traitement M. X*** était complétement guéri. Il le disait du moins et l'on pouvait facilement l'en croire, puisqu'il ne restait d'autres traces de son mal passé que les cicatrices très-visibles de ses ulcères et un œdème notable, surtout le soir, aux membres abdominaux. Il continua néanmoins ce traitement pendant six mois, et aujourd'hui ce malade intéressant, que les souffrances n'avaient pu abattre, que tout le monde avait cru perdu, est rendu à la santé, aux joies de sa famille.

Est-ce là une observation vulgaire de syphilis constitutionnelle? Non certes. Ce Protée, souvent insaisissable dans sa marche occulte, s'est présenté dans ce cas à l'observation sous des nuances qui ne lui sont pas communes. Avant qu'il eût existé aucun symptôme qui décelât sa présence, une altération du foie le vêtissait d'une forme insolite ; car nul doute que l'induration et la tuméfaction douloureuses de cet organe ne fussent de nature syphilitique. Le remède a prouvé la maladie, qui, traitée d'abord à la Havane par des fondants hépatiques, commença à donner des signes d'amélioration. Or, parmi ces fondants figurait le calomel.

La diathèse cancéreuse se voit fréquemment sur les Altitudes, et l'on ne peut conserver aucun doute sur l'influence qui résulte de la hauteur pour produire cette malheureuse disposition organique. Le cancer, en effet, est fort rare au Mexique sous la pression barométrique absolue. Je n'en ai observé qu'un seul cas dans ma pratique de six ans à Campèche; tandis que Puebla, d'abord, et plus tard Mexico m'ont offert l'affligeant tableau du développement fréquent et de la marche souvent rapide de cette horrible maladie. On l'y remarque dans des proportions qui dépassent aussi de beaucoup ce que l'on observe dans les pays tempérés d'Europe; de sorte que le doute n'est pas permis sur l'influence réellement irrécusable des climats du plateau.

Les femmes en sont beaucoup plus souvent atteintes que les hommes; chez elles la maladie fait d'ordinaire élection de domicile dans la glande mammaire, et il n'est pas rare de la voir envahir l'utérus. Ce n'est pas cependant, pour ce dernier organe, avec la fréquence que généralement on suppose; nous nous en sommes expliqué en parlant des états inflammatoires chroniques du col de la matrice. Mais la tendance des médecins à voir dans toute induration les signes d'un cancer squirrheux, s'explique très-bien par la résistance du mal à se résoudre et, il faut l'avouer, par le nombre de cas qui justifient ce diagnostic.

L'éléphantiasis tuberculeux se voit souvent au Mexique. Mais l'expérience m'a prouvé que l'Altitude n'est pour rien dans sa production, puisqu'on l'y observe également à tous les niveaux : aux environs de Mexico, dans quelques localités humides près des lagunes qui sont aux portes de la ville ; dans les États de Michoacan et de Jalisco, à moitié distance entre la côte et la hauteur du plateau ; dans le Yucatan enfin, au niveau de la mer. Partout il affecte les mêmes symptômes et une marche identique. Nous n'avons donc pas à nous en occuper spécialement dans cet écrit.

CHAPITRE VIII.

ASTHME. — EMPHYSÈME PULMONAIRE.

Selon un grand nombre d'auteurs, l'élévation contribuerait à causer l'asthme emphysémateux et à en rendre les accès plus fréquents. Notre séjour sur les Altitudes ne nous a pas convaincu de cette vérité. Nous devons avouer que nous n'y avons pas acquis non plus des convictions contraires; car en même temps que nous avons vu des emphysémateux venus du niveau des mers se soulager à Mexico, nous avons la connaissance d'autres malades qui, ayant été primitivement atteints sur les hauteurs, ont éprouvé plus tard du soulagement sous la pression barométrique absolue.

Un des confrères les plus estimables que nous ayons connus à Mexico, M. le docteur Goupilleau, avait été atteint de cette maladie dans sa jeunesse. Les accès en devinrent très-fatigants pendant son séjour à Paris et

conservèrent leur intensité au port de Tampico, sur le
golfe du Mexique, dans les années que le malade y séjourna. Arrivé sur le plateau, il y éprouva un soulagement subit et ne fut jamais incommodé par son affection
d'une manière sérieuse, pendant les nombreuses années
de son séjour.

M. C. Marron, négociant espagnol très-recommandable,
fut obligé d'abandonner Vera-Cruz à cause des accès fréquents et pénibles que lui faisait éprouver un emphysème dont il était atteint depuis sa jeunesse. Etabli à
Puebla, il y a passé une vie calme et sans fatigue jusqu'à
un âge assez avancé, où il a été victime d'une maladie
aiguë.

Un grand nombre d'autres malades dont les noms ne
nous sont pas aujourd'hui connus, ont inscrit dans notre
esprit, avec nos souvenirs, la conviction que les emphysémateux du niveau des mers se soulagent sur les Altitudes.

Nous possédons une observation positive d'un fait
opposé. Belle-sœur d'un négociant français, notre ancien
client à Mexico, Mlle C... réside aujourd'hui en Pro-
vence. Elle avait sur l'Anahuac des accès asthmatiques
fréquents et une toux catarrhale constante, avec gène de
la respiration. Déjà notablement soulagée avant son départ pour France, elle s'y porte aujourd'hui fort bien,

sans conserver, nous assure-t-on, aucune trace de son ancienne maladie.

Ces assertions contradictoires de l'expérience ne s'é- clairent nullement par le raisonnement. S'il est vrai de dire, en effet, qu'un air raréfié demande de plus grands efforts de la part de la poitrine, afin d'être introduit en plus grande proportion; d'un autre côté, sur les Alti- tudes, le poids diminué de l'air exerce une pression moindre dans les vésicules pulmonaires et tend à les dilater d'autant moins. Il est probable cependant que la première cause agit assez puissamment par elle-même pour produire l'emphysème pulmonaire ; car cette ma- ladie n'est pas rare sur les hauts plateaux, surtout dans les lieux secs. Ainsi on l'observe assez souvent à Puebla et, chose singulière, plutôt chez les femmes, dont l'état de repos habituel exclut, cependant, les efforts respira- toires violents.

N'en pourrait-on pas conclure que le point de départ de cette maladie sur les Altitudes est le plus souvent ner- veux, un asthme essentiel qui produit secondairement la dilatation ou le déchirement des vésicules pulmo- naires? Ainsi s'expliquerait le soulagement de l'affection au niveau de la mer, tandis que les Altitudes seraient réellement favorables à la guérison du véritable emphy- sème primitif, pris sous les basses pressions et consistant

dans des altérations organiques. A vrai dire, telle est
notre conviction.

Quoiqu'il en soit, de quelque façon qu'influe l'Altitude
dans l'étiologie de l'emphysème pulmonaire, il est indubitable que son action favorise grandement les accidents
qui le compliquent d'habitude. Les asthmatiques deviennent prématurément œdémateux, hydropiques, et souvent aussi des congestions de sang veineux produisent
des engorgements funestes, tantôt du côté du foie, tantôt
sur les centres nerveux. Cette dernière complication fait
souvent périr les malades dans un véritable état de congestion cérébrale, avec ou sans hémorrhagie.

De sorte que, s'il ne nous a pas été bien permis de lire
clairement l'influence du climat dans l'étiologie de cette
affection, nous la voyons toujours bien évidente dans les
accidents qui la compliquent. La gène accidentelle de la
respiration s'ajoutant aux difficultés habituelles de l'hématose, produit prématurément la cyanose et la mort des
asthmatiques sur les Altitudes.

CHAPITRE IX.

MALADIES DE L'ENFANCE.

Les maladies de l'enfance à Mexico mériteraient un livre à part. Nous regrettons vivement que les limites où se trouve resserré cet opuscule ne nous permettent que peu de mots sur ce sujet intéressant.

Avant tout, puisque nos études sur la pathologie de l'Anahuac ont pris pour base la respiration d'un air raréfié et les phénomènes de refroidissement qui résultent de l'évaporation rendue plus facile, nous devons examiner si l'enfance modifie les considérations auxquelles nous nous sommes livré à cet égard.

M. Gavarret nous dit, page 286 de son ouvrage sur la chaleur animale :

« ..... La surface d'un corps quelconque diminue ou augmente moins rapidement que son volume, et, comme son poids reste toujours proportionnel à son volume, il en résulte que plus un animal est petit, plus la surface de son corps est grande par rapport à son poids. Or, toutes les causes de refroidissement, évaporation, rayonnement, contact du milieu ambiant, agissent sur et par la surface ; un animal offre donc d'autant plus de prise aux actions réfrigérantes contre lesquelles il est obligé de lutter, que son volume est moins considérable. Par conséquent, pour se maintenir à la même température dans des circonstances extérieures données, il doit comparativement produire d'autant plus de chaleur qu'il est plus petit. Tel est aussi le sens dans lequel se prononcent hautement les données fournies par l'expérimentation directe. »

De ce passage, il résulte que les enfants se refroidissent d'autant plus facilement qu'ils se trouvent à un âge plus voisin de la naissance. L'expérimentation directe est d'accord avec cette théorie, car les recherches de M. Roger sur la température de l'enfance nous ont prouvé que depuis les premiers jours de la vie jusqu'à l'adolescence, la chaleur de l'homme augmente graduellement, et que la résistance aux causes de refroidissement est d'autant moindre que l'on est plus près de la naissance.

D'autre part, Edwards (*Influence des agents physiques sur la vie*, page 132), nous a prouvé par ses belles expériences que les animaux, de volume identique, exhalent

24*

d'autant moins d'acide carbonique qu'ils sont plus rapprochés de leur naissance. Ce fait, qui prouve le peu d'activité de la combustion animale, implique la nécessité d'une moindre production de chaleur dans les premiers jours de la vie.

Il est donc prouvé que les phénomènes opposés de calorification et de refroidissement sont, en général, ceux-là plus faibles, ceux-ci plus considérables dans la première enfance qu'à un âge plus avancé. On comprend aisément combien cette physiologie spéciale doit influer sur la pathologie des plus jeunes sujets au niveau des mers. Mais que ne doit-on pas en attendre lorsqu'on la rapproche des considérations auxquelles nous nous sommes livré à propos des Altitudes?

Les douceurs apparentes de la température du plateau ferment aisément les yeux sur la nécessité de protéger les enfants, par des vêtements convenables, contre les causes de refroidissement. On les voit généralement privés, à cet égard, des soins les plus vulgaires, lorsqu'il n'est point de pays au monde qui demande des précautions plus minutieuses. Nous avons dit, en effet, que sur les Altitudes l'évaporation plus facile et les mouvements de dilatation de l'air opéraient à tout instant sur les corps vivants des soustractions plus ou moins considérables, plus ou moins rapides de calorique, dans des proportions

d'autant plus fortes que l'on se trouve plus élevé au-
dessus du niveau des mers.

La respiration, devenue moins active sur les hauteurs,
loin d'offrir une compensation à cette perte de chaleur,
refuse elle-même les moyens normaux de calorification.
De sorte que, pour les enfants, cette dernière cause de
refroidissement est d'autant plus à considérer qu'elle se
trouve secondée par le phénomène, naturel chez eux à
tous les niveaux, d'une combustion physiologique
amoindrie.

Les refroidissements seront donc pour eux très-faciles
sur les Altitudes. Aussi les y voit-on fréquemment atteints de toutes les maladies aiguës qui empruntent partout leur origine à cette cause. Les bronchites graves et
les pneumonies les attaquent avec une fréquence qui dépasse de beaucoup ce que nous avons constaté chez l'a-
dulte.

Lorsque ces maladies sur les jeunes sujets se propa-
gent, les premières aux petites bronches, les secondes à
une grande étendue du poumon, elles donnent promptement à la peau des petits malades les caractères de l'asphyxie. Les forces s'abattent avec rapidité, et ces pauvres
victimes succombent presque subitement, non qu'elles
supportent moins que l'adulte la privation d'air, mais
parce que leurs poumons deviennent plus promptement

imperméables à ce fluide sous l'influence d'une pneumonie étendue.

C'est bien alors l'asphyxie qui les mène au terme fatal, car on aurait tort de croire que la défaillance des forces, dont l'adulte nous offre tant d'exemples en présence d'une affection inflammatoire, se réalise au même degré chez les enfants. Il n'en est rien. Leur résistance à des attaques aiguës de ce genre est, au contraire, très-grande, lorsque ce n'est pas l'organe de l'hématose qui en est le siége dans une grande étendue. Nous dirons même qu'ils supportent les émissions sanguines dans des proportions qui dépassent ce qui est possible à cet égard sur des sujets plus âgés.

Nous ne devons pas en être surpris. Nous avons, en effet, avancé qu'un état physiologique imparfait, sous l'influence d'une endosmose respiratoire amoindrie, refuse aux adultes la résistance qui permet aux inflammations vives de suivre leurs phases diverses. On ne peut pas dire de même pour l'enfant. Chez lui, en effet, les besoins de la croissance rendent, en tous lieux, les assimilations plastiques très-actives. La vie concentre ses forces sur la satisfaction nécessaire de ce genre de besoin. Il en résulte que les aliments arrivent à leurs fins d'une manière plus directe que s'ils avaient à passer par la série de transformations, qui les élimine par le poumon et par les voies urinaires. Ce dernier travail, très-actif chez l'homme qui a complété sa croissance, ne se peut faire qu'au moyen de combustions successives, et c'est là, à un certain âge, une opération de la vie dont l'omission n'est plus compatible avec l'état physiologique parfait.

C'est ce travail qui souffre sur les Altitudes sous l'influence d'une atmosphère raréfiée. Nous avons dit et prouvé combien l'adulte en est sérieusement affecté. On conçoit qu'il n'en saurait être de même chez les jeunes sujets. Chez eux, en effet, tout ce qui porte atteinte au développement plastique a un grand retentissement dans les phénomènes normaux de la vie, tandis que les besoins physiologiques qui sont satisfaits par l'endosmose respiratoire sont susceptibles de supporter quelques entraves sans que l'économie s'en affecte comme chez l'adulte.

Nous n'éprouverons donc pas un grand étonnement en présence des réactions inflammatoires vives que nous voyons se developper sur les enfants des Altitudes. Bien plus, la différence qu'ils présentent à cet égard avec les hommes plus âgés, loin de détruire les théories qu'on a déjà lues dans un chapitre précédent, leur donne au contraire une force nouvelle.

Les méningites du jeune âge désespèrent, à México, par leur fréquence et par leur terminaison funeste. Mais elles n'affectent pas une originalité qui demande de nous une attention spéciale.

La scarlatine et la rougeole y sont souvent épidémiques. Nous n'avons rien de bien particulier à en dire, si ce n'est que la première de ces maladies se complique d'albuminurie plus fréquemment qu'au niveau des mers.

En somme, l'enfance des Altitudes est cruellement éprouvée. Elle succombe le plus fréquemment par les méningites, par les maladies aiguës de poitrine et par les fièvres éruptives; tandis que sur les bords du Golfe, les accidents le plus communément mortels prennent leur origine dans le tube digestif.

On a deviné sans doute que la lumière vive et l'extrème sécheresse de l'air agissent d'une manière funeste sur l'organe de la vision. Les maladies oculaires sont, en effet, communes à Mexico. Je ne suis pas en mesure de me livrer, à cet égard, à une dissertation qui puisse offrir l'intérêt que le sujet comporte. Je veux dire que mes souvenirs ne me permettent pas d'affirmer quelles

sont les maladies qui dominent la pathologie de cet organe.

Il est une chose que je ne saurais passer sous silence,
c'est le mauvais effet du climat sur les conséquences des
opérations qui s'y pratiquent en chirurgie oculaire. Ceci
est d'autant plus frappant, que l'action des Altitudes sur
les opérations en général est favorable. Et tandis que la
chirurgie opératoire y arrive à des résultats généraux
des plus satisfaisants, on constate ses insuccès fréquents
dans les maladies des yeux.

Du reste, à propos de chirurgie, je dois avouer que je
n'ai rien observé qui m'autorise à signaler quelque originalité morbide provenant du climat des Altitudes. Les
parallèles que j'ai établis, à cet égard, avec les maladies
de la côte ne suggèrent à mon esprit aucune réflexion qui
puisse intéresser mes lecteurs et donner de nouvelles
lumières à ce que ce travail s'est proposé d'établir : *La
constitution médicale des lieux élevés.*

CONCLUSION

———

Reportons maintenant nos regards sur les différentes
parties de ce travail, et résumons en peu de mots les
conséquences qui en découlent le plus naturellement.

Pays merveilleusement propre au genre d'étude auquel
nous venons de nous livrer, le Mexique nous présente
tour à tour l'homme aux prises avec les chaleurs torrides, environné souvent des émanations terrestres ou maritimes les plus malfaisantes, et ce même homme, non
loin des neiges éternelles, cherchant dans un air pur,
mais raréfié, la vie qui végète mal à l'aise au milieu d'un
élément trop imparfait. De sorte que, séparés par quelques lieues seulement, la température la plus élevée des

tropiques y donne la main au froid extrême, et les ondulations d'un niveau capricieux font changer à chaque pas l'aspect de la végétation et des hommes.

Ici, les élans impétueux quoique passagers des tempéraments du niveau des mers ; là, l'inerte apathie physique et l'abattement moral des Altitudes. Les réactions inflammatoires vives et puissantes, d'une part, sous l'influence d'un oxigène comprimé ; la défaillance, d'un autre côté, sous l'action affaiblie d'une atmosphère dont la force s'est amoindrie dans les proportions de sa densité ; et comme terme moyen entre ces phénomènes opposés, le jeu franc des organes et la vie s'épanouissant à l'aise dans toute sa vigueur au milieu de l'atmosphère humide de la *tierra templada*.

A mesure que l'endosmose respiratoire s'affaisse sur les Altitudes, l'innervation se trouble, le sang, appauvri d'oxygène, ne stimule plus qu'imparfaitement le système nerveux dont les fonctions s'exécutent sans énergie, souvent avec désordre, jamais dans ce juste équilibre qui devrait régulariser les rapports entre les actes volontaires et la vie végétative. Les sensations s'émoussent ou s'exagèrent ; le caractère s'aigrit ou s'affaisse ; la pensée est un travail ; le jugement est trop souvent le résultat d'une appréciation injuste. La nutrition s'altère partout et les organes avertissent par la douleur ou par le désordre de leurs fonctions qu'ils marchent en dehors de leur destinée.

Alors aussi, le sang mal aéré séjourne outre mesure en tous lieux. Les tissus trop vasculaires en restent engorgés et la congestion s'en empare. C'est ainsi que le foie est troublé dans ses fonctions et que l'engorgement veineux du centre cérébro-spinal est la source de malheurs si souvent observés.

En même temps, au milieu de cet affaiblissement général par l'absence de stimulant atmosphérique, la barrière reste ouverte à toutes les causes capables de produire dans l'organisme un état adynamique ou putride. Le typhus s'insinue sans obstacle et travaille sans résistance.

De sorte que, sous l'influence de l'air raréfié de l'Altitude, la pathologie se dépeint dans un premier tableau dont l'adynamie forme le fond. Là se groupent les névroses de tout genre, les névralgies, les congestions, les fièvres adynamiques et putrides.

C'est encore sur cette impuissance de l'organisme à réagir sur les causes de mort que vient se placer la pneumonie, dont les effets funestes et trop souvent mortels attestent la défaillance des forces sous l'influence d'une endosmose respiratoire qui ne répond pas à nos besoins.

Ainsi donc, l'abattement physiologique que l'idée d'une

hématose imparfaite fait naturellement prévoir et dont l'expérience indique irrévocablement l'existence sur les Altitudes, domine la maladie comme la santé et imprime à la pathologie un cachet d'originalité digne du plus vif intérêt.

D'autre part, l'endosmose respiratoire affaiblie, coincidant avec une diminution de la tuberculisation pulmonaire, ouvre une voie nouvelle aux considérations propres à jeter les bases d'une étude originale sur cette maladie redoutée.

Et sans jamais s'écarter ni de la réalité des faits, ni de la sévérité d'une observation riche en déductions utiles, l'esprit se porte tour à tour des Altitudes au niveau des mers, et découvre un intérêt vraiment saisissant et presque poétique dans ces nuances diverses de la santé et de la maladie qui suivent les caprices d'une géographie exceptionnelle.

Et s'arrêtant avec prédilection sur les lieux élevés, qui sont le but principal de cette étude, l'observation y découvre partout une défaillance dans la vie en rapport avec l'appauvrissement de l'atmosphère. Il faut donc à l'homme, n'en doutons pas, tous les éléments qui constituent l'air respirable au niveau des mers, pour que les phénomènes de la vie puissent s'exercer régulièrement d'après les lois posées par la nature, et se développer

dans les termes de force et de durée que la Providence a
réglés dans sa sagesse.

Est-ce à dire que l'homme ne peut vivre sur les Altitudes de l'Amérique tropicale ? Ce n'est pas notre pensée ;
loin de là. Un grand écrivain nous a dit que l'homme est
l'habitant du monde. Cette proposition qui n'a que les apparences de la réalité cessera d'égarer notre esprit quand
nous y aurons ajouté le complément dicté par la triste
expérience : — L'homme est l'habitant du monde, à la
condition d'en être l'esclave. Cédant, en effet, partout aux
influences qui l'entourent, sa faible nature mollit et s'affaisse sous l'action des agents contre lesquels l'habitude
ne l'a pas aguerri. Les hazards de sa naissance lui pres-
crivent une latitude et il ne saurait impunément se soustraire à l'arrêt qui l'y tient attaché. Quelques constitutions privilégiées permettent, il est vrai, d'éluder cette
loi ; mais en général, l'homme instruit par l'expérience
ne cherche à s'y soustraire qu'en demandant à l'hygiène les secours protecteurs qui doivent garantir son
existence.

Ainsi doit-il faire sur l'Anahuac. D'après ce que nous
avons dit dans nos études physiologiques, le Blanc ne
s'est point encore acclimaté sur les hauteurs. L'étude des
mauvaises influences qui l'y entourent et l'expérience de
leurs effets l'aideront à préparer les armes protectrices

contre les attaques incessantes qui menacent sa santé et sa vie.

Couvrir le corps contre l'évaporation et le refroidissement; faciliter la respiration par le mouvement et la vapeur d'eau; approprier l'alimentation aux besoins locaux: tels sont les principaux sujets de méditation qui devront lui fournir des conseils utiles. Par eux, les inconvénients du séjour des Altitudes seront modifiés, non détruits. Cet insuccès de nos efforts est, d'ailleurs, commun à toutes les contrées du Globe.

Dans cette lutte qui existe partout entre le monde organisé et les agents inorganiques, l'hygiène est le bouclier protecteur sous lequel l'organisme s'abrite. Cet antagonisme entre deux natures rivales laisse, pour quelques jours, la victoire en suspens; les différentes phases de la lutte, constituent la maladie et la santé; mais enfin, après tant d'angoisses, la mort vient toujours sonner l'heure du triomphe des éléments extérieurs. C'est à retarder cet événement suprême que doivent tendre tous nos efforts, sur l'Anahuac comme dans tous les pays de la terre.

L'intitulé de mon ospuscule montre ma prétention d'étendre à toute l'Amérique tropicale une étude qui ne porte en réalité que sur une partie de la République Mexicaine. Je crois, en effet, que ce qui se passe dans les autres pays au sud et au nord de l'équateur, ne présente pas de différences sensibles au point de vue de l'influence des Altitudes comparées aux localités voisines qui sont situées au niveau des mers.

Nous ne pouvons nous empêcher de citer, à ce propos, les belles paroles que nous traduisons dans le livre plein d'intérêt : l'*Histoire ancienne du Pérou*, publiée tout récemment par M. S. Lorente.

« Malgré les malaises passagers et les fléaux périodiques, malgré les souffrances plus durables auxquelles il est exposé comme tout le reste de la terre, le Pérou n'en est pas moins digne d'admiration, tant pour sa bienfaisante influence sur la vie des hommes que pour ses richesses prodigieuses. La Providence y a placé le remède à côté du mal : les eaux fortifiantes de l'Océan, auprès de climats qui nous énervent ; les hauteurs vivifiantes, au-dessus des bas-fonds qui nous tuent ; à côté des forêts et des terrains inondés de la savane, des plateaux élevés et des sites ouverts aux vents, où l'on respire les airs qui font revivre......

»La Sierra se fait, en général, remarquer par son incom-

parable salubrité. Dans ses vallées délicieuses, on voit des
guérisons qui tiennent du prodige; celui qu'on croyait
s'acheminer à l'agonie et qui sentait sa vie s'éteindre, se
ranime et prend de la vigueur comme au sortir de la fon-
taine de Jouvence. Un malheureux, abandonné pour une
maladie de consomption, peut encore supporter de lourds
travaux et se livrer à de longues études......

» En général, comme tous les climats s'enchaînent par
les changements nombreux des niveaux, chacun peut
choisir à toute heure, pour en jouir d'un jour à l'autre,
l'air, l'eau, la température et les autres conditions locales
qui lui conviennent le mieux. Le jour viendra, sans
doute, où l'on entreprendra le voyage au Pérou pour y
trouver la santé, comme aujourd'hui l'on y va chercher
la fortune. » (*Historia antigua del Perú, por D. S. Lorente*, page 53 et 54.)

Ne croirait-on pas que ces paroles ont été écrites à
Mexico ou à Vera-Cruz?

Ce que M. Lorente nous dit avec tant de raison du
Pérou est vrai pour l'Amérique Centrale comme pour
la Nouvelle-Grenade, pour la République de l'Equateur
comme pour le Pérou lui-même. Des plages de Soconus-
co aux plateaux des monts du Guatemala; de Carta-
gène à Bogota; de Guyaquil à Quito.... partout se renou-
velle le contraste des chaleurs torrides du niveau des

mers avec la température uniforme et douce des plaines
élevées; partout, même variété de climats, même air et
mêmes hommes.

Mon travail inspiré par un long séjour au Mexique
n'a donc pas affiché une prétention injuste en étendant
ses applications à toute l'Amérique tropicale. Tel qu'il
est, puisse-t-il mériter la bienveillance de mes confrères,
réveiller l'attention d'observateurs mieux doués et plaire
à mes amis d'outre-mer *auxquels je le dédie.*

FIN.

ERRATA

Page 13, ligne 3. Également boisés... *lisez :* élégamment boisés...

Page 33, ligne 7. Il touche, à l'est... *lisez :* Le Mexique touche, à l'est...

Page 83, ligne 18. Tandisque, sur les Altitudes... *effacez :* tandisque...

Page 194, ligne 15. *Au lieu de :* déplession pulmonaire... *lisez :* déplétion pulmonaire.

Page 254, ligne 15. Ainsi nous avons déjà vu... *lisez :* Ainsi nous verrons bientôt...

Page 292, titre, *au lieu de :* Considérations générales... *lisez :* Diarrhées et considérations générales.

TABLE ANALYTIQUE

CHAPITRE III.

CHAPITRE IV.

DEUXIÈME PARTIE

PATHOLOGIE

--- -- ----

Première section. — Pathologie du niveau de la mer.

CHAPITRE I.

CHAPITRE II.

CHAPITRE IV.

MALADIES DU FOIE ET CONGESTIONS EN GÉNÉRAL.

CHAPITRE V.

EMPOISONNEMENT MIASMATIQUE.

CHAPITRE VI.

AFFECTIONS DES CENTRES NERVEUX ET NÉVRO-PATHIES.

CHAPITRE VII.

DIATHÈSES.

maladie, celle-ci est très-fréquente et très-aiguë à la côte, à peu de distance du plateau. — Un séjour prolongé peut guérir les malades ; observations qui le prouvent. Dans les cas plus fréquents qui ne guérissent pas, la phthisie aiguë des côtes prend sur les hauteurs une marche plus lente. — Les prédispositions héréditaires s'y modifient. — Observations à l'appui.

Interprétation de l'influence des hauteurs au point de vue de l'état inflammatoire qui accompagne les progrès du tubercule et dont les éléments manquent sur les Altitudes. Conséquences qui en résultent pour la thérapeutique. — Intervention de l'oxygène dans les affections tuberculeuses de poitrine. — Retour de notre attention sur les pays chauds du niveau des mers. — Fausse idée des auteurs, que l'air échauffé et *rare* des climats chauds cause la phthisie. — Nos idées sur l'air des pays chauds dans ses rapports avec la respiration ; il est trop oxydant, de nuit, et exagère les phénomènes respiratoires ; ce qui en résulte pour les phthisiques et pour ceux qui respirent le miasme paludéen ; rapprochement de ces deux influences pour expliquer l'antagonisme de la phthisie et des fièvres paludéennes. — *Diète respiratoire* des pays marécageux. Ces pays préservent de la phthisie de la même manière que les hauteurs.

Prédispositions individuelles à la tuberculisation pulmonaire. — Comment une perméabilité exagérée des vésicules peut produire cette maladie. — Dimensions diminuées de la poitrine chez les phthisiques : c'est un bien pour eux ; erreur qui consiste à vouloir la corriger par la gymnastique — Comment l'élaboration imparfaite des aliments respiratoires est une cause de tuberculisation. — Rapprochement du diabète et de la phthisie.

Les Altitudes, en préservant de la phthisie par l'air raréfié, prouvent que l'oxygène est l'élément dominant de la tuberculisation pulmonaire.

Les poitrinaires doivent habiter les Altitudes. — Ce que serait pour eux un voyage de mer et un séjour en Amérique.

Parallèle entre la phthisie et la pneumonie, au point de vue des influences atmosphériques qui produisent ces maladies. 296

Art. 2. *Scrofule, syphilis, cancer, elefantiasis tuberculeux.* Deux mots de l'influence des hauteurs sur ces diathèses.

(1) Nous avons employé le mot endémique dans un sens qui appartient à nos idées bien plus qu'à son acception généralement admise. Nous avons cru pouvoir l'étendre à désigner des maladies qui, par leur originalité étiologique et par leur marche peu commune, contribuent à établir et à caractériser la constitution pathologique d'un pays. C'est dans ce sens que nos lecteurs auront la bonté de l'accepter, en nous pardonnant cet écart de langage.

FIN DE LA TABLE ANALYTIQUE.

POISSY — IMPRIMERIE ARBIEU

ANGLADA. Traité de la contagion pour servir à l'histoire des maladies contagieuses et des épidémies, par Charles Anglada, professeur à la Faculté de médecine de Montpellier. Paris, 1853, 2 vol. in-8. 12 fr.

BOUDIN. Traité de géographie et de statistique médicales, et des maladies endémiques, comprenant la météorologie et la géologie médicales, les lois statistiques de la population et de la mortalité, la distribution géographique des maladies, et la pathologie comparée des races humaines, par le docteur J.-Ch.-M. Boudin, médecin en chef de l'hôpital militaire de Vincennes. Paris, 1857, 2 vol. gr. in-8, avec 9 cartes et tableaux. 20 fr.

DUTROULAU. Traité des maladies des européens dans les pays chauds, (régions tropicales), climatologie, maladies endémiques, par le docteur A.-F. Dutroulau, premier médecin en chef de la Marine. Paris, 1861, un vol. in-8, 607 pages. 8 fr.

FONSSAGRIVES. Traité d'hygiène navale, ou de l'influence des conditions physiques et morales dans lesquelles l'homme de mer est appelé à vivre, et des moyens de conserver sa santé, par le docteur J.-B. Fonssagrives, professeur à l'École de médecine navale de Brest. Paris, 1856, in-8 de 800 pages, illustré de 57 planches intercalées dans le texte. 10 fr.

Cet ouvrage qui comble une importante lacune dans nos traités d'hygiène professionnelle, est divisé en six livres. Livre 1er: Le navire étudié dans ses matériaux de construction, ses approvisionnements, ses chargements et sa topographie. Livre II: L'homme de mer envisagé dans ses conditions de recrutement, de profession, de travaux, de mœurs, d'hygiène personnelle, etc. Livre III: Influences qui dérivent de l'habitation nautique: mouvements du bâtiment, atmosphère, encombrement, moyens d'assainissement du navire, et hygiène comparative des diverses sortes de bâtiments. Livre IV: Influences extérieures au navire, c'est-à-dire influences pélagiennes, climatériques et sidérales, et hygiène des climats excessifs. Livre V: Bromatologie nautique: eaux potables, eau distillée, boissons alcooliques, aromatiques, acidulées, aliments exotiques. Parmi ces derniers, ceux qui présentent des propriétés vénéneuses permanentes ou accidentelles sont étudiés avec le plus grand soin. Livre VI: Influences morales, c'est-à-dire régime moral, disciplinaire et religieux de l'homme de mer.

GODRON. De l'espèce et des races dans les êtres organisés, et spécialement de l'unité de l'espèce humaine, par D. A. Godron, docteur en médecine et docteur ès-sciences, professeur à la Faculté des Sciences de Nancy. Paris, 1859, 2 vol. in-8. 12 fr.

LECOQ. Éléments de géographie physique et de météorologie, ou Résumé des notions acquises sur les grandes lois de la nature, servant d'introduction à l'étude de la géologie: par H. Lecoq, professeur d'Histoire Naturelle à Clermont-Ferrand. Paris, 1836, 1 fort vol. in-8, avec quatre planches gravées. 9 fr.

PRICHARD. Histoire naturelle de l'homme, comprend des recherches sur l'influence des agents physiques et moraux considérés comme cause des variétés qui distinguent entre elles les différentes races humaines; par J.-C. Prichard, membre de la société royale de Londres, correspondant de l'Institut de France, traduit de l'anglais par J.-D. Roulin, sous-bibliothécaire de l'Institut. Paris, 1843, 2 vol. in-8 accompagnés de 40 pl. gr. et coloriées, et de 90 fig. intercalées dans le texte. 20 fr.

L'auteur a indiqué avec soin en traits rapides et distincts: 1° tous les caractères physiques, c'est-à-dire les variétés de couleurs, de physionomies, de proportions corporelles, etc., des différentes races humaines; 2° les particularités morales et intellectuelles qui servent à distinguer ces races les unes des autres; 3° les causes de ces phénomènes de variété. Pour accomplir un aussi vaste plan, il fallait, comme J.-C. Prichard, être initié à la connaissance des langues, afin de consulter les relations des voyageurs, et de pouvoir décrire les différentes nations dispersées sur la surface du globe.

POISSY — TYPOGRAPHIE ARBIEU.

Imprimé en France
FROC031937060720
24425FR00012B/552

9 782329 417516